Kupfer-Kaleidoskop

Kupfer-Kaleidoskop

Das vielseitige Erscheinungsbild des Morbus Wilson, dargestellt von Patienten und Betreuern

Gesine Milde

(Hrsg.)

Bibliografische Information Der Deutschen Bibliothek:
Die Deutsche Bibliothek verzeichnet diese Publikation in der
Deutschen Nationalbibliografie; detaillierte bibliografische Daten
sind im Internet über http://dnb.d-nb.de abrufbar.

Copyright © 2009 Gesine Milde

Umschlagbild: Marlies Meyer-Zimmerli
Satz: eScriptum, Berlin
Herstellung und Verlag: Books on Demand GmbH, Norderstedt

Printed in Germany

ISBN 978-3-8391-0881-9

Für Beate,

Gründerin und treibende Kraft
des Selbsthilfevereins Morbus Wilson e.V.,
als Dank für ihr unermüdliches Engagement
zum Wohlergehen der deutschen Wilson-Patienten
seit fast 20 Jahren

Inhalt

Einblick

Kranke Seele, kranker Körper?
SUSANNE SENKEL 19

Krankenhausclowns bescherten uns
manchmal die einzig schöne Stunde in der Woche
ANGELIKA JAKOBI 25

Ich lebe noch!
KARIN BRUMMEL 37

Bericht einer Morbus-Wilson-Patientin (geb. 1947): Mein Leben
vor dem Erkennen des Morbus Wilson und die Zeit danach
CHRISTINE KUNZE 45

An einem schönen Herbsttag
TANJA BÜNTZOW 51

Mein Morbus Wilson
TANJA BÜNTZOW 55

Einschneidend – oder wie Morbus Wilson mein Leben veränderte
JOSEFINE 59

In Gedenken an Lydia
INES & RONALD KAULFUSS MIT LYDIA IM HERZEN 71

Der ideale Hausarzt
ANONYM... 75

Meine Morbus-Wilson-Geschichte
ANONYM... 81

Lichtblicke im Dunkeln
MARGARETE KATZ... 95

Ich konnte nicht mal mehr eine gerade Linie auf dem Gehweg laufen
BIRGIT 99

Die bedrückendsten und die beeindruckendsten Sprüche
meiner Ärzte auf dem langen Weg zur Diagnose …
GABRIELE G. 103

Meine Erfahrungen in der Psychotherapie
KARIN RAUNER 121

Meine Kindheit endete mit neun Jahren
BIRGIT ECKLE... 127

Wie Krankheit zum Segen werden kann …
SABINE ELSÄSSER 135

»Zehn Jahre später, und Sie lägen in der Kiste«
WOLFGANG STURMHEIT... 143

Ich konnte weder Tasse oder Löffel zum Mund führen
GERLINDE MICHALITSCHKE.................................... 147

Finden Sie Ihr Leben
mit dem Morbus Wilson denn nicht lebenswert?
E. E. 151

Damit das Fläschchen schneller voll ist
MARLIES MEYER-ZIMMERLI 155

Mein Werdegang mit der Krankheit Morbus Wilson
GERD STÜHMER 159

Danielas Geschichte
K. C. 163

Erinnerungen und Gedanken einer Mutter
SIGRID DARLATT 169

Der Morbus Wilson und ich
DIANA 181

Ich war zu keinem Zeitpunkt bereit,
mich meinem Schicksal zu fügen, geschweige denn aufzugeben
JÖRG MÜLLER 189

Anjas Anekdote
ANJA DELLMANN 201

Alles nur Einbildung?
HEIDI ENGELKE 203

Diagnose schon im 5. Lebensjahr
REBECCA SAUSNER 211

Meine Familie half mir beim Gesundwerden
KAREN WEINHOLD 215

Der Scharlatan
ANONYM 221

Irgendwann wird auch mir wieder
die Sonne lachen, ein Licht, ein Stern aufgehen
D. M. 227

Geduld und Leidensweg = Diagnose Morbus Wilson
M. STUBNER.. 233

Morbus W..as???
GÜNTER HERTH 235

Wichtig war,
dass ich meine Krankheit angenommen und akzeptiert hatte
HELMUT EPPLER 239

Mein Morbus Wilson und ich
BARBARA BEUERS 245

Durchblick

Morbus Wilson: Verfehlte, fast verfehlte und Fehl-Diagnosen
PROF. DR. MED. DIETRICH FEIST 253

Überblick

Wilbur Somnos und sein Anagramm
THOMAS FORTMANN.. 291

(Nicht) Jedem dünkt sein Kupfer Gold –
vom klinisch heterogenen Bild des Morbus Wilson und
von seiner erschwerten Diagnosestellung
A. ALEXANDRA GILDEMEISTER & KATHARINA VOGT...................... 305

Bilderverzeichnis

Kerstin Müller 23

Karin Brummel 41

Karin Brummel 43

Susanne Steinle 49

Lisa Kaudasch 57

Martin 69

Thomas Bauer 73

A. D. 79

Anonym 93

Anonym 97

Birgit 101

Karin Rauner 125

Sabine Elsässer 141

Centa Denz 145

Gerlinde Michalitschke 149

E. E. 153

Marlies Meyer-Zimmerli 157

Loris Garhammer 161

Natascha & Tatjana 167

Kerstin Kuss 179

Gabriele Gerlach 187

Gabriele Gerlach 199

Heidi Engelke.. 209

Rebecca & Heidi Sausner 213

Sonja Rottler 219

Anonym.. 231

Barbara Beuers 247

Barbara Beuers 247

Vorwort

Morbus Wilson ist eine erblich bedingte Stoffwechselerkrankung, bei der durch einen genetischen Defekt der Abbau des mit der Nahrung aufgenommenen Spurenelements Kupfer gestört wird. Das dadurch bei Wilson-Patienten überschüssig im Körper vorhandene Kupfer lagert sich in Leber, Gehirn, Augen und Nieren ab (daher auch der Name Kupferspeicherkrankheit) und kann zu Schädigungen dieser Organe führen. Symptomatisch zeichnen sich Wilson-Patienten somit vor allem durch hepatische und neurologische, aber auch psychiatrische Auffälligkeiten aus.

Der Morbus Wilson ist eine sehr seltene Erkrankung, die mit einer Häufigkeit von 1:30 000 auftritt. In Deutschland müsste es also statistisch gesehen etwa 2 000 Betroffene geben. Diese Seltenheit, gepaart mit der Vielfältigkeit der möglichen Symptome, bedingt oft eine verzögerte Diagnose. Da eine späte Diagnose beim Morbus Wilson jedoch irreversible Folgen für den Patienten haben kann (z. B. neurologische Störungen, Leberversagen, bis hin zum Tod), sind die Erfahrungen einiger Wilson-Patienten sowohl vor als auch nach ihrer Diagnose negativ geprägt. Ziel dieses Buches ist es, Erfahrungen von Wilson-Patienten auf dem Weg zur Diagnose und auch danach festzuhalten, ihnen die Möglichkeit zu bieten, diese prägenden Erlebnisse zu verarbeiten, dem Leidensweg Verstorbener nachzugehen und unterschiedliche Manifestationsformen des Morbus Wilson aufzuzeigen. Es ist darüber hinaus ein Versuch, dem interessierten Leser so viele Informationen und einprägsame Beispiele wie möglich über diese Erkrankung zu geben, um den Morbus Wilson letztendlich weiter in das Bewusstsein der Öffentlichkeit und der Ärzteschaft zu rücken.

Das Kupfer-Kaleidoskop bietet mit seinen 38 Erfahrungsberichten betroffener Patienten und Betreuer eine aufschlussreiche und faszinierende Sammlung von Beispielen für Betroffene, Angehörige, an der Erkrankung Interessierte sowie für jeden Mediziner, der sich mit Symptomen und Problematiken der Kupferspeicherkrankheit auseinandersetzen möchte.

Möglich gemacht wurde das Buch durch den Selbsthilfeverein Morbus Wilson e.V. Ohne ihn gäbe es dieses Werk nicht. Der Morbus Wilson e.V. bemüht sich seit 20 Jahren um Aufklärung und Austausch. Seine Ziele sind es, Wilson-Patienten und ihre Angehörige zu informieren und zu beraten, Kontakte unter den Betroffenen zu vermitteln, die Öffentlichkeit aufzuklären, wissenschaftliche Symposien zu veranstalten und die Forschung in Bezug auf Morbus Wilson zu unterstützen. Der Austausch von Patienten und der betreuenden Ärzte mit- und untereinander im Rahmen der vom Verein organisierten Veranstaltungen ist von großer Bedeutung und für alle Seiten gewinnbringend. Es sind die Erlebnisse, die sich Wilson-Patienten im Austausch über Symptome und Diagnosen bei solchen Treffen erzählen, die die Idee für das Kupfer-Kaleidoskop lieferten. Diese zum Teil außergewöhnlichen Erlebnisse sollen nicht nur im kleinen Rahmen erzählt, sie müssen festgehalten und an die Öffentlichkeit gebracht werden!

Aufbau

Das Buch gliedert sich in die Abschnitte Einblick, Durchblick und Überblick. Im ersten Abschnitt »Einblick – Morbus Wilson gelebt« berichten Patienten und Angehörige über ihre Erfahrungen in Wort und Bild. Das Spektrum der zusammengetragenen Erlebnisse ist breit. Die Reihenfolge der Beiträge ist möglichst abwechslungsreich gewählt, und es wurde bewusst keine Sortierung in neurologische oder hepatische Verlaufsformen vorgenommen. Bereichert wird die Sammlung von Erfahrungsberichten durch 28 Bilder zum Thema Morbus Wilson. Aufgerufen durch Dr. Mark Schäfer, Internist, engagierter Wilson-Betreuer und Mitglied des Morbus Wilson e.V., beteiligte sich im Sommer 2007 eine Gruppe von Vereinsmitgliedern an der kreativen Verbildlichung ihrer Erkrankung und stellte dem Selbsthilfeverein anschließend ihre Werke zur Verfügung.

Der großen Herausforderung der Erkrankung, nämlich ihrer Diagnose, widmet sich aus ärztlicher Sicht der Abschnitt »Durchblick – Morbus Wilson betreut«, in dem eindrückliche Beispiele von verfehlten, fast verfehlten und Fehl-Diagnosen vorgestellt werden. Autor dieses umfassenden Teils ist Prof. Dr. med. Dietrich Feist, der sich seit nunmehr 40 Jahren mit dem Morbus Wilson auseinandersetzt. Als Hepatologe der Kinderklinik der Universität Heidelberg schuf er 1969 die Heidelberger Arbeitsgruppe »Morbus Wilson« und betreute in seiner Zeit als Oberarzt rund 250 Wilson-Patienten. Durch seine aktive Beteiligung an der Gründung des Morbus Wilson e.V. vor 20 Jahren konnte der Verein mit gleich 72 Mitgliedern ins Leben gerufen werden. Heute, emeritiert, steht Prof. Feist noch immer seinen ehemaligen Patienten und anderen Ratsuchenden zur Verfügung und hat mit seinem Beitrag für das Kupfer-Kaleidoskop begonnen, seinen bedeutungsvollen Erfahrungsschatz im Bereich Morbus Wilson schriftlich festzuhalten.

Den Abschluss des Buches bildet der Abschnitt »Überblick – Morbus Wilson erklärt«. Anhand zweier fiktiver Erzählungen wird hier die Erkrankung Morbus Wilson für den Laien verständlich erklärt. Diese Texte entstanden im Rahmen des 1. Morbus-Wilson-Schreibwettbewerbs für Medizinstudenten im Jahre 2008 und wurden mit dem ersten und zweiten Preis ausgezeichnet. Ziel des Wettbewerbs war es, die Auseinandersetzung von Medizinstudenten mit dem Krankheitsbild des Morbus Wilson – über die kurze Erwähnung in einer medizinischen Vorlesung hinaus – zu fördern und das Bewusstsein für die erschwerte Diagnose dieser seltenen Erkrankung zu schärfen.

Danksagung

Mein ausdrücklicher Dank gilt vor allem den beteiligten Autoren und Künstlern für ihre ausdrucksvollen Texte und Bilder. Ich danke außerdem Sigrid Darlatt für ihre Mitarbeit im Korrektorat, Marlis Meyer-Zimmerli für die (zufällig passende) Verbildlichung des Kupfer-Kaleidoskops, aufgegriffen im Buchumschlag, und meinem Mann Gérald Lamusse für seine allumfassende Unterstützung bei jeglichen Wilson-Projekten, so auch diesem.

Gesine Milde

Hinweis

Da es Ziel dieser Sammlung ist, das Gelebte zu teilen, ohne Akteure persönlich anzugreifen, wurde darauf geachtet, dass keine Personen oder Institutionen beim Namen genannt werden.

Alle Aussagen, Einschätzungen, Bewertungen sowie Empfehlungen, die in den jeweiligen Erfahrungsberichten zum Ausdruck kommen, stellen alleine Tatsachenbehauptungen der einzelnen Verfasser dar und spiegeln alleine deren Meinungen wider.

Wie im Allgemeinen empfohlen, sollte vor Übertragung auf das persönliche Schicksal stets der Rat eines Wilson-Facharztes eingeholt werden.

Einblick

Morbus Wilson gelebt

Kranke Seele, kranker Körper?

Alles begann an einem Nachmittag im Dezember 1985. Ich saß gerade an meinem Arbeitsplatz als Sachbearbeiterin, als mein Kopf zu zittern anfing. Es kam ganz plötzlich, und ich hatte keinerlei Einfluss darauf. Ich war 23 Jahre alt und steckte mitten in einer emotionalen Krise. Die Trennung vom Freund, allein in einer neuen Wohnung und ein unbefriedigender Arbeitsplatz machten mir sehr zu schaffen.

Als es auch am nächsten Tag nicht besser wurde, suchte ich einen Arzt auf. Dieser lachte mich aus und meinte, ich zittere ja wie eine alte Frau. Er gab mir eine Valium mit den Worten, ich solle mich erst einmal ausschlafen.

Nach ein paar Tagen ging der Tremor auf meinen ganzen Körper über, vor allem die Hände waren betroffen. Meine Schrift wurde unleserlich, und alltägliche Handgriffe wurden zum Problem. Mein Körper gehorchte mir nicht mehr, sogar im Ruhezustand vibrierte alles.

Da ich annahm, ich hätte mir einen Nerv eingeklemmt, besuchte ich mehrere Neurologen. Da sie nichts finden konnten, wurde mir mehrfach gesagt, das Zittern habe höchstwahrscheinlich psychische Ursachen. Unzufrieden mit dieser Diagnose versuchte ich es weiter.

Bei den Allgemeinärzten wurde mir jedes Mal Blut abgenommen, die Reflexe überprüft und in die Augen geschaut. Ich musste mit ausgestreckten Armen auf einer Linie laufen, was mir sehr schwer fiel. Da das Blut nie auf Kupfer untersucht wurde, war es immer in Ordnung, auch meine Leberwerte. Keiner der Ärzte sah meinen Kayser-Fleischer-Ring bzw. konnte ihn richtig deuten. Meistens wurde mir eine Psychotherapie empfohlen, aber auch als Simulantin wurde ich hingestellt.

Ich wurde körperlich immer schwächer, und inzwischen war ich mir nicht mehr sicher, ob nicht doch meine kranke Seele die Ursache des Zitterns ist. Ich bekam schwere Depressionen, kündigte meinen Arbeitsplatz und wusste nicht mehr weiter. Schließlich versuchte ich es doch mit einer Psychotherapie. Natürlich brachte sie keinen Erfolg. Eine innere Kraft und der Glaube an eine organische Ursache meiner Symptome ließen mich weitersuchen.

Ich bemühte mich um die stationäre Aufnahme in einem bekannten Reha-Zentrum. Nach drei Wochen intensiver Untersuchungen in
der Neurologie, inklusive CT, MRT und Rückenmarkpunktierung,
kam es zu keinem Befund.

Stattdessen bekam ich eine Überweisung in die hauseigene psychosomatische Abteilung. Dort verbrachte ich weitere fünfeinhalb
Monate. Da ich die für die Ursache meines Tremors angeblich verantwortlichen Gründe nicht akzeptieren wollte, wurde ich als »aufmüp-
fig« entlassen. »Therapie zu späterem Zeitpunkt möglich!!« stand in
meinem Arztbericht.

Wieder daheim, versuchte ich es bei einem Homöopathen. Dieser
tippte auf eine Amalgamvergiftung. Doch auch das Entfernen aller
Füllungen aus den Zähnen, diverse Globuli und Akupunktur halfen
nicht. Auch bei einem Heilpraktiker suchte ich Rat, ebenso ließ ich
mich hypnotisieren. Doch alles natürlich ohne Erfolg.

Nach der Einnahme eines Antidepressivums ging es mir zumindest
psychisch wieder besser. Ich schrieb mehrere Bewerbungen, kam auch
aufgrund guter Zeugnisse oft bis zum Vorstellungsgespräch, aber da
ich mein Zittern nicht erklären konnte, hatte ich keine Chance. Mehrere Male wurden mir bei so einem Gespräch Drogenprobleme unter-
stellt. Es war immer wieder ein Tiefschlag.

Neben den ganzen Arztbesuchen machte ich Computerkurse und
besuchte andere ABM-Maßnahmen vom Arbeitsamt. Ich kam in eine
Übungsfirma. Dort traf ich viele kranke Menschen, die wieder ins Be-
rufsleben wollten. Die Übungsleiter unterstützten uns beim Bewer-
bungenschreiben, nach langer Zeit fühlte ich mich endlich wieder besser. Jeder hier hatte ein Handikap, und das Zittern gehörte nach über
vier Jahren schon fast zu meinem Leben. Nach unzähligen Absagen
bekam ich schließlich doch eine Anstellung als Sachbearbeiterin in der
Rechnungsprüfung einer großen Firma. Leider war es keine schöne
Zeit. Sobald ich das Großraumbüro betrat, fühlte ich mich beobachtet,
und es wurde getuschelt. Meine Symptome waren eben nicht zu über-
sehen.

Zum Glück (!) zog ich mir recht bald eine Bindehautentzündung
zu. Ich ging zu einer Augenärztin, die gerade ihre Praxis neu eröffnet

hatte. Sie war ganz frisch von der Uni und hatte das Krankheitsbild des Morbus Wilson noch gut im Gedächtnis. Sie erkannte sofort meinen Kayser-Fleischer-Ring. Nachdem sie sich noch einmal daheim belesen hatte, riet sie mir, mein Blut sofort auf Kupfer untersuchen zu lassen. So wurde nach fast fünf Jahren endlich mein Morbus Wilson gefunden. Die Ungewissheit hatte ein Ende, und ohne zu wissen, was diese Diagnose für mich bedeutete, spürte ich ganz deutlich, wie die Resignation wich und die Lebensenergie schlagartig zurückkam. Nun konnte es mir nicht schnell genug gehen, richtig behandelt zu werden.

Meine Lebensretterin empfahl mir noch eine Klinik mit Spezialisten für diese Krankheit, und von da an ging es kontinuierlich mit mir bergauf. Eine Leberbiopsie und ein Radiokupfertest bestätigten zusätzlich die Diagnose. Ich erfuhr, dass diese Krankheit ohne Behandlung tödlich sei und eine Leberzirrhose, wie auch ich sie habe, zum Krankheitsbild gehört. Auch mein vermehrter Speichelfluss sei ein typisches Symptom. Zum ersten Mal nach fast fünf Jahren fühlte ich mich gut aufgehoben und ernst genommen.

Ich wurde auf viermal täglich Metalcaptase eingestellt. Gegen das lästige Zittern bekam ich, auf mein Drängen hin, zusätzlich sechs Wochen lang Artane, ein Mittel gegen Parkinson. Zu meinem großen Glück bildeten sich meine neurologischen Symptome komplett zurück.

Nun konnte das Leben wieder beginnen. Mit Büroarbeiten wollte ich nichts mehr zu tun haben. So bekam ich im März 1991 eine Festanstellung im Verkauf und arbeitete dort bis zur Geburt meiner Tochter im Jahre 2000. Während der Schwangerschaft nahm ich nach Absprache mit dem Arzt dreimal täglich Metalcaptase. Ich stillte nicht, es gab einfach zu wenig Erfahrungsberichte über das Stillen bei Einnahme dieser Tabletten, darum wollte ich kein zusätzliches Risiko eingehen.

Kurz nach der Geburt meines Kindes stieg ich, auf Anraten meines Arztes, auf eine Zinktherapie um. Seitdem nehme ich dreimal täglich 50 mg Zinksulfat. Leider bekam ich bald nach der Umstellung eine chronische Darmentzündung. Angeblich soll kein Zusammenhang mit der Zinkeinnahme bestehen. Jetzt muss ich gegen die Colitis Ulcerosa leider doch wieder Chemie zu mir nehmen.

Mit meinem Wilson geht es mir heute sehr gut. Über viele Erlebnisse meiner fünfjährigen Odyssee kann ich inzwischen schmunzeln und ihnen sogar etwas Positives abgewinnen. Ich habe in dieser Zeit viel über mich und die Menschen gelernt und freue mich, dass ich letztendlich doch die Kraft hatte, trotz vieler Rückschläge nicht aufzugeben.

Ich hoffe, ich kann durch meine Geschichte anderen, die sich in ähnlichen Situationen befinden, Mut machen.

Nur nicht aufgeben und immer an sich selbst glauben!!

Susanne Senkel, 2007

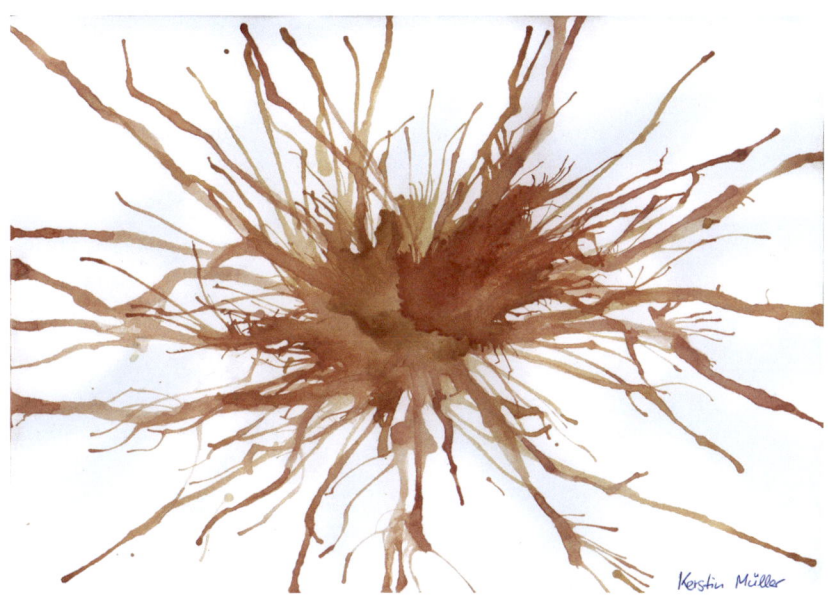

Schleichende Anreicherung des Kupfers im Körper

Kerstin Müller
Oktober 2007

Krankenhausclowns bescherten uns
manchmal die einzig schöne Stunde in der Woche

Als meine Tochter Anna an einem Sonntag im Januar 2004 nach einem Wochenende bei ihrem Vater nach Hause kam, war sie etwas müde und ging nach dem Abendessen gleich schlafen. Der Montagmorgen war eigentlich ganz typisch: Wir waren alle müde! Anna und ihre fünf Jahre ältere Schwester Lisa gingen in die Schule, und ich fuhr zur Arbeit. Ich arbeite halbtags in einer Gemeindeverwaltung. Gegen zehn Uhr rief Annas Lehrerin mich auf der Arbeit an und bat mich, Anna abzuholen, denn es ginge ihr nicht gut. Sie wäre müde und fühle sich nicht wohl. Ich rief Annas Vater Ecki an, der zu dieser Zeit arbeitslos war. Er holte Anna zu sich. Nach der Arbeit fuhr ich zu Ecki, um Anna abzuholen. Es ginge ihr schon etwas besser, erzählte Ecki. Sie lag auf dem Sofa und guckte Fernsehen. Ich nahm Anna mit nach Hause und empfahl ihr, sich etwas hinzulegen und vielleicht zu schlafen. Anna nahm mich in den Arm und wollte mir einen Kuss geben, erst da sah ich, dass Anna gelbe Augen hatte. Anna legte sich ins Bett und schlief sofort ein. Unser Hausarzt öffnet seine Praxis am Nachmittag erst um 16 Uhr. Ich musste Anna wecken, die tief und fest geschlafen hatte.

Dann gingen wir zum Arzt. Dieser untersuchte Anna sofort gründlich und machte auch eine Ultraschalluntersuchung des Bauchraumes. Er sagte, dass Annas Gelbsucht verschiedene Ursachen haben könnte, die in einer Klinik geklärt werden sollten, und wies Anna für den nächsten Morgen in die Universitätsklinik ein. Anna und ich gingen nach Hause und waren beide aufgeregt. Ich rief Ecki an und erzählte ihm, dass Anna ins Krankenhaus müsse. Er würde uns am nächsten Morgen abholen und mit uns in die Klinik fahren. Ich telefonierte mit meinem Arbeitgeber und nahm mir für den nächsten Tag frei, und dann organisierte ich noch eine Möglichkeit für Lisa, wo sie nach der Schule bleiben könnte, falls es in der Klinik länger dauern sollte. Dann packten Anna und ich eine Tasche für die Klinik.

Als ich Anna am nächsten Morgen weckte, war sie todkrank! Mein kleines achtjähriges Mädchen schien über Nacht geschrumpft zu sein. Sie war kaum stark genug zu stehen und musste sich mehrmals übergeben. Als Ecki uns abholte, war er genauso schockiert wie ich. Gemeinsam trugen wir Anna zum Auto und fuhren in die Klinik. Dort musste Anna sich wieder übergeben. Sie konnte nicht mehr alleine gehen oder stehen und bekam von den Untersuchungen nicht viel mit. Leber, Milz und vor allem die Gallenblase waren sehr stark angeschwollen. Man erzählte uns, Anna würde an einer Hämolytischen Anämie leiden, d. h. dass die roten Blutkörperchen gleich nach ihrer Entstehung zerfallen. Die Ursache dafür würde man noch suchen.

Da Annas Blutwerte extrem schlecht waren, bekam sie Dienstagnacht ihre erste Bluttransfusion. Sie wurde künstlich ernährt, konnte aber manchmal selbstständig etwas trinken. Anna litt unter starkem Juckreiz, eigentlich eine typische Begleiterscheinung der Gelbsucht, durch die Gallenflüssigkeit hervorgerufen. Sie wurde von dem Juckreiz schier hysterisch, und ihre kleine Seele wollte das alles nicht mehr aushalten. Unter den Einstichstellen der Braunülen (Kanülen, die bei Flüssigkeitstherapie oder intravenösen Applikationen von Medikamenten verwendet werden) bildeten sich große blaue Flecke. Die Haut unter den Gumminoppen, die auf Annas Brustkorb und am Rücken klebten, um die Herzströme aufzuzeichnen, entzündete sich, und Anna kratzte sich blutig.

Ich hatte mir Urlaub genommen, und Ecki und ich teilten uns die Tage in Schichten auf. Ich fuhr gleich morgens in die Klinik und blieb bis zum Mittag. Dann »übernahm« Ecki, und ich kümmerte mich um unsere damals 13-jährige Lisa. Am frühen Abend fuhr ich wieder für zwei oder drei Stunden in die Klinik, und Ecki fuhr wieder nach Hause zu Lisa.

Eine Übernachtung in der Klinik hätte 30 € pro Nacht gekostet. Das konnten wir uns nicht leisten. Aber wir durften immer so lange, wie wir wollten, bei Anna bleiben, niemand störte es, wenn ich bei Anna mit auf dem Bett lag. Obwohl Anna künstlich ernährt wurde, brachten mir die Schwestern oft etwas zu essen.

Ich hatte jeden Morgen Angst, in die Klinik zu fahren, weil ich nie wusste, was mich erwarten würde.

Nach einigen Tagen bildeten sich Leber, Milz und Galle etwas zurück. Das lag allerdings auch mit an dem Fremdblut. Es erschwerte die Blutuntersuchungen, denn man musste herausfinden, was Annas eigene Werte waren. Die Uni-Klinik stand in Kontakt mit Ärzten in ganz Deutschland, alle hielten angeblich die bisher gemachten Untersuchungen für gut und richtig, und keinem fiel noch was Neues ein. Da Annas Gallenblase extrem angeschwollen war, vermuteten die Ärzte eine Zeit lang, eine Art Tumor würde die eigentliche Gallenblase auf dem Ultraschallbild verdecken, doch eine Schichtaufnahme in der Röhre schloss dies aus.

Dann erklärte man uns, die Ursache für die Hämolytische Anämie wäre eine Virusinfektion. Das Virus, das eigentlich das Pfeiffersche Drüsenfieber verursacht, könne in seltenen Fällen entarten und sich gegen das Blut richten. Mit der aufrichtenden Kernaussage, dass man diesen Virusinfekt nur einmal kriegen würde und danach – wie bei Masern oder Röteln – immun wäre, wurde Anna nach zehn Tagen aus dem Krankenhaus entlassen. Sie sollte Vitamine und eisenreiche Nahrung zu sich nehmen. Zudem war sie krankheitsbedingt noch Bluter – daher auch die blauen Flecken unter den Braunülen – und sollte Stöße und Verletzungen vermeiden.

Etwa zwei Wochen später hatte Anna sich soweit erholt, dass sie wieder die Schule besuchen konnte. Aber sie war noch immer sehr schlapp.

Doch keine vier Wochen nach ihrer Entlassung aus dem Krankenhaus bekam Anna wieder gelbe Augen, und als sie auf die Toilette ging, war ihr Urin rot. Ich fuhr sofort wieder mit ihr in die Klinik. Wieder bekam Anna Bluttransfusionen, und ihr Körper erholte sich etwas. Wieder wurden alle erdenklichen Untersuchungen vorgenommen.

Bei Anna wurde erneut eine Braunüle gelegt, durch die Blut abgenommen wurde und durch die die Infusion und die Transfusion liefen, ohne dass sie jedes Mal neu gepiekst werden musste. Für den Blutgerinnungswert musste aber immer neu gestochen werden. Da sie zur der Zeit aber Bluter war, waren ihre Venen schon total zerstört. Eines Tages hatte ich eine heftige Auseinandersetzung mit einem total überlasteten und übermüdeten Arzt. Er nahm jeden Tag zigmal Blut ab, und Anna war für ihn nur ein Fall von vielen. Er hatte seit fast 24 Stunden Dienst und keine Ruhe mehr für ein schreiendes, um sich schlagendes Kind. Er stach fahrig die Spritze ein, so dass Anna völlig zusammenzuckte und die Spritze dabei wieder rauszog. »ANNA! Das musst Du jetzt aushalten!«, schrie er. Ich nahm meinen ganzen Mut zusammen und meinte: »Finden Sie das nicht zu viel verlangt? Das Kind ist acht Jahre alt, und es muss ohnehin eine ganze Menge aushalten. Ich verstehe nicht, warum Sie Anna nicht ein Betäubungspflaster geben können, damit sie den Einstich nicht so spürt.« »Die Pflaster wirken sowieso nicht, und man weiß ja auch nicht, welche Vene sich zum Einstechen eignet. Dann muss man das ganze Kind zukleben. Außerdem wirkt die Betäubung erst nach einer Stunde!« »Und wenn das Pflaster vielleicht auch nur eine psychologische Wirkung hat, es ist doch ein Versuch wert. Ich versteh nicht, warum Sie dann nicht in einer Stunde Blut abnehmen können.« »Ich habe hier zwei Stationen zu betreuen, ich kann nicht immer dann kommen, wann es gerade passt!« »Ich kann Ihre Überlastung absolut verstehen, aber meine Tochter kann da nichts für. Anna ist durch die ganze Situation völlig überfordert.« Da schnauzte er die Krankenschwester an: »Dann kleben Sie eben hier und hier und hier … und wir machen das später.« Und er rauschte raus. Bei der Blutabnahme, eine Dreiviertelstunde später, war er dann ganz nett, geduldig und vorsichtig!

Ich empfand es als sehr schwer, mich gegen die Ärzte durchzusetzen. Ich hatte vor Annas Erkrankung keine Ahnung vom Quickwert, GOT oder GPT usw. Ich verstand, dass man uns nicht mit unnötigen Mutmaßungen verunsichern wollte, aber ich bin ein Mensch, der besser mit konkreten Aussagen klarkommt. Die Aussage »Wir wissen noch nicht, was es ist, aber zur Zeit versuchen wir z. B. Leukämie auszuschließen« kann ich besser verkraften als die Information »Ich kann Ihnen dazu noch nichts sagen, aber wir geben wirklich unser Bestes«.

Da man in den ersten Tagen keine Krankheit ausschließen konnte, lag Anna wieder in einem Einzelzimmer auf der Isolierstation. Jeder, der zu Anna wollte, musste sich einen Kittel und Handschuhe anziehen, einen Mundschutz tragen, einen Plastikschutz über die Schuhe ziehen und sich vor dem Betreten des Raumes desinfizieren. Die gesamte Schutzkleidung musste vor dem Verlassen des Raumes in einem kleinen Vorflur ausgezogen und entsorgt werden. Das war manchmal

»lustig«, wenn z. B. für eine Untersuchung eine Kleinigkeit vergessen wurde und die ganze Prozedur von vorne losging, nur weil eine Spritze oder ähnliches fehlte. Auf der anderen Seite waren wir wirklich völlig isoliert. Außer uns Eltern durfte Anna keinen Besuch empfangen. Viele, viele Stunden saßen Ecki oder ich auf dem orangenen Plastikstuhl und warteten auf den angekündigten Arzt, der dann doch oft nicht kam. Zum Glück wurde die Isolierung aufgrund einer möglichen Ansteckungsgefahr nach circa einer Woche wieder aufgehoben.

Eine ganz und gar wundervolle Einrichtung war dann der wöchentliche Besuch der Krankenhausclowns, die nicht nur Anna von dem Krankenhauseinerlei ablenkten, sondern auch uns Eltern manchmal die einzig schöne Stunde in der Woche bescherten. Manchmal war mein ganz und gar »verkabeltes«, an x-verschiedenen Geräten angeschlossenes Kind fast zu schwach zum Essen – aber über die Clowns lachte Anna so, dass wir »fürchteten«, die Infusion würde zum Milchshake!

Während die Zeit in der Klinik still steht, geht »draußen« das Leben einfach weiter. Meine Tochter Lisa musste zur Schule, sie hatte ihre ganz normalen Freuden und Nöte. Und während ich mich wunderte, dass die Welt sich einfach weiterdrehte, musste ich Wäsche waschen, einkaufen, Elternabende besuchen. Die Krankenkasse bezahlte mir zehn arbeitsfreie Tage für die Betreuung eines kranken Kindes unter zwölf Jahren. Dafür wurde mir der entsprechende Antrag zugeschickt, den ich ausfüllen und mit der Bestätigung meines Arbeitgebers wieder einreichen musste. Die Organisation des Lebens »draußen« schien mir über den Kopf zu wachsen. Ich hatte immer ein schlechtes Gewissen, wenn ich nicht bei Anna sein konnte – gleichzeitig durfte ich nicht Lisa vernachlässigen, die mir zum Beispiel eines Tages nach der Schule ein lustiges Erlebnis berichtete, dabei herzlich lachte und plötzlich erschrocken war, weil ihre Schwester doch im Krankenhaus liegen würde und sie ein schlechtes Gefühl hatte, weil sie morgens so viel Spaß hatte. Ich musste in den kurzen Stunden, die ich mit Lisa hatte, versuchen, ihr klar zu machen, dass sie mir trotzdem genauso wichtig ist wie Anna. Dass es in Ordnung ist, wenn sie Anna auch mal »vergisst« und Spaß hat oder Wünsche. Zum Glück konnten Ecki und ich die Zeit mit den Kindern teilen, auch wenn wir damals schon seit zwei Jahren getrennt lebten. Auch halfen meine Geschwister, die Lisa in dieser Zeit oft über das Wochenende zu sich nahmen und versuchten, ihr eine schöne Zeit trotz allem zu bereiten.

Nach etwa einer Woche in der Klinik wurde zum ersten Mal der Verdacht geäußert, Anna könne an Morbus Wilson leiden. Erneute Blutuntersuchung und das Ergebnis des Sammelurins – einer über 24 Stunden gesammelten Urinmenge – bestätigten schließlich die Diagnose. Während bei Anna unzählige weitere Untersuchungen – CT, psychologische Untersuchung, Ultraschall usw. – vorgenommen wurden, begann bei ihr die Therapie mit Metalcaptase, Kalinor, Kanavit, Magnesium, Zink und Vitamin B 6.

Anna wurde auf weitestgehend kupferarme Ernährung umgestellt.

Ich recherchierte im Internet und fand einige sehr hilfreiche Seiten. Ich konnte nun viele Informationen nachlesen und endlich verstehen und nachvollziehen, was mir die Ärzte in Kurzfassung erzählten. Ich fand Erklärungen zu den unterschiedlichen Blut- und Leberwerten, die sich bis dahin nur hinter Kürzeln versteckten. Ich konnte nun den Ärzten konkrete Fragen zu Annas Gesundheitszustand stellen, auf die ich dann auch Antworten bekam. Dies alles half mir, mit der Situation besser umzugehen.

Auch von Ecki, Lisa und mir wurden Blutproben und Sammelurin untersucht. Morbus Wilson ist ein Gendefekt, der sehr selten ist. Beide Eltern haben ein defektes Gen, das sie in einer »falschen« Kombination an ihre Kinder weitergeben. Wir hatten wahnsinnige Angst, dass auch Lisa betroffen sein könnte, aber zum Glück wurde der Verdacht ausgeschlossen.

Anna wurde nach vier Wochen aus der Klinik entlassen. Wir hatten einen festen Terminplan für die Medikamenteneinnahme und mussten zuerst täglich, dann alle zwei Tage, dann wöchentlich usw. zur Blutabnahme erst in die Klinik; später konnten wir zwischendurch für die Blutabnahme zum Hausarzt.

Anna war sehr schwach und konnte erst nach weiteren vier Wochen zuerst stundenweise in die Schule. Sie musste zur Schule gefahren und wieder abgeholt werden, weil sie zu schwach zum Laufen war. Als sie dann später den ganzen Vormittag wieder in der Schule bleiben konnte, durfte sie in den Pausen nicht raus, denn sie war noch immer Bluter und ein kleiner Schubser auf dem Schulhof hätte für sie schon gefährlich werden können. Da ihre Leber, Milz und Galle so stark vergrößert waren, lagen die Organe nicht sicher geschützt im Bauchraum, sondern drängten sich straff unter der Bauchdecke. So durfte Anna auch über ein Jahr keinen Sport machen. Annas Lehrer waren mir während der ganzen Zeit eine sehr, sehr große Hilfe! Sie mobilisierten die Schüler nicht nur während Annas Klinikaufenthalt, Anna mit Briefen und Bildern zu erfreuen. Ich bekam auch den Unterrichtsstoff nach Hause geliefert, so dass Anna diesen mit der Kliniklehrerin aufarbeiten konnte. Später wurde dann immer ein Kind eingeteilt, das mit Anna in der Pause drinnen bleiben durfte. Die beiden hatten dann Klassenaufsicht und fühlten sich sehr wichtig. Im Sportunterricht war Anna Schiedsrichterin oder durfte die Schüler in Gruppen einteilen oder die Bälle ausgeben u. ä. So fühlte sich Anna nie ausgeschlossen. Anna darf – unter anderem – keine Schokolade mehr essen, und schnell dachte jedes Kind zum Beispiel an seinem Geburtstag daran, neben den üblichen Süßigkeiten für die Klassenkameraden immer auch etwas – wie zum Beispiel Gummibärchen – für Anna mitzubringen. Auf den Klassenfahrten durfte ich als Begleitperson mitfahren, und so konnte ich die Medikamenteneinnahme überwachen und habe die Zeiten mit Anna verbracht, wenn die anderen etwas machten, was Anna nicht tun durfte.

Die Medikamente teilten unseren Alltag in strenge Zeiten ein. Vor der Tablette Metalcaptase sollte Anna zwei Stunden und nach der Einnahme eine weitere Stunde nichts essen. Da Anna dreimal täglich Metalcaptase einnehmen musste, kreisten also um diese Tablette allein neun Stunden, in denen Anna nichts essen durfte. Zink und Vitamin B 6 sollte sie zudem eine halbe Stunde vor dem Essen einnehmen. Zusätzlich musste Anna an einigen Tagen noch weitere Tabletten zu sich nehmen. Täglich mussten wir ihren Urin anhand eines Pappstreifens untersuchen, der verschiedene Farben hatte, die sich veränderten, wenn die entsprechenden Werte sich verschlechterten. Eine weitere Schwierigkeit war, dass Anna kupferhaltige Lebensmittel meiden sollte – versuchen Sie mal, den Kupferanteil eines Nahrungsmittels her-auszufinden … Als Faustregel galt, je gesünder im herkömmlichen Sinne, desto schlechter war das Gericht für Anna! Statt Vollkorn eher Fastfood! Obwohl ich versuchte, unsere Ernährung so gesund wie möglich zu gestalten, habe ich seit damals zehn Kilo zugenommen.

Ich fertigte eine »Gebrauchsanweisung« für Anna an, auf der die Zeiten der unterschiedlichen Tabletten notiert waren. Je nach Schulbeginn verschoben die Zeiten sich fast täglich.

Circa drei Monate nach Annas Entlassung erklärte uns die Ärztin bei der Kontrolluntersuchung in der Klinik, dass Annas Leber sich zwar derzeit stabil halten würde, ihre Werte aber wären sehr schlecht. Man könne nicht ausschließen, dass sich die Werte verschlechtern würden. Da sich Annas Leber bereits an der unteren Leistungsgrenze befand, müsse man unter Umständen mit einem Leberversagen rechnen. Aus diesem Grund wollte man Anna auf die Warteliste für eine Lebertransplantation setzen. Da ich bereits aus dem Internet von Morbus-Wilson-Betroffenen wusste, dass dies oft zum Verlauf der Krankheit gehört, kannte ich zwar diese Möglichkeit, dennoch war ich total schockiert. Nachdem Anna auf Metalcaptase eingestellt war, besserten sich ihre Werte, sie ging wieder zu Schule und wurde kräftiger – ich wollte einfach nur, dass es jetzt BERGAUF geht! Aber da man eine Leber nicht im Ernstfall an der Fleischtheke für sein Kind kaufen kann, muss man also für den Ernstfall vorbeugen.

»Unsere« Uni hatte damals zwar schon ein Transplantationszentrum, aber kaum Erfahrungen mit Transplantationen an Kindern. Daher wurde Anna für eine Woche in eine weiter entfernte Uni-Klinik überstellt. Für eine eventuelle Transplantation sollten wieder umfangreiche Untersuchungen vorgenommen werden. Ich sollte diesmal bei Anna bleiben dürfen.

Die Woche in dieser Klinik war einfach schrecklich!

Es begann damit, dass wir in der Uni eintrafen und niemand informiert war, dass ich bei Anna bleiben würde. Es war uns fest zugesagt worden, und nun hieß es, ich müsse abends immer die über 100 Kilometer nach Hause fahren. Eine zufällig anwesende Mutter riet mir, ich solle mich im Ronald-McDonald-Haus nach einer Übernachtungsmöglichkeit erkundigen. Darauf schimpfte eine Schwester: »Das kriegen wir schon hin!« Und man stellte mir in das Zwei-Bett-Zimmer, in dem noch ein weiteres Mädchen lag, ein Kindersofa, das aus drei kleinen Schaumstoffmatratzen bestand und das ich abends zu einem »Bett« ausklappen konnte. Egal! Ich konnte bei Anna bleiben. Ich bekam eine Mandelentzündung! Und auf dem riesigen Klinikgelände – größer als das Dorf, in dem wir wohnen – durfte mich kein Arzt untersuchen. Ich ließ Anna für einige Stunden alleine und sprach auf der Straße vor der Klinik Leute an. Ich fragte, ob es einen Allgemeinarzt in der Nähe geben würde, und fand so einen Arzt, der mir Antibiotika und Schmerztabletten verschrieb.

Anna war auf einer Station, wo die Kinder immer innerhalb einer Woche auf Herz und Nieren für eine anstehende große Operation untersucht werden. Während wir in »unserer« Klinik ja schon sehr vertraut waren, war hier jetzt alles anders. Wir waren nur noch Nummern! Jeden Tag waren neue Ärzte da, nie erfuhren wir die Ergebnisse, und nie erklärte jemand richtig, wofür diese oder jene Untersuchung gebraucht wird. Alle waren immer unter Zeitdruck, sehr ungeduldig und unfreundlich und überheblich.

Es gab nur drei Ausnahmen:

Der Narkosearzt war der einzige, der sich auch mit Anna unterhielt. Ganz genau und kindgerecht erzählte er Anna, was bei einer Narkose mit ihr passieren würde. Dass sie Medikamente bekommen und einschlafen würde und was man mit ihr macht, während sie schläft.

Der Mann von Eurotransplant erklärte uns genau, wie wir uns zu verhalten haben, wenn Anna auf die Transplantationsliste aufgenommen wird. Er erklärte, wie ein entsprechendes Organ für Anna ausgesucht würde und was passiert, bis es transplantiert wird.

Und am vierten Tag wurde ich zu einem Einzelgespräch mit einer Psychologin gerufen, die mir von der Zeit nach der Transplantation berichtete. Sie war die erste seit der Diagnose Morbus Wilson, die fragte, wie ich mit dieser Situation klar kommen würde. Ich konnte nicht sprechen, weil ich Angst hatte, meinen mühsam errichteten Schutzwall einzureißen, der mich vor dem ganzen Grauen schützen sollte. Sie bot mir an, die Intensivstation zu zeigen, auf der Anna nach der Transplantation liegen sollte. Als wir auf die Station kamen, begrüßten uns lächelnd drei Krankenschwestern. Ich fing an zu weinen. Nach vier Tagen in der Uni lächelten mich zum ersten Mal gleich drei Menschen in weißen Kitteln an und sagten »Guten Morgen«. Ich weinte während der ganzen Führung – aus Angst, aber auch aus Erleichterung. Die Intensivstation war sehr viel ruhiger als die Station, auf der Anna jetzt lag. Alle »Kittelträger« lächelten freundlich und erklärten ruhig die Funktionen der verschiedenen Apparate und Zimmer.

Etwa zwei Wochen nach den Untersuchungen bekam ich schriftlich die Mitteilung, dass Anna auf die Warteliste für eine Organspende aufgenommen wurde. Ab sofort mussten wir 24 Stunden täglich erreichbar sein. Wir hatten unsere Telefon- und Handynummern angeben müssen. Für eventuell nicht erreichbare Zeiten mussten wir uns abmelden. Einen Urlaub hätten wir »beantragen« bzw. bekannt geben müssen. Wir wussten, dass die durchschnittliche Wartezeit für eine Leberspende in Annas Situation etwa zwei Jahre dauert – dennoch klopfte mein Herz die ersten Wochen bei jedem Anruf wie verrückt. Ich trank keinen Alkohol, um gegebenenfalls jederzeit »abrufbereit« zu sein. Im Internet fand ich die Geschichte »Dorians neue Leber«, die kindgerecht eine Lebertransplantation erklärt. Ich las mit Anna die Geschichte und sprach mit ihr über ihre Ängste. Anna wurde von dem Landesamt für soziale Dienste eine hundertprozentige Schwerbehinderung anerkannt.

Gleichzeitig hofften wir, dass Anna keine Transplantation brauchen würde. Als auch nach einigen Monaten Annas Leberwerte immer noch stabil blieben – zwar schlecht, aber stabil – hatte ich plötzlich Panik, man würde für Anna eine Leber finden und transplantieren, weil eben gerade eine da ist, obwohl sie es vielleicht auch ohne Transplantation schaffen würde. Ich sprach mit unserer betreuenden Ärztin in der Uni darüber. Sie erklärte mir, dass die Wahrscheinlichkeit, so schnell eine Leber für Anna zu bekommen, gering wäre. Auf der anderen Seite wären Annas Chancen bei einem akuten Leberversagen aber deutlich größer, gleich an Stelle 1 der Warteliste zu rücken.

Es folgten noch einige quälende Monate, bis die Ärzte entschieden, dass Anna von der Warteliste auf eine Art »Ruheposition« zurückgestuft wurde. Das bedeutete, das Anna zwar auf der Warteliste bleiben würde und somit ihren Anspruch auf »angerechnete Wartezeit« behält, aber gleichzeitig keinen akuten Bedarf mehr hat. Somit mussten wir nicht mehr damit rechnen, dass Eurotransplant uns anrufen und uns mitteilen würde, dass ein kompatibles Organ gefunden wurde.

Eines Tages zeigten Annas Blutwerte, dass eine Kupferentgiftung durch das Medikament Metalcaptase soweit abgeschlossen war und dass das Medikament langsam abgesetzt werden konnte. Das war eine große Erleichterung für unseren Alltag, denn Anna muss jetzt nur noch morgens uns abends Zink und Vitamin B 6 einnehmen.

Vor einigen Wochen bekamen wir die Mitteilung, dass sich die gesetzlichen Voraussetzungen für einen Platz auf der Warteliste für eine Organspende geändert hätten. Da ihre Werte stabil sind, wurde Anna von der Liste genommen. Sie hat jetzt zwar ihren Anspruch auf eine Anrechnung der Wartezeit verloren, aber durch die Gesetzesänderung sollte sie gegebenenfalls in einem akuten Notfall angemessen berücksichtigt werden – hoffentlich.

Anna ist heute noch immer ein sehr fröhliches Kind. Nach der Grundschule haben wir sie auf eine Gesamtschule gegeben, damit sie für den Fall der Fälle auch nach einem längeren Klinikaufenthalt vielleicht in der gleichen Klasse, in jedem Fall aber auf der gleichen Schule bleiben kann.

Wir sind heute davon überzeugt, dass die äußerst konsequente Einnahme der Medikamente dazu geführt hat, dass Annas Leber bis heute stabil ist. Ich habe versucht, zusätzliche homöopathische oder andere naturheilkundliche Hilfe zu bekommen und wurde dort allerdings auf ganzer Linie enttäuscht. Einzig eine Klinik – fast 1 000 Kilometer von unserer Heimatstadt entfernt – habe ich gefunden, die sich an Annas Fall herangetraut hätte. Dort hätte man Anna – neben der Schulmedizin – mit homöopathischen Mitteln und durch Kinesiologie unterstützen wollen, und gleichzeitig hätte man einen Arzt – Allgemeinarzt und Homöopath (nicht aus der Uni) – angelernt, der dann Annas Behandlung unterstützend fortgeführt hätte. Aber bei allem Entgegenkommen dieser Klinik und des Arztes – ich hätte mir das einfach nicht leisten können, denn die Krankenkasse unterstützt diese Therapie nicht.

Gestern wurde bei Anna eine Leberbiopsie gemacht. Dabei wurde ihr durch die Bauchdecke eine Sonde eingeführt, die ein kleines Stück der Leber entnommen hat. So kann der tatsächliche Zustand der Leber untersucht werden. Sie bekam für den kleinen Eingriff – der nötige Schnitt ist nur etwa 2 mm groß – nur ein Schlafmittel. Anna musste für eine Nacht in der Klinik bleiben, um ein mögliches Nachbluten zu überwachen und auszuschließen. Sie hat alles sehr gut überstanden, und wir konnten sie heute wieder mit nach Hause nehmen.

Da Annas Blutwerte jetzt schon lange stabil sind, konnte man diesen Eingriff wagen. Nun kann festgestellt werden, in welchem Maß die Leber geschädigt ist. Zudem kann der Kupfergehalt in der Leber genau bestimmt werden. Nach den Blutwerten zu urteilen wurde ja die Entgiftung mit Metalcaptase abgeschlossen; durch Zink wird lediglich die Neuaufnahme von Kupfer unterbunden. Jetzt wird untersucht, ob die Leber tatsächlich schon entgiftet ist und ob die Monotherapie mit Zink ausreicht. Die Ergebnisse werden wir wahrscheinlich erst in einigen Wochen erfahren.

Wenn Anna Glück hat, bestätigt diese Leberbiopsie unsere Hoffnung, dass Anna nun mit »ihrem Wilson« – bis auf wenige Einschränkungen – genauso leben kann wie jeder gesunde Mensch!

Angelika Jakobi, 29. Oktober 2007

Ich lebe noch!

Meine Eltern haben sich zufällig vor circa 50 Jahren getroffen, verliebt und später geheiratet. Und damit war Morbus Wilson in unser Leben getreten. Ohne es zu wissen. Er wird sich nie wieder von uns trennen. Er hat sich wie eine Klette an unsere Familie geheftet.

Ich habe drei Geschwister (geboren: 1962 Mädchen, 1963 Junge, 1965 Junge). Ich bin das jüngste Kind. Der Morbus Wilson hat sich bei unserer Familie richtig Mühe gegeben und sich genau nach den mendelschen Regeln auf uns verteilt: zwei gesunde und zwei kranke Kinder.

Bis mein zweitältester Bruder mit etwa zwölf Jahren aus heiterem Himmel erkrankte, war unser Leben glücklich und zufrieden. Ich war zu der Zeit erst circa acht Jahre und kann mich nicht mehr genau an alles erinnern. Nur weiß ich, dass nie einer damit gerechnet hat, dass wir irgendeine seltene Krankheit hätten.

Leider war Morbus Wilson vor etwa 30 Jahren noch nicht so bekannt. Im Krankenhaus wurde experimentiert und experimentiert, aber der Zustand meines Bruders verschlechterte sich rapide. Meinem Bruder konnte nicht geholfen werden. Er ist gestorben. Erst nach seinem Tod wurde Morbus Wilson diagnostiziert, aber da war es leider für meinen Bruder zu spät. Meine Eltern haben den Tod nie überwunden. Ab dem Zeitpunkt war Morbus Wilson unser Begleiter. Er hat uns nie wieder losgelassen. Um genauer zu sagen, er hat mich nie wieder losgelassen. Mein Bruder ist für mich gestorben, damit ich weiterleben kann.

Nach dem Tod meines Bruders wurde natürlich alles von meinen Eltern versucht, damit ich länger leben kann. Wir fuhren von Arzt zu Arzt, von einem Untersuchungstermin zum anderen. Ich habe sämtliche Untersuchungen hinter mir. Unzählige Leberpunktionen, bei denen ich fast das gesamte Krankenhaus vor Schmerzen zusammengeschrien habe. Ansonsten war ich immer tapfer und habe alles über mich ergehen lassen. Nachdem klar war, dass ich auch Morbus Wilson habe, kümmerten sich meine Eltern aufopfernd um mich. Und auch meine Geschwister waren immer für mich da. Es wurde zum Beispiel stundenlang mit mir geübt, Tabletten zu schlucken. Mit allen Variationen haben meine Eltern versucht, mich auszutricksen. Zunächst musste ich Gummibärchen schlucken, das klappte. Dann wurden die Gummibärchen durch Tabletten ersetzt, und schon hatte ich wieder gewürgt und die Tabletten ausgespuckt. Es wurde versucht, die Tabletten in Joghurts, Brot und allen möglichen Dingen zu verstecken, aber es hat nichts richtig geklappt. Doch meine Eltern blieben hartnäckig, und irgendwann hatte ich den Dreh raus. Wie, weiß ich bis heute nicht.

Ich musste lernen, mit meinem neuen Begleiter umzugehen. Und es war für ein circa neunjähriges lebensfrohes Mädchen gar nicht so einfach, dies alles zu verstehen. Wie konnte man einem Kind in diesem Alter klar machen, dass es auf einiges verzichten, sein ganzes Leben Tabletten einnehmen und ständig unter ärztlicher Kontrolle sein musste? Weihnachten, Ostern oder Geburtstage gab es keine Schokolade. Auch meine Geschwister mussten automatisch Diät halten. Meine Eltern haben keine Ausnahme gemacht.

Als ich dann langsam verstand, mit einigen Einschränkungen zu leben, kamen die nächsten Probleme. Ich war etwa 16 Jahre, als ich langsam mit Freundinnen auf Partys ging. Ich musste auf Alkohol und Rauchen verzichten, um meine Gesundheit nicht zu gefährden. Leider merkte ich, obwohl ich ein beliebtes und lustiges Mädchen war, dass ich immer weiter ins Abseits geriet. Sprüche wie »Die geht ja gar nicht« oder »Die ist ja langweilig. Die macht ja nichts mit« musste ich immer mehr hören. Da ich Morbus Wilson nicht auf der Stirn stehen hatte und ich auch nicht jedem von meiner Krankheit erzählte, war dies doch eine sehr schwere Zeit. Man muss sehr willensstark sein, um sich nicht fallen zu lassen. Aber Gott sei Dank ist diese Zeit auch vorübergegangen.

Nur leider bin ich durch Morbus Wilson einfach zu diszipliniert geworden (was man natürlich bei dieser Krankheit sein muss). Ich mache nie etwas Unüberlegtes oder sehr Spontanes. Ich habe immer Angst, dass mir etwas passiert. Aber andererseits habe ich durch Morbus Wilson auch etwas gelernt. Ich lebe wesentlich bewusster. Höre mehr auf meinem Körper als andere. Wenn andere sagen »Das ist mir doch egal, ob dies oder das meinem Körper nicht gut tut«, reagiere ich umgekehrt und sage »Halt, mein Körper will mir etwas sagen – achte auf die Signale!«.

Nun bin ich 40 Jahre. Leider sind meine Eltern in den letzten drei Jahren gestorben. Besonders meine Mutter fehlt mir, da sie für mich immer da war, wenn ich Probleme bezüglich Morbus Wilson hatte. Sie war immer eine große Stütze für mich. Aber Gott sei Dank habe ich nach Jahren einen netten Mann gefunden, der mich aus Liebe aus Mitteldeutschland an den Bodensee geholt hat. Und ich habe es nicht bereut. Es ist sehr wichtig, dass man einen Partner findet, der deine Krankheit akzeptiert und auch zu dir steht, wenn du mal wieder am Boden liegst. Ich hoffe, ich lebe noch lange, auch wenn Morbus Wilson mich nie loslässt. Ich habe ihn zwar nicht lieb gewonnen, aber **akzeptiert**.

Zum Schluss möchte ich mich noch bei meinen behandelnden Ärzten bedanken. Sie waren und sind immer für mich da. Teilweise konnten meine Eltern sie sogar nachts privat anrufen.

Außerdem möchte ich allen Patienten sagen, dass wir uns nicht von Morbus Wilson unterkriegen lassen sollten. Wir können gegen ihn angehen. Ich habe es auch geschafft. Es ist zwar manchmal schwer, und daher ist es umso wichtiger, dass das Umfeld einem dabei hilft.

Diesen Artikel widme ich meinem Bruder, den ich heute gerne in meinem Leben hätte, meinen Eltern, die immer für mich da waren und die ich heute sehr vermisse, und meinen anderen beiden Geschwistern, die für mich auf vieles verzichten mussten und auch heute und hoffentlich auch weiterhin für mich da sind.

Danke Rainer
Mama und Papa
Andrea und Walter

Karin Brummel, 3. Juni 2007

Das Bild stellt meine Leber dar, die mit Kupfer angereichert ist. Die Metallplatten stellen die Höhen und Tiefen meines Lebens dar. Der strahlenförmige Hintergrund um die Leber soll symbolisieren, dass Morbus Wilson der Mittelpunkt meines Lebens war bzw. ist und mein Leben dadurch sehr beeinflusst wurde bzw. wird.

1. Lebensphase (breite Metallplatte)

   Bis zum achten Lebensjahr verlief mein Leben harmonisch.

2. Lebensphase (spitze Metallplatte)

   Durch den Tod meines Bruders, hervorgerufen durch Morbus Wilson, stürzte meine Lebenskurve vollständig ab.

3. Lebensphase (zwei quadratische Metallplatten)

   Ständige Untersuchungen und Krankenhausaufenthalte.
   Mit Schmerzen und Verzicht musste ich lernen umzugehen.

4. Lebensphase (trapezförmige Metallplatte)

   Langsam ging es mit circa 13 Jahren wieder etwas aufwärts. Ich lernte, mit Morbus Wilson umzugehen.

5. Lebensphase (trapezförmige und quadratische Metallplatte)

   Kleinere Rückschläge in der Pubertät. Freunde hatten kein Verständnis, dass ich auf einiges verzichten musste. Ich wurde zu einem kleinen Außenseiter.

6. Lebensphase (Anstieg mit zwei Metallplatten)

   Durch die kleinen Rückschläge wurde ich immer stärker und lernte, den Morbus Wilson zu akzeptieren.

7. Lebensphase (waagrechte Metallplatte)

   Heute bin ich zufrieden und lebe mit Morbus Wilson.

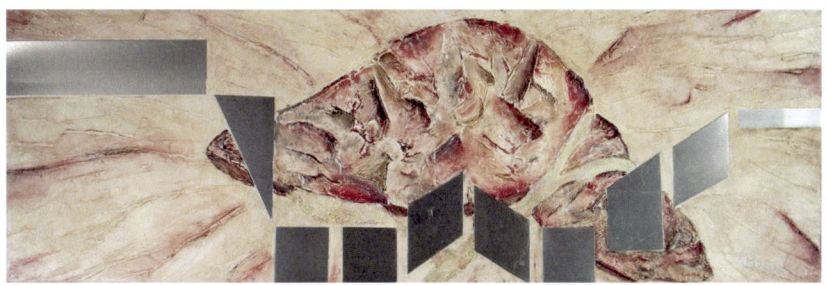

**Mein Leben
eine Achterbahnfahrt
mit Morbus Wilson**

Karin Brummel

August 2007

Dieses Bild stellt mich in zwei Lebensphasen dar:

1. Lebensphase

Bis zum Alter von circa 16 Jahren war ich oft traurig und von Schmerz erfüllt (Verlust des Bruders, Lernen, mit Morbus Wilson zu leben). Daher habe ich mich in blauen, dunklen Farben dargestellt.

2. Lebensphase

Als ich etwa 17 Jahre alt war, merkte ich langsam, dass man doch mit Morbus Wilson leben und auch glücklich sein kann. Es war zwar schwer, aber es ging. Ich wurde eine junge, selbstbewusste Frau.

Daher habe ich mich in roten, hellen Farbtönen dargestellt.

Die diagonale Linie von links unten nach rechts oben symbolisiert meine Lebenslinie, die man nicht einfach verändern kann. Mein Leben wurde mir so, wie es ist, vorgegeben. Der Übergang zwischen dem traurigen und fröhlichen Mädchen ist leicht vermischt, da man die einzelnen Lebensphasen nicht einfach starr voneinander trennen kann. Es ist ein Lernprozess, der sich mit der Zeit entwickelt.

Dagegen soll die geschwungene Linie von links oben nach rechts unten zeigen, dass ich aber Einfluss auf mein Leben habe. Ich kann selber entscheiden, wie ich mit meinem Schicksal fertig werde. Die Linie ist daher nicht starr. Ich kann die Linie selber formen.

Am oberen und unteren Ende der Lebenslinie hatte ich die Farben vertauscht, da ich damit sagen wollte, dass jede Lebensphase uns prägt, und wir, auch wenn wir uns noch so bemühen, nie die einzelnen Lebensphasen vergessen können (auch wenn wir uns in den Jahren verändern). Jede Lebensphase gehört zu uns, und das ist auch gut so. Wir können nur daraus lernen.

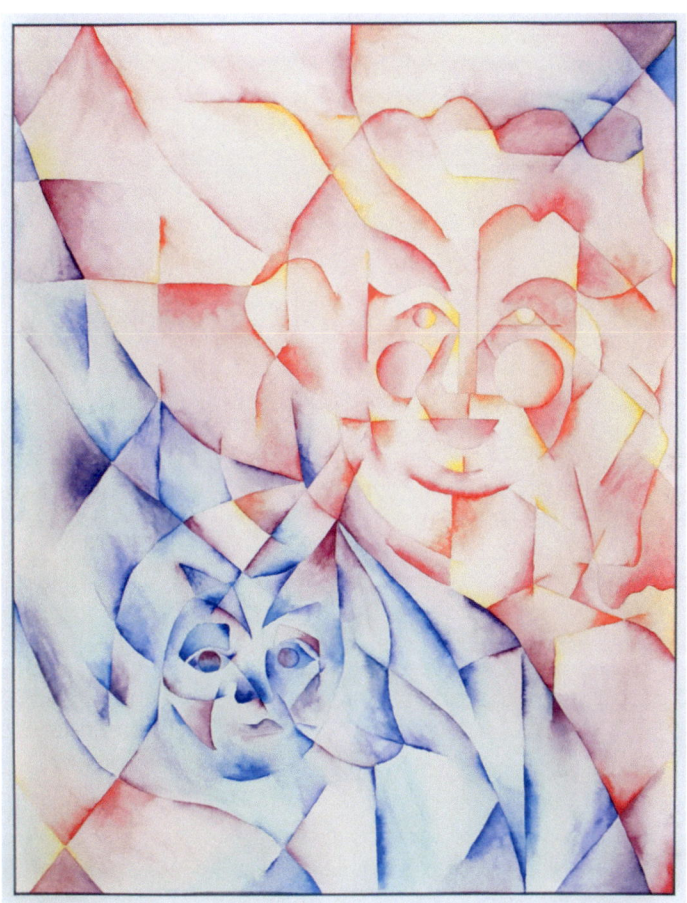

Morbus Wilson

Karin Brummel

1984

Bericht einer Morbus-Wilson-Patientin (geb. 1947): Mein Leben vor dem Erkennen des Morbus Wilson und die Zeit danach

Ich hatte als Kind die üblichen Kinderkrankheiten. Ansonsten gab es keine Auffälligkeiten. In der Schul- und Lehrzeit musste ich keine nennenswerten Erkrankungen ertragen. Ich erinnere mich aber an eine schnelle Ermüdbarkeit.

Im Jahr 1964 wurde eine Stabsichtigkeit auf dem rechten Auge festgestellt. Die augenärztliche Untersuchung ergab aber keine Anzeichen einer anderen Erkrankung. Nach der Normalgeburt meines zweiten Kindes im Jahr 1970 begannen sich leichte gesundheitliche Störungen einzustellen. (Das erste Kind 1968 war eine Frühgeburt, der eine komplizierte Schwangerschaft vorausging.) Die Probleme begannen mit häufigen starken Kopfschmerzen, Übelkeit mit Magen- und Darmleiden.

Um für meine Familie voll zur Verfügung zu stehen, habe ich mich beruflich oft verändert und mich dann um Teilzeitarbeit bemüht. Ich habe meine Beschwerden als Folge der Überbelastung und nicht als Krankheitssymptome angesehen. Mein erlernter Beruf als Krippenerzieherin hatte mir viel Freude gegeben, und ich war mit viel Elan dabei gewesen, während meine nachfolgenden Tätigkeiten nur dem Gelderwerb dienten. Dieses hat mich psychisch sehr belastet.

Die genannten gesundheitlichen Schwierigkeiten hielten sich mehr oder weniger von 1971 bis 1978 konstant. Meine Hausärztin behandelte sie mit Schmerzmitteln und anderen Medikamenten. Im Laufe des Jahres 1978 verschlechterte sich mein Zustand zusehends, und so wurde ich einer Neurologin vorgestellt. Diese stellte nach einer oberflächlichen Untersuchung, die zum großen Teil nur aus Hinterfragen der familiären Lebenssituation bestand, eine nervliche Überbelastung fest. Diese Ärztin meinte dann, ich sei noch so jung und solle mich zusammenreißen oder eine Weile aus dem Arbeitsprozess aussteigen. Leider wurde ich sehr oft auch von anderen als Hypochonder angesehen.

Als es schlimmer wurde und die innere Unruhe, gepaart mit Depressionen, überhand nahm, kündigte ich meine Anstellung. Zu diesem Zeitpunkt hatte sich der Zittertremor, von der rechten Hand ausgehend, über die gesamte Körperseite schon bemerkbar gemacht. Daraufhin schickte mich meine Hausärztin in eine psychiatrische Klinik. Dieser Aufenthalt war für mich der Horror, denn das Zittern und erste Sprachstörungen beeinflussten mich. In dieser Klinik sollte ich das autogene Training erlernen und meine Ängste und Probleme dem Therapeuten mitteilen. Der Inhalt der Therapie war, die Ursache meiner vermeintlich psychischen Überbelastung zu finden. Durch das Zittern, das bereits den ganzen Körper erfasst hatte, konnte ich den Anforderungen der Therapeuten nicht gerecht werden. Trotz großer Bemühungen meinerseits gelang es mir nicht, und ich fühlte mich deplaziert. Weil sich mein Zustand trotz Einnahme von Beruhigungsmitteln ständig verschlechterte, drängte ich nach sechs Wochen Aufenthalt im Herbst 1979 auf Entlassung. Schon nach kurzer Zeit zu Hause spürte ich eine drastische Gewichtsabnahme. Ich bekam noch mehr Angstzustände und Depressionen. Eine Ruhigstellung des Körpers erfolgte nur im Tiefschlaf, der sehr selten war. Ich war dadurch immer kraftlos und schlapp, aber auch ständig müde, was auf die Tabletten zurückzuführen war, die mich ruhig stellen sollten!

Meine Hausärztin überwies mich Anfang des Jahres 1980 in ein Bezirkskrankenhaus für Psychiatrie und Neurologie. Hier wurde nach einer ersten Untersuchung der Verdacht auf einen Hirntumor geäußert. Nach einer Lumbalpunktion (trotz Zittertremor) und vielen aufwändigen, teilweise sehr schmerzhaften Untersuchungen konnte der Verdacht ausgeschlossen werden.

Ein Bruder meines Schwagers, der HNO-Arzt war, erfuhr über Kollegen von der Neurologischen Klinik eines nahegelegenen Universitätskrankenhauses. Nachdem mir bisher nicht geholfen werden konnte, wurde ich nach Informationen und Beratung in diese Universitätsklinik überwiesen. Inzwischen konnte ich schon nicht mehr sicher laufen, nicht mehr schreiben und nicht ohne Hilfe essen und trinken. Ich hatte dauernd Speichelfluss und war beim Sprechen schlecht zu verstehen. Wenn ich in dieser Zeit nicht meinen Mann, die gesamte Familie und einen guten Freundeskreis hinter mir gehabt hätte, wäre ein Suizid nicht auszuschließen gewesen!

In der Universitätsklinik schaute mir der Oberarzt der Neurologischen Station während der Aufnahmeuntersuchung in die Augen und stellte sofort die Diagnose: Morbus Wilson. Der Kupferring um die Pupillen meiner Augen war mit bloßem Auge zu sehen. Trotzdem wurden alle notwendigen Untersuchungen zur Absicherung der Diagnose vorgenommen. Ich fühlte mich erleichtert, nach so langer Zeit endlich Klarheit über meine Krankheit zu erlangen und vielleicht Hilfe zu bekommen. Man teilte uns mit, dass gerade noch rechtzeitig mit der Therapie begonnen werden konnte. Nachdem ermittelt worden war, wie viel Kupfer im Körper war und welche Schäden entstanden waren, begann man mit der Medikation.

In den acht Monaten Klinikaufenthalt bekam ich bis auf wenige Ausnahmen Wochenendurlaub, und so blieb die wichtige Bindung zur Familie und zu den Freunden bestehen. Wir haben alles gemeinsam getragen, Erfolge und auch manchmal Rückschläge. Das war für uns alle sehr wichtig und stärkte unsere Beziehungen. Es half mir, wieder zum normalen Leben zurückzufinden.

Die Medikamente Penicillamin und darauf folgend Zinkacetat mussten wegen der negativen Nebenwirkungen wieder abgesetzt werden. Dafür wurde Trientine eingesetzt, welches ich bis heute mit guten Kupferausscheidungswerten einnehme (seit 25 Jahren). Leider stellten sich im Jahre 2006 Bezahlungsschwierigkeiten bei meiner Krankenkasse wegen dieses Medikamentes ein. Nach so vielen Jahren merkte man, dass es dafür eigentlich keine Zulassung in Deutschland gibt. Erst nach längeren Auseinandersetzungen mit der Kasse konnte dieses Problem gelöst werden, und ich kann weiterhin Trientine beziehen. Hilfreich waren für uns die informativen Gespräche mit kompetenten Mitgliedern des Morbus-Wilson-Vereins.

In den letzten 15 Jahren stellten sich noch einige gesundheitliche Schwierigkeiten ein, die mich erheblich belasten. Ich leide seit etwa 15 Jahren an Bronchialasthma mit ausgeprägtem Lungenemphysem und auch an starken Gelenk- und Rückenschmerzen. Ich weiß nicht, ob diese Beschwerden auch als Begleiterkrankungen von Morbus Wilson zu bezeichnen sind.

Zurückblickend kann ich sagen: Wenn man sich an die ärztlichen An-
ordnungen hält und intakte Familienverhältnisse vorliegen, kann man
mit Morbus Wilson relativ normal leben. Es gab aber auch bei mir
nach all den vielen Jahren Zeiten, in denen ich nicht mehr akzeptieren wollte, dass ich von Medikamenten abhängig bin und einige Einschränkungen hinnehmen muss. Hier half mir immer der Blick auf
die Menschen, die unter weitaus schwierigeren Situationen zu leiden
haben, und mein Optimismus besiegte die schlechten Gedanken.

Das waren 27 Jahre meines Lebens mit Morbus Wilson. Ich werde
mich bemühen, dass noch viele Jahre hinzukommen.

Christine Kunze

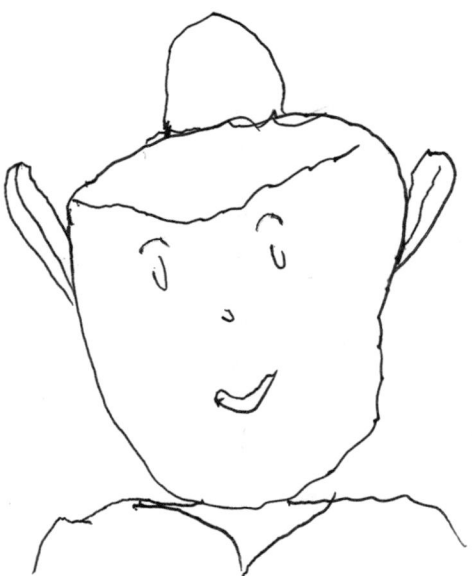

Morbus Wilson

Susanne Steinle
Oktober 2007

Ich habe ein freundliches und zufriedenes Gesicht gemalt. Wegen meiner zweiten Krankheit Multiple Sklerose bin ich durch eine starke Ataxie etwas eingeschränkt. Dieses nette Gesicht aber zeigt, dass mir der Morbus Wilson keine größeren Probleme macht!

An einem schönen Herbsttag

… Es war an einem schönen Herbsttag, als ich endlich mal wieder einen Termin beim Augenarzt wahrnahm. Lange war der letzte Besuch beim Augenarzt her, denn üblicherweise genügte mir ein Augenoptiker. Doch irgendein Gefühl sagte mir, dass es besser sei, dieses Mal einen Facharzt zu besuchen.

Nun saß ich da auf dem Stuhl, war gut gelaunt und mir im Klaren darüber, dass gleich erneut die Erkenntnis einer Dioptrienverschlechterung kommen würde, doch die Erkenntnis meines Gegenübers beim Betrachten meiner Augen war wohl eine andere, welche ich nur mit einem ausgesprochenen »Oh!« vernahm. Oh, so dachte ich, was »oh!«? »Stimmt was nicht, Sie wirken so erschrocken?« »Ja, äh …«, bekam ich zur Antwort. »Haben Sie eine Speicherkrankheit oder sonst irgendwelche Auffälligkeiten?« »Nicht, dass es mir bewusst wäre, warum?« »Ich möchte mich nicht festlegen, aber ich habe einen Verdacht, mit dem ich Sie zur Uni-Klinik überweisen möchte.«

Gut, so dachte ich. Nahm die Überweisung mit und etwas Handgeschriebenes, auf dem so etwas wie *MW; Kayser-Fleischer-Ring* stand. Dass ich neue Augengläser benötigte, wurde somit zur Nebensache. Mich beschäftigte vielmehr, was es nun mit dieser Notiz auf sich hatte.

Ich vereinbarte einen Termin, der allerdings noch etwas auf sich warten ließ. Also setzte ich mich an den Computer, um im Internet zu recherchieren. Nachdem ich dann auch endlich die unleserliche Handschrift entziffert hatte, gelangte ich an die richtigen Informationen. Ein Schauer durchfuhr meinen Körper, ich wusste nicht, welche der Diagnosen auf mich zutraf, alle oder keine? Ich wusste nicht, geht es mir gut oder nicht. In welchem Stadium würde ich mich wohl befinden, Anfang oder Ende? Werde ich bald sterben? Wenn ja, was mache ich dann noch zu meinen Lebzeiten? Wie viel Zeit bleibt mir noch? Wen besuche ich zuerst? SCHRECKLICH, der Moment. Die Zeit der Ahnungslosigkeit war die Hölle. Bei jedem Frieren dachte ich, oh Gott, jetzt fängst du an zu zittern. Bei jedem Wort, das mir nicht einfiel, dachte ich, jetzt hast du Sprachstörungen. Bei irgendwelchen Schmerzen dachte ich, jetzt geht es dir an die Gelenke, und so weiter und so fort. Ich war fix und fertig.

Es ist unglaublich, was man sich alles einreden und glauben kann. Es ist tatsächlich möglich, allein am Gedanken zu erkranken.

So weinte ich tagein, tagaus, bis ich endlich diesen Termin hatte und mir Gewissheit verschaffen konnte. Ich wurde zuerst sehr lieb aufgenommen und beraten. Um einiges besser verstehen zu können, war es sogar gut, dass ich recherchiert hatte.

Ich wurde stationär aufgenommen und durchgecheckt, so dass es mir in Anführungsstrichen gut ging. Bis auf dass ich mich einer Horde übermotivierten Studenten stellen musste, die ja noch nie am lebenden Objekt einen Kayser-Fleischer-Ring gesehen hatten. Als dann der 26. Student in meine Augen sah, war ich drauf und dran, Geld dafür zu nehmen. Ich fühlte mich nicht gerade sehr wohl. Ich erfuhr, dass ich mich im Anfangsstadium befand und dass alles medikamentös (mit Metalcaptase) zu behandeln sei. Allerdings mit der Einschränkung der Unverträglichkeit. Um einen genauen Befund zu haben, wurde noch eine Biopsie durchgeführt, welche eine punktuelle Zirrhose ergab. Bis dahin waren alle in der Klinik noch sehr nett. Ich machte mir trotzdem große Sorgen, hatte Angst, was bei einer Unverträglichkeit passieren würde. Die Berichte darüber waren schließlich nicht die besten. Als alle Untersuchungen abgeschlossen waren, wurde ich mit den Tabletten entlassen, mit den Worten: »Wenn irgendetwas ist oder Ihnen ungewöhnlich erscheint, melden Sie sich!«. Ich hatte aber Angst und bat den Professor um weitere stationäre Behandlung, um mich bei meiner ERSTEN Tablettentherapie begleiten zu lassen. Er wollte nicht, ich solle mich nicht so anstellen, es würde schon nix passieren. Ich diskutierte und bestand auf eine Betreuung. Daraufhin wurde ich aus der Klinik RAUSGESCHMISSEN. Kaum zu glauben, aber wahr.

Als ich ein weiteres Mal dort stationär aufgenommen werden musste, wurde ich tatsächlich auf eine andere Station gelegt, aber der Professor hatte sich wohl einige Gedanken dazu gemacht und entschuldigte sich bei mir. Von da an verstanden wir uns gut, und er betreute mich so, wie er konnte.

Es kam die Zeit, in der ich auf alles verzichtete, Alkohol, Schokolade (mir war noch nie so bewusst wie zu dieser Zeit, dass im Süßigkeitsregal alles aus Schokolade bestand ☹), Nüsse, Fisch (das war das

Einfachste, esse ich sowieso nicht ☺), selbst mein Wasser untersuchte ich auf irgendwelche Rückstände. Es war praktisch ein Essensverbot (was für mich eine wirkliche Bestrafung ist – ich esse für mein Leben gerne), ich fühlte mich wie ein kleines Kind, dem gesagt wird: »Nein, das darfst du nicht!« – Und wie reagiert dann jedes Kind? – »Doch, aber genau das will ich jetzt!« Egal, ob die Monate davor sowieso keine Schokolade gegessen wurde, jetzt hatte ich Heißhunger darauf. Schon alleine aus Trotz. Und ich muss sagen, ich hielt mich wirklich sehr lange daran. Doch irgendwann kam die Zeit, in der Morbus Wilson nicht mehr so von mir fokussiert wurde und ich mich dem einen oder anderen Linsengericht hingab ☺. (Ach im Übrigen, weiße Schokolade darf man ohne Bedenken essen, weil sie ja ohne Kakaobutter hergestellt wird. War sozusagen meine neue Leibspeise.)

Neuen Mutes und Engagements machte ich mich auf nach England, eigentlich mit der Absicht, mein Leben dort zu verbringen, doch dann kam die Zeit, die mir meine Kräfte raubte. Ein Jahr seit Therapiebeginn mit Metalcaptase war bereits vergangen, als ich schreckliche Bauchkrämpfe, Durchfall, Blähungen und Blutungen bekam. Mein Körper lehnte auch die Einnahme der Metalcaptase ab. Mir wurde jedes Mal schlecht, wenn ich diese einnahm.

Ich meldete mich also wieder in Deutschland bei meiner Klinik, die mich dann circa eine Woche betreute. Ich musste mich wieder einer Magen- und Darmspiegelung unterziehen (ich hasste es!) und wurde aufgrund einer Unverträglichkeit auf Trientine umgestellt. Nach etwa vier Wochen Krankschreibung flog ich wieder mit Zuversicht nach London. Ich musste mich also dort auf die Suche nach einem kompetenten Arzt machen; nur bis man dort überhaupt einen Termin bekommt, ist der ein oder andere bereits verstorben. War alles nicht so einfach. Lange Rede, kurzer Sinn, ich bekam mein Rezept für die Trientine (wird ja auch unter anderem in Großbritannien hergestellt) und brachte es zur Apotheke. Es vergingen Tage und Wochen, doch ich hatte meine Medizin immer noch nicht. Unglaublich, aber sie waren nicht in der Lage, mir dieses Medikament zu besorgen, obwohl es ja noch nicht mal importiert werden musste. Ich hatte ja zum Glück noch etwas bei mir. Es wurde mir aber zu brenzlig, so dass ich wieder nach Deutschland flog und England dann doch endgültig den Rücken kehrte.

Nach circa einem weiteren Jahr bekam ich erneut Blutungen, Durchfall und Krämpfe. Ich besuchte eine andere Klinik (ich wohnte in einer anderen Stadt), die leider nicht spezialisiert auf Morbus Wilson war, aber sich größte Mühe gab und sich alle Informationen beschaffte, die vonnöten waren. (Leider fungierte ich dort auch als Versuchskaninchen für die Studenten.) Letztendlich diagnostizierten sie dieses Mal keine Unverträglichkeit, sondern eine Kolitis Ulcerosa. Kommt natürlich die Frage auf, ob ich jemals Metalcaptase absetzen hätte müssen. Aber vielleicht ist diese chronische Darmentzündung auch aus der Unverträglichkeit her entstanden. Wie auch immer, seit eineinhalb Jahren nehme ich nun noch zusätzlich Salofalk, um die Darmentzündung auch noch in den Griff zu bekommen.

Hört sich alles schlimm an, aber die Sonne scheint zwischendurch immer noch. Es ist eben so. Und nun sitze ich hier, schon wieder an einem schönen Herbsttag, und bin eigentlich sehr stolz auf mich, dass ich alles bis dato so gut gemeistert habe. Mir selbst ist es wichtig, in die Zukunft zu blicken, meine kleine Familie zu gründen und mir hier und da zu gestatten, auch mal Schokolade zu essen … ☺

Tanja Büntzow, 3. November 2007

Mein Morbus Wilson

Man hat's nicht leicht im Leben,
es ist ein ständiges Streben!

Streben nach Erfolg und Zufriedenheit

Der Mensch hat viele Treppen zu gehen,
will hoch hinaus, um viel zu sehen!

Sehen, aber immer zu weit

Es öffnen sich erst die Augen,
wenn man das Gefühl hat auszulaugen!

Auszulaugen, nicht zu wissen wohin

Wie viele Stunden und Tage werden es noch sein,
zu zweit oder doch allein?

Allein mit der Frage, wer ich bin

Die Frage nach dem Warum,
Morbus Wilson – welches Stadium?

Stadium – Anfang oder Ende

Symptome, so meint man, sind plötzlich alle vorhanden
PANIK – TRAURIGKEIT – ANGST, in der Tiefe zu landen!

Zu landen mit einer Wende

Und tatsächlich, die WENDE und nicht das ENDE

Eine Spur von FREUDE macht sich breit,
nach der Stunde der Wahrheit!

Wahrheit des Seins

Stadium nicht fortgeschritten, sondern am Anfang,
keine weiteren Anzeichen, vielleicht mein LEBEN lang!

Leben, nämlich meins

Mit Tabletten, aber ohne Schokolade
sind alle Sorgen in der Schublade!

Schublade, die verschlossen bleibt

Mit strikter Regel und Einhaltung
ist das Leben wie eine NEUGESTALTUNG!

Neugestaltung, die den ERNST des Lebens beschreibt.

FAZIT:

**Lebe nicht gegen, sondern mit,
dann ist Morbus Wilson ein Teil von Dir,
und zusammen schaffst du das.**

Tanja Büntzow, 30. Oktober 2007

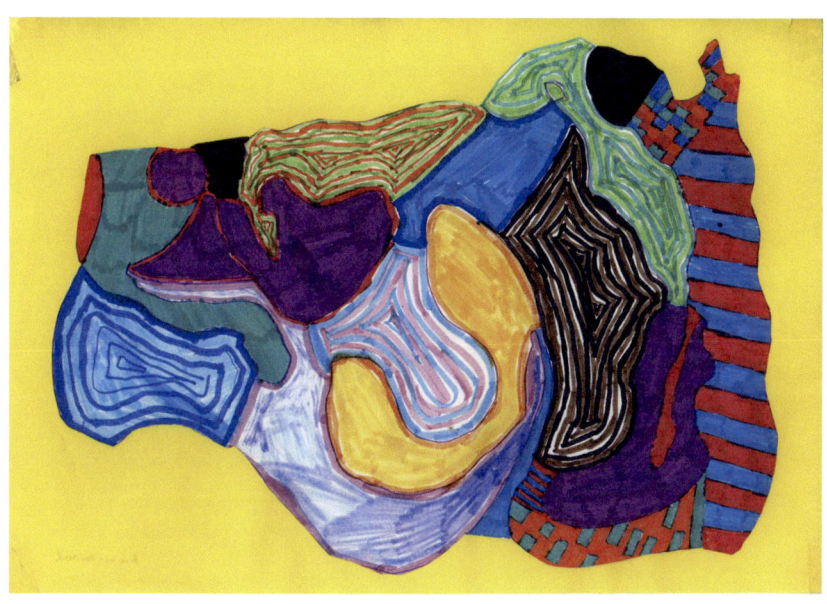

Lisa Kaudasch
2003

Einschneidend –
oder wie Morbus Wilson mein Leben veränderte

Dahoam –
oder vor Wilson

Ich wohnte wie auch heute noch auf dem elterlichen Bauernhof. Mein Stiefvater versuchte, wo er nur konnte, meiner Mutter, den großen Brüdern (Christoph und Martin) und mir das Leben schwer zu machen. Meinem kleinen Bruder, seinem Sohn, versuchte er, den Beruf des Busfahrers schmackhaft zu machen. Eine hohe psychische Belastung. Aber ich hatte da noch meine Freunde, mit denen es Riesenspaß machte, unterwegs zu sein. Ja, ich konnte gluckern wie ein Gully. Jack Daniels, Jim Beam, Asbach Uralt, Southern Comfort, Spätlese, Burgunder, Pinot, Bordeaux, Helles, Pils, Weizen, Caipirinha, alle kannte ich und mochte sie. Keine Party, kein Fest und keinen Blödsinn ließ ich aus. Im Jugendtheater, der Feuerwehrgarde, der Landjugend oder in der Clique war ich stets dabei, wenn es etwas zu tun oder zu feiern gab. Mindestens viermal die Woche waren wir unterwegs, so dass mein Terminplaner voll mit abendlichen Aktivitäten war.

Dienstag	Mädchenabend oder nach Weihnachten Theaterprobe
Mittwoch	Kuppentag (Wochenmitte erreicht!)
Donnerstag	Disco oder nach Weihnachten Theaterprobe
Freitag	Weekend (muss man doch feiern, oder?)
Samstag	Ausgehen: Party, Hallenfest, Disco, egal! »Zu Hause sterben die Leute!«
Sonntag	Ausklingen des Wochenendes, mit Austausch vorangegangener Ereignisse
Montag	Ruhetag oder im Fasching Proben für den Feuerwehrball

Ich fühlte mich viel zu dick, darum, so dachte ich, hatte ich Knieprobleme. Also versuchte ich so manche Diät, um mein Körpergewicht zu reduzieren. Essenspläne wie »Schlank für immer in zwei Wochen«, Atkins-Diät und Kalorienzählen machten mich müde. »Gewichtsreduktion ist für den Körper Schwerstarbeit«, ließ ich mir sagen. Mit der Zeit war ich auch nicht mehr bester Laune. »Diäten können schon mal für schlechte Laune sorgen«, war meine Antwort darauf. Um Kalorien zu sparen, trank ich nur noch wenig Alkohol, außerdem wurde ich ohne »anständige Grundlage« furchtbar schnell blau und damit ausfallend.

Veränderung

Langsam und einschleichend hatte ich immer weniger Bock auf die Partys, Discobesuche und Gesellschaft. Ich zog mich langsam zurück. Ich war müde. Viel zu müde, um Gesprächen im geselligen Beisammensein zu folgen. Zu müde, der Vereinsarbeit, die immer Spaß machte, nachzugehen. Zu … pessimistisch, einfach: Ist eh immer das Gleiche – alles Scheiß.

Was mir immer noch Spaß machte, war das neue Theaterstück, das wir gerade einstudierten, und Ausgehen, was mir allerdings nur noch am Samstag gelang und ich teuer bezahlte. Den darauf folgenden Sonntag konnte ich komplett knicken. Von drei Uhr morgens bis 18 Uhr schlief ich, und den Rest des Tages hing ich rum mit blödem Magen und Schädel. Das war, als hätte ich einen Kater, aber ohne Genuss alkoholischer Getränke???

Beim Schützenfest im Nachbardorf hatte ich ein Schlüsselerlebnis, ohne zu bemerken, dass mit mir irgendetwas nicht in Ordnung ist.

Ein Freund hatte mir zwei Baileys spendiert. Nach einem Halben wurde mir komisch, und nachdem ich den Drink geleert hatte, wurde mir heiß, die Kehle schnürte sich zu. Die Bar drehte sich. Atemnot bekam ich, und mein Magen rebellierte. Bevor ich zur frischen Luft konnte, wusste ich, die Toilette ist besser. Dort verdaute ich mein alkoholisches Sahnegetränk rückwärts. Schwankend kehrte ich zu unserem Tisch im Saal zurück und verbrachte den Abend mit Wassertrinken und widerwilligem Tanzen. Schließlich drehte sich die Welt immer noch vor meinen Augen. Betrunken von einen Glas Likör. Das schob ich auf mein spärliches Abendessen.

Nur eine Person, die selbst genug Probleme am Hals hatte, bemerkte meine Not. Eine Frau, die mit einem Mann verheiratet war, der sie nicht liebt, geschweige denn schätzt: meine MUTTER.

Tag X

Am Aschermittwoch 2000 hatte ich mal nicht verschlafen, was mir in den letzten Monaten so oft (zwei- bis dreimal die Woche) passierte. »Keinen Elan«, dachte ich mir, und beim Blick in den Spiegel war der Tag gelaufen. Ich fühlte mich wie eine Rauschkugel beim Ausnüchtern. Aber ich hatte an diesem Tag Berufschule und wollte nicht zu Hause bleiben. Schließlich musste ich ja den behandelten Stoff nacharbeiten. Also die dicken Augen hinter einer Sonnenbrille verstecken und los mit dem Auto zur Schule. Die Idee mit der Sonnenbrille war nicht gut. *(Achtung: Hinweis fürs Leben!)* Am Aschermittwoch mit dicken Augen hinter einer Sonnenbrille versteckt, lässt nur einen Schluss zu: heftiger Faschingsausklang.

Mittags wusste ich dann, dass dieser Schultag für die Katz ist. Ich bin viiiel zu müde. Lieber fahre ich nach Hause, schlafe, dass ich morgen in der Arbeit wieder fit bin. Also auf ins Sekretariat; Heimfahrt ankündigen. Im Sekretariat erkannte meine Personalwirtschaftslehrerin, dass es um meinen gesundheitlichen Zustand nicht zum Besten stand. Sie dachte, ich hätte Fieber wegen meiner heißen Stirn, was wohl eher an meiner dicken Jacke lag, in der mir sehr heiß wurde. Kurz, sie verbot mir, selbst zu fahren, und teilte meiner Mutter telefonisch mit, ich solle abgeholt werden.

Während meine Mutter eine Fahrerin organisierte, die sie zu meiner Berufsschule fahren sollte, lag ich im Sanitätszimmer und wartete auf den Schularzt. Diese Gelegenheit nutzte ich gleich für ein Nickerchen. Kurz bevor der Arzt zur Stelle war, traf meine Mutter ein. Sie sah mich an und erschrak. Ich hatte ein rundes Ballongesicht, das sie sehr stark an eine MS-kranke Freundin erinnerte. Für sie stand fest, ihre

Tochter muss zum Arzt. Der Schularzt konnte nichts Organisches feststellen. Wie auch, ich bin doch nur müde, nicht krank! Auf dem Weg nach Hause zu meinem Bett erklärte mir Mutter, ich müsse zum Arzt. Da unser Hausarzt am Mittwoch geschlossen hat, lieferte sie mich im Krankenhaus meiner Heimatgemeinde ab. Mir war egal, wo, wie und wieso sie mich hinbrachte, wenn ich nur schlafen oder auch nur liegen konnte. Zu anstrengend war der – halbe – Tag.

An der Information stand eine Bekannte unserer Familie. Gleich nachdem sie mich genauer angesehen und die Angst im Gesicht meiner Mutter erkannt hatte, kümmerte sie sich um einen Arzt. Ich folgte einer Arzthelferin in eines der Behandlungszimmer. Bevor ich es betrat, fragte sie mich, ob meine Mutter auch mit reinkommen könne. Mir war es egal, und da ich keine Geheimnisse vor meiner Mutter habe, sagte ich, sie könne mitkommen. Ich hatte mich hingelegt und versuchte wieder einmal, ein Nickerchen zu starten, als der Arzt hereinkam. Er tastete mich ab, erzählte was von »Leber könnte vergrößert sein« und »organisch nichts feststellbar«, nahm Blut ab und verschwand wieder. Die Schwester und Mutter waren ratlos. Ich dagegen versuchte erneut zu schlafen und machte es mir auf der Liege bequem. Mir war alles gleichgültig, solange ich schlafen durfte. Da kam der Arzt zurück. Er stellte mir Fragen, welche meine Mutter zu meiner vollen Zufriedenheit beantwortete. Mir war wichtig, nichts tun zu müssen. Ich lag nur da. Gott sei Dank. Als der Mediziner zu den Fragen kam, ob ich denn Drogen konsumiere oder an Suizid denke, verwies er meine Mutter des Zimmers, was einem Rausschmiss gleichkam. Das war mir auch noch egal, bis ich erkannte, ich musste nun mit diesem Menschen reden. Ich wollte nicht reden! Ich wollte schlafen! Jetzt wurde ich pampig. Von diesem Moment an konnte ich den Kerl nicht leiden. Mit Fragen, die nur auf meinen psychischen Zustand abzielten und mir total bescheuert vorkamen, wagte er es, mich vom Schlafen abzuhalten! Mit einem Feingefühl eines Tiroler Holzhackerburschen wollte er meine Lebenssituation erkunden. Meine Antworten beschränkten sich jetzt nur noch auf Ja und Nein. Ich war zu müde für mehr. Zumal ich mir auch den Götz von Berlichingen dachte. Abschließend erklärte der Arzt, wir sollen auf den Neurologen aus der Hauptklinik warten.

Ich legte mich auf eine andere Liege, während sich Mutter erkundigte, wann der Arzt aus der Stadt käme. Kurz bevor ich einnickte, erklärte uns die Infodame, dass der Neurologe gegen 18 Uhr kommen würde. Knack, ich schlief ... endlich durfte ich.

Um 18:50 Uhr war der Neurologe mit meinem »lieb gewonnenen« Arzt vor meiner Liege aufgetaucht. Sie hatten die Diskussion um mein Blutbild ohne mich begonnen. Aber ich bekam noch mit, dass der Arzt vom Nachmittag die leicht erhöhten Leberwerte erwähnte und auf den vergangenen Fasching verwies. Das letzte Fünkchen Respekt vor ihm war hin. X-mal hatte ich schon erklärt, dass ich Fasching immer unterwegs war, dieses Jahr aber Fasching komplett verpennt hatte. Kein Alkohol, keine Feier, kein Ball, keine Lust darauf, nada, niente, null, nix!!! In diesem Augenblick hätte ich heulen können, bis der städtische Mediziner ihn zurechtwies: »So ein junges Mädchen? Es sollte das doch noch so wegstecken können.« Er begann mit der Untersuchung.

Nachdem der Arzt der Neurologie mich ebenfalls abgetastet, abgehört und ebenso festgestellt hatte, dass mir organisch nichts fehle, fragte er nach sonstigen Beschwerden. Ich erklärte, meine Gelenke schmerzen des Öfteren, vorwiegend rechts. Gedanken machte ich mir dazu nicht, denn mein Hausarzt erklärte, jeder Mensch habe eine schwächere Seite. Und durch meine Reduktionsdiät bin ich total müde. Aber ich bin gesund. Er fragte auch nach den häuslichen Zuständen. Die ich als bescheiden abtat. Schrecklich müde wurde ich plötzlich, aber eine Frage schreckte mich auf. Wieder die Frage, ob ich denn an Suizid denke. »Nein, ich werde noch gebraucht!« antwortete ich. Was glauben die denn? Wer soll dann meine Rolle spielen? Die Arbeit beim Jugendtheater macht mir großen Spaß. Den lass ich mir nicht nehmen!!! So, der städtische Arzt hat nun auch ein paar Sympathiepunkte weniger. »Na, das haben Sie ja äußerst glaubwürdig verneint«, war die Antwort des Nervenarztes. Doch wieder ein Sympathiepunkt mehr. Jetzt musste ich die Beine, aus der Hüfte heraus, nach oben strecken. Danach die Arme nach vorne. Daraufhin die Frage, ob denn eine Seite schwerer sei.

»Ja«, logisch, »rechts« natürlich.

Grübelnd sah mich der sympathische Arzt an. Mir wurde mulmig. Inzwischen traf meine Mutter ein. Arzt und Ma beschlossen, ich müsse am Montag ins Krankenhaus zur Ausschlussdiagnose. Denn: »Etwas fehlt ihr, nur was? Das muss man finden.«

Bangen und Schlafen

Am ersten Montag der Fastenzeit im Jahr 2000 kam ich also im Krankenhaus an. Mir war nicht wohl bei der Sache. Mittlerweile hatte ich jedoch eingesehen, dass irgendetwas mit mir nicht stimmte, und hoffte auf ein harmloses Ergebnis. Wieso ich allerdings nicht gleich schon am Aschermittwoch bleiben konnte, verstand ich nicht.

Zunächst wurde mir Blut abgenommen und meine Beschwerden auf ein Krankenblatt geschrieben, wobei ich die »Wehwehchen« sehr schlecht beschreiben konnte. *Ich hatte nicht das Körpergefühl, wie ich es heute habe.*

Ich bekam ein Zimmer im zweiten Stock. Darin fand ich drei sehr nette ältere Damen vor, die sich schon ein paar Tage kannten. Sie erzählten mir von meiner Vorgängerin, die die psychisch Kranken mit Sprüchen wie »Ist eh alles sinnlos, was du da machst!« oder »Hier kommst du nie wieder heraus, du hast einen Dachschaden« fertig machte, selbst aber den ganzen Tag nur jammerte. Jetzt verstand ich, warum am Aschermittwoch kein Bett für mich frei gewesen war. Ich sollte nicht sehen, wie elend oder auch böse mancher Patient sein kann. *Das haben die Ärzte auch gut gemacht, denn mehr als meine eigenen Sorgen hätte ich nicht tragen können.* Meine Zimmergenossinnen und ich verstanden uns großartig. Wir sprachen über Gott und die Welt und erzählten uns bis in die Nacht hinein, wie wir welches Gericht zubereiten. Wir halfen einander. Wir lachten miteinander. Die Krankenpflegerinnen waren jedes Mal vom guten Klima bei uns überrascht und freuten sich, zu uns ins Zimmer zu kommen.

Die Besucherzahl der circa 20-Jährigen stieg in den beiden Wochen, die ich im Krankenhaus war, rapide an. Unsere Bekannte von der Information bestätigte mir das.

Nach Ultraschall, unzähligen Blutröhrchen, Glucosetests, Stuhl- und Urinproben wusste ich nur, dass mein Cholesterinspiegel für mein Alter viel zu hoch und die Leberwerte nicht gut waren.

Die Leberwerte, so erklärte mir der Arzt, pendeln sich wieder ein. Das ist, als ob die Leber einen Schnupfen hätte. Nichts Besorgniserregendes. *Heute ist mir klar, dass diese Autoimmunerkrankung eine Reaktion auf die Kupferüberladung gewesen sein muss. Ein Glück, wie ich heute weiß.* Das mit dem Cholesterin steht im Zusammenhang mit der Leber. Aber warum ich so viel schlief und so oft Kopfschmerzen hatte, konnte mir keiner erklären. Ich hatte das Gefühl, alle halten mich für einen Hypochonder. Lumbalpunktion: ergebnislos, nur dass ich zwei Wochen lang nur liegen konnte, denn nach 30 Minuten Sitzen hatte ich Kopfschmerzen bis zum Erbrechen. Das musste ich aushalten, weil mir eine kleine Information fehlte: Nicht vier Stunden danach liegen bleiben, wie der Arzt sagte, sondern 24 Stunden liegen bleiben, wie die Schwestern meinten.

Das CT von meinem Kopf war negativ im ärztlichen Sinne. Der Chefarzt sagte nur, dass da was drin ist, was sie nicht kennen, ich aber scheinbar gut damit lebe. *Hallo, das ist mein Kopf!!! Also: richtige Antworten servieren oder bleiben lassen!!!*

Nach zwei Wochen Untersuchungen wurde ich schließlich mit dem Kommentar, ich müsse selbst gucken, wie es weitergeht, entlassen.

Meine letzte Hoffnung beruhte nun auf dem Schlaflabor. Vielleicht bekommen ja die raus, warum ich immer schlafen mochte.

Von Donnerstag auf Freitag war ich nun im Schlaflabor. Verkabelt, mit Paste beschmiert, schlief ich dort eine Nacht lang und versuchte es auch am darauf folgenden Tag. Untersuchung: ergebnislos.

Die Dame vom Schlaflabor wollte, dass ich 24-Stunden-Urin sammelte. Mir war es zuwider, und ich fragte, wer sich den Mist einfallen ließ. Der Neurologe vom ersten Tag war der »Übeltäter«.

Ich ging wieder nach Hause und dachte: »Vielleicht bin ich ja doch verrückt?!« Nachdem ich ja was haben soll, keiner mir aber sagen konnte was, bin ich wieder bei meinem Hausarzt gelandet. Der schrieb mir die vom Krankenhaus empfohlenen Medikamente auf (Zoloft und Lipobay, mit denen ich noch müder wurde) und gab mir die Telefonnummern von verschiedenen Neurologen mit psychologischer Zusatzausbildung. Den Ausgesuchten besuchte ich ganz brav und regelmäßig.

Ich war etwa zwei bis drei Wochen aus dem Krankenhaus entlassen und brauchte wieder ein Rezept vom Hausarzt. Also stand ich da schon um acht Uhr morgens auf der Matte, um mir eines ausstellen zu lassen. Die Arzthelferin bat mich, im Wartezimmer Platz zu nehmen und auf den Herrn Doktor zu warten. Es kam mir etwas komisch vor, denn für ein Rezept wollte er mich noch nie sehen! Neugierig und verängstigt ging ich in das Sprechzimmer. Setzte mich. Wartete nun ohne Zeitschrift. Da kam er. Setzte sich ebenfalls und erklärte mir, dass der 24-Stunden-Sammelurin einen Verdacht ausgelöst habe. Und meine Erkrankung Morbus Wilson heißt. Ich konnte mit keinem der beiden Ausdrücke etwas anfangen und fragte zigmal, wie das noch mal genau hieße, und schließlich, was das sei?

»Das ist nicht weiter tragisch. Bei dieser Erkrankung zersetzt sich im Endstadium die Leber … bla … bla … bla.«

Den Rest hörte ich nicht mehr. Wenn ich auch nicht viel über die Funktionen der Organe wusste, so wusste ich aber, dass ich ohne Leber nicht leben kann! »Und in welchem Stadium bin ich?«, schoss es mir in den Kopf. Aber zu spät, ich war schon aus der Praxis gegangen, wie in Trance.

Ich hatte einen Termin bei meinem Neurologen. Dort fuhr ich hin. Im Wartezimmer versuchte ich mich mit Lesen abzulenken. Scheiterte aber jämmerlich. Ich musste sehr nervös, ja geistesgestört gewirkt haben. Ich fragte meinen Neurologen, was das sein soll: Morbus Wilson. Was erwartete mich?

Die sehr kurze Erklärung zum Thema sowie der Zusatz, wäre es lebensgefährlich, läge ich schon im Krankenhaus, beruhigten mich keineswegs. Ich fuhr nach Hause. Weinte. Erzählte Mutter, dass die Ärzte nun mehr wissen, und weinte gemeinsam mit ihr weiter.

An diesem Abend hatte unser neu einstudiertes Theaterstück Premiere. Ich ging hinter die Bühne und wurde von einer Freundin auch gleich aufgehalten. Sie fragte, was denn los sei, und drohte, wenn ich nicht sofort damit herauskäme, kündige sie die Freundschaft. Ich erzählte das Geschehene. Ich wurde gedrückt, aufgemuntert und gefragt, ob ich denn in der Lage sei zu spielen. 15 Minuten vor der Aufführung wischte ich mir die letzte Träne ab und ließ mich für das Stück schminken.

Bis auf die Tatsache, dass ich grottenschlecht spielte, lief bis kurz vor dem Ende alles gut. Im dritten Akt hatte ich so was von einem Hänger, dass ich scheinbar Minuten wortlos auf der Bühne stand. Das Publikum reagierte mit Applaus, der mich in das Stück zurückholte. Ich konnte weiterspielen.

An diesem Wochenende konnte ich eh nichts mehr ausrichten. So verdrängte ich die Erkrankung fürs Erste.

Gleich am Montag machte ich einen Termin in der Uni-Klinik zur Leberbiopsie, mit der auch schließlich mein Morbus Wilson diagnostiziert wurde.

2007

Heute kann ich über so manche Situation lachen. Wie auch damals, denn mit Humor trägt sich so ein Schicksalsschlag leichter.

Ich bin das einzige Mädchen unter drei Brüdern und die Einzige mit Morbus Wilson. Manchmal packt mich wieder eine Depri-Phase und ich frage mich: »Warum?« Aber wie alle chronisch Kranken weiß ich, das Warum-Fragen nützt nichts.

Akzeptiere es und mache das Beste daraus.

Josefine

Nach langem Überlegen ist mir aufgefallen, dass wohl die tägliche Medikamenteneinnahme fast das Einzige ist, was mich im Alltag an Morbus Wilson erinnert. Jedes Mal, wenn ich meinen Kühlschrank wieder mit neuen Trientine-Vorräten füllen darf, stellt sich bei mir eine gewisse Sicherheit ein, da dieses Medikament mich die nächsten Monate gesund bleiben lässt. Und ich bin dankbar, dass ich die Möglichkeit habe, diese Kapseln zu bekommen und einnehmen zu dürfen. Jedes Mal, wenn sich mein Kühlschrank wieder füllt, wird mir bewusst, dass im Gegensatz zu den anderen darin gelagerten Lebensmitteln jetzt der Inhalt wesentlich mehr wert ist, als der ganze Kühlschrank.

Diese Augenblicke berühren mich, da es nicht selbstverständlich ist, so gut versorgt zu werden. Als Morbus-Wilson-Patient fühle ich mich sehr gut betreut und informiert. Der Wilson-Verein und die Betreuung durch meinen Arzt lassen mich meine Krankheit derzeit nicht als große Belastung erkennen. Ich habe mich damit abgefunden und kann gut damit leben, auch im Wissen, als Mitglied des Vereins, als Teil der Morbus-Wilson-Familie nie allein zu sein.

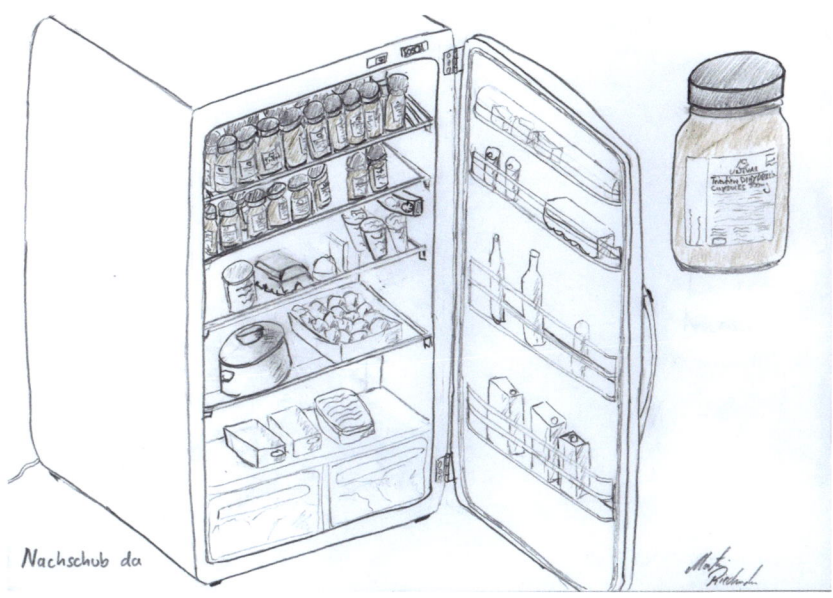

Nachschub da

Nachschub da

Martin
2007

In Gedenken an Lydia

Unser ganzes Glück wurde durch die heimtückische Krankheit Morbus Wilson zerstört. Unsere Tochter Lydia war für uns etwas ganz Besonderes. Wir hatten eine wunderbare, aber viel zu kurze Zeit mit ihr.
Lydia stellte sehr hohe Anforderungen an sich selbst, war fleißig, ehrgeizig, intelligent, sportlich, hilfsbereit und achtete stets andere Menschen.
Mit der Diagnosestellung Morbus Wilson verzichtete sie schlagartig auf Schokolade, Nüsse, Nutella und andere kupferreiche Nahrungsmittel, welche sie so gern verzehrte. Ganz gewissenhaft nahm sie die verordneten Medikamente, aber die neurologischen Verschlechterungen ließen sich einfach nicht aufhalten …

Die Gefährlichkeit dieser Erkrankung darf von niemandem unterschätzt werden, auch nicht von den Ärzten!

Wer mehr über Lydia wissen möchte, kann sich unter www.Lydias-Gedenkseite.de informieren.
Am 31.05.2007 haben wir einen Stiftungs-Verein für Morbus-Wilson-Patienten gegründet, welcher Lydias Name trägt. Eine entsprechende Homepage gibt es seit ihrem ersten Todestag mit folgender Adresse: www.Stiftungs-Verein-Lydia-Kaulfuss.de
Wir möchten Spendengelder sammeln, um mit diesen finanziellen Mitteln verschiedene Morbus-Wilson-Projekte zu unterstützen.
Unserer geliebten Tochter konnte nicht geholfen werden. Vielleicht schaffen wir es, einen kleinen Beitrag zu leisten, damit zukünftige Morbus-Wilson-Patienten davon einen Nutzen haben.

Allen Patienten und deren Angehörigen wünschen wir viel Kraft!

Ines & Ronald Kaulfuß mit Lydia im Herzen

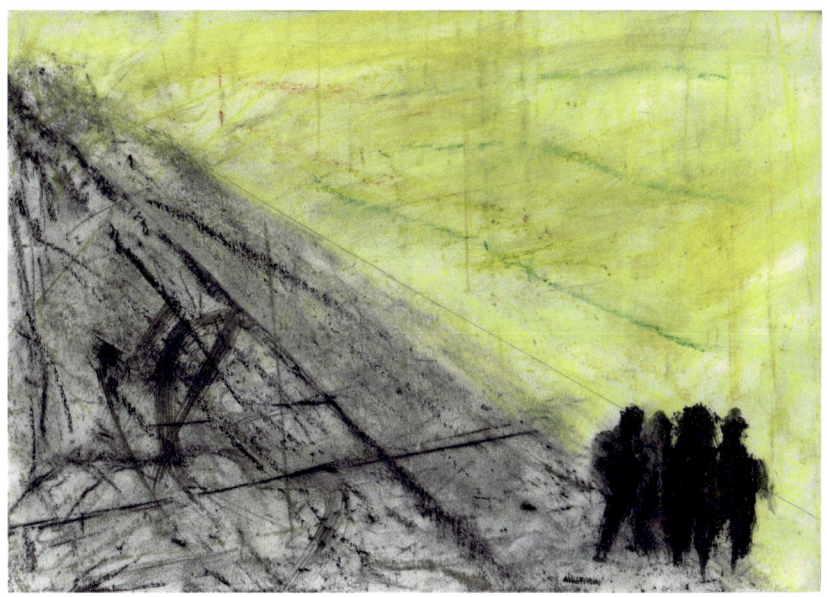

Morbus Wilson

Thomas Bauer

Oktober 2007

Das von mir gemalte Bild zeigt eine Gruppe Menschen (Betroffene und Angehörige) am Beginn eines neuen Lebensabschnitts (Erstdiagnose der Krankheit). Der dunkle Teil des Bildes steht für die Unwissenheit und auch Besorgnis wegen des weiteren Verlaufs der Erkrankung. Das Helle symbolisiert die Hoffnung auf einen erfolgreichen Therapieverlauf, aber auch Licht im Dunkel der Unwissenheit, weil man immer mehr über Morbus Wilson in Erfahrung bringt (Literatur, Ärzte). Ich versuche hiermit, meine Gedanken am Beginn der Diagnose darzustellen.

Der ideale Hausarzt

Für Patienten mit Morbus Wilson ist ein engagierter Hausarzt besonders wichtig. Viele Wilson-Patienten haben bis zu ihrer Diagnose eine unvorstellbare Odyssee von Arzt zu Arzt hinter sich. Wenn man jahrelang mit seinen Beschwerden nicht ernst genommen oder gar in die Psychoecke gestellt wurde, kann man den Glauben an die Medizin und das Vertrauen in Ärzte verlieren.

Ein Wechsel des Hausarztes kann die Lebensqualität spürbar erhöhen.

Hier ein Auszug aus einem Dankesbrief einer Patientin mit Morbus Wilson an ihren Hausarzt (eineinhalb Jahre nachdem sie wechselte).

Jeder Patient, der sich nicht optimal betreut und ernst genommen fühlt, soll dadurch ermutigt werden, sich auf die Suche nach einem engagierten und verständnisvollen Hausarzt zu begeben. Es gibt sie auch heute noch …

Schön wäre es außerdem, wenn der eine oder andere Arzt überlegen würde, ob er selbst auch Adressat dieses Dankesbriefes sein oder was er eventuell verbessern könnte.

Lieber Herr Dr. […],

[…]

Sie geben mir den nötigen Rückhalt und bauen mich immer wieder auf, wenn ich am Boden bin und Gefahr laufe, mich in negative Gedanken zu verrennen.

Immer wenn ich bei Ihnen war, geht es mir hinterher besser.

Ich finde es erschreckend und faszinierend zugleich, welch enormen Einfluss die Person und das Verhalten des Arztes auf den Gesundheitszustand haben können. Ich denke, das wird allgemein unterschätzt.

Sie haben irgendwie ein Gespür für den passenden Umgang mit mir. Es ist die richtige Mischung aus Anteilnahme, fachlicher Unterstützung und auch (einfühlsam formulierter) Kritik.

Ich empfinde es als großes Glück, Sie als Hausarzt haben zu dürfen. Das Wissen, Sie an meiner Seite zu haben, erleichtert mir den Umgang mit meiner Krankheit und bewahrt mich vor zusätzlichen psychischen Problemen. Es gibt mir Sicherheit zu wissen, dass ich mit allen – noch so ungewöhnlichen – Beschwerden zu Ihnen kommen kann und Sie mich ernst nehmen und sich bemühen, mir zu helfen.

Ich erwarte nicht von Ihnen, dass Sie alles wissen und alles richtig machen. Dass dies kein Arzt kann, ist mir klar geworden, seit ich mich mit Wilson befasse: Ein Sammelsurium an möglichen Symptomen, die jedes für sich auch auf ganz andere Krankheiten hindeuten können.

Kein Wunder, dass sich bei dem wohl allgegenwärtigen Risiko einer Fehleinschätzung manche Allgemeinärzte weitgehend darauf beschränken, Überweisungen auszustellen und selbst Fachärzte sich oft nicht festlegen wollen.

Danke, dass Sie »anders« sind, danke, dass Sie mutiger sind als die meisten Ihrer Kollegen und dass Sie den ganzen Menschen sehen und nicht nur einzelne Symptome.

Seit ich Rückhalt durch Sie habe und weiß, dass Sie Facharztberichten nicht blind vertrauen, kann ich viel lockerer dort hingehen. Früher hing immer alles vom Ergebnis der Facharztbesuche ab und ich war entsprechend verkrampft (und vielleicht auch etwas ungeschickt), insbesondere wenn ich spürte, dass da mal wieder einer keine Lust hatte und mich der Termin nicht weiterbringen würde.

In diesem Zusammenhang wäre mal interessant, ob nicht genau diese Wechselwirkung die Tendenz zu einer fachärztlichen »Alles-nur-seelisch-Diagnose« erst auslöst oder sie zumindest fördert …

Als ich Sie noch nicht kannte, dachte ich, dass es solche Ärzte wie Sie in heutiger Zeit gar nicht mehr gibt.

Meine Meinung über Ärzte allgemein hat sich durch Sie sehr geändert, wovon auch Ihre Kollegen profitieren. Inzwischen fange ich schon an, mich für die Probleme der Ärzte zu interessieren und habe insgesamt mehr Verständnis.

[…]

Sie sind für mich ein besonderer Lichtblick unter den Ärzten und mir eine echte Hilfe, wie ich es noch nie zuvor erlebt habe.

Ganz herzlichen Dank für alles!!!

Mit freundlichen Grüßen

[…]

Anonym

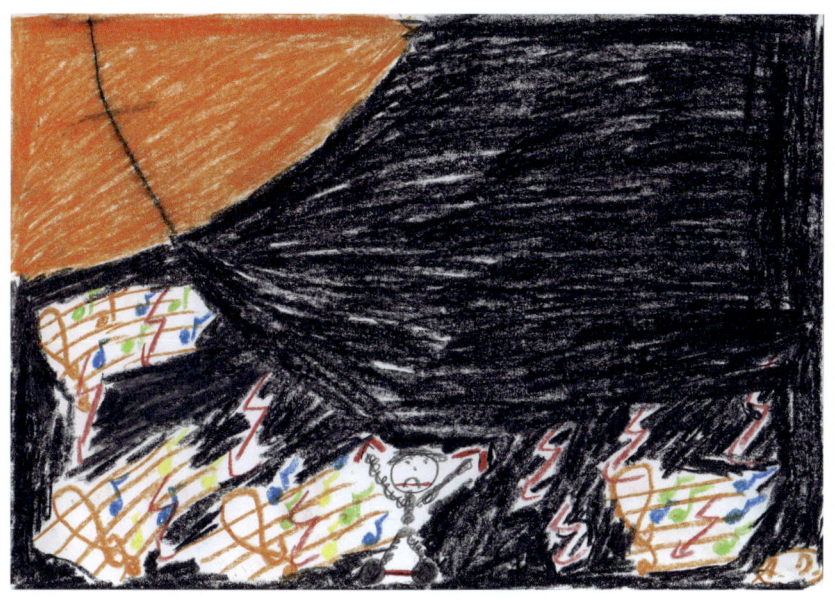

Morbus Wilson

A. D.
September 2007

Meine Morbus-Wilson-Geschichte

Der Fanclub

»Morbus Wilson? Nie gehört«, sagt unser Hausarzt. »Woher hast du deine Informationen bekommen?« »Alles aus dem Internet.« Ich zeige ihm auch das Buch von Brewer: »Morbus Wilson. Ein Ratgeber für Patienten und ihre Angehörigen«. Dann borge ich es ihm, schließlich muss er Befunde für das Versorgungsamt, die Krankenkasse und die Rentenversicherung schreiben. Und natürlich möchte ich, dass mein Mann bestmöglich von ihm betreut wird. Darum bringe ich ihm auch eine leere Flasche Trientine mit in die Praxis. Das Buch hat er immer noch.

Im Internet finde ich auf www.morbus-wilson.de auch die Selbsthilfegruppe Morbus Wilson e.V. Ich lade mir einen Aufnahmeantrag herunter und lege ihn auf den Küchentisch. Mein Mann sagt nur: »Soll ich nun auch noch in den Fanclub eintreten?« Eigentlich wollte ich genau das für ihn tun. Stattdessen entschließe ich mich, selbst Mitglied zu werden. Wenige Tage später kommt ein dicker Brief mit circa 300 Seiten Papier geballt voll Informationen über Morbus Wilson. Nur das Wort »Demenz« taucht nirgends auf! Aber es liegt eine kleine Broschüre »Morbus Wilson für Kinder« dabei. Mit vielen Bildern und wenig Text leicht erklärt. In dieser Broschüre blättert mein Mann und grinst vor sich hin. Tage später hat er in den 300 Seiten gewühlt und meine Ordnung durcheinandergebracht. Er überrascht mich mit der für ihn anscheinend neuen Erkenntnis: »Daran kann man ja sterben!« Ich bin fassungslos, denn das habe ich ihm schon oft erklärt. Ich erwidere nur: »Was glaubst du wohl, warum ich mit dir 400 km zu einer Spezialsprechstunde fahre? Aus Jux und Tollerei?«

Die Krankheit mit »De«

»Weißt du eigentlich, was Demenz bedeutet?«, frage ich meinen Mann. Wir sitzen in der Sonne auf einer Bank. Er schüttelt den Kopf.

Das hatte ich befürchtet. Vorsichtig sage ich zu ihm: »Das bedeutet, dass du langsam verrückt wirst.« Er antwortet nicht. Später meint er: »Dann werde ich die Firma jetzt aufmachen, solange ich noch nicht völlig verrückt bin.«

Wieder diese Idee mit der Firmengründung! Ich habe nicht nur die Personen- und Vermögenssorge für meinen Mann vom Amtsgericht bekommen, sondern auch einen Einwilligungsvorbehalt. Damit kann er keine rechtskräftigen Geschäfte tätigen. Ich brauche also nicht alles mühsam herauszubekommen und anschließend rückgängig zu machen.

Er will also unbedingt gerade jetzt eine eigene Firma aufmachen und einen Bully kaufen, obwohl er gar nicht Auto fahren darf. Die ganze Familie redet immer wieder auf ihn ein, schließlich lässt er sich die Idee ausreden. Er meint resigniert: »Die halten alle zu dir! Ich verstehe das gar nicht.«

Ein Brief vom Polizeikommissariat mit einer Vorladung für meinen Mann. Wir fahren zu dritt: Mein Mann, mein Sohn und ich mit dem Betreuerausweis. Wer nicht da ist, ist der Polizeikommissar. Es stellt sich heraus, dass er krank ist. Ich zeige meinen Ausweis bei einem anderen Polizisten vor, und er macht sich eine Kopie. Seitdem höre ich nichts mehr darüber. Bis ein weiterer Brief vom Polizeikommissariat wegen eines weiteren Vorkommnisses im Kasten liegt. Ich fahre diesmal allein und mache meine Aussage für meinen Mann. Meine Kollegin versucht mich zu trösten: Jeder Tag, an dem es keine neuen schlechten Nachrichten gibt, ist ein guter Tag.

Mein Mann liegt im Krankenhaus und soll operiert werden. Ich muss unglaubliche Mengen an Formularen und Zetteln unterschreiben. Schließlich werde ich noch zur Anästhesie-Aufklärung geschickt. Mein Mann sagt: »Ich war ja schon da, aber da hat die Ärztin gesehen, dass ich diese Krankheit habe. Ich habe den Namen vergessen, diese Krankheit, die fängt mit ›De‹ an. Darum musst du da hin.« »Du meinst Morbus Wilson?« »Nein, ich meine die Krankheit mit ›De‹.« Ich weiß genau, was er meint, aber es ist mir peinlich, vor dem Patienten im Nachbarbett darüber zu reden. Schließlich flüstere ich: »Du meinst Demenz.« »Genau, Demenz.« Ich frage mich, ob er wohl heute weiß, was Demenz bedeutet. Aber das frage ich ihn heute lieber nicht. Wie soll ich die Antwort verkraften?

Hast du mir einen Rasenmäher mitgebracht?

Mein Mann soll nicht mehr Auto fahren. Das bedeutet einige Einschränkungen für ihn, da wir auf dem Dorf wohnen. Außerdem fühlt
er sich ja völlig gesund. Jeden Sonntag liest er die Beilagen der Zeitun-
gen mit den Sonderangeboten. Früher war er sehr geizig und hat alles
repariert, neuerdings kauft er alles neu. Er will einen neuen Rasenmäher und hat sich das Modell gleich ausgesucht. Im Falle des Rasenmä-
hers bin ich auch für eine Neuanschaffung, denn den Vorgänger macht
er immer mit einer Bohrmaschine an, weil der Bowdenzug kaputt ist.
Ich verspreche, bei der nächsten Gelegenheit einen Rasenmäher mitzubringen.

Gleich am drauffolgenden Montag werde ich beim Nachhausekom-
men von der Arbeit empfangen: »Wo ist mein neuer Rasenmäher?«
Irgendwie kapiert er nicht, dass ich mich nicht nur um seine Belange
kümmern kann. Er nervt so lange, bis wir noch am gleichen Abend
losfahren und den Rasenmäher kaufen. Abends mäht er gleich ein wenig und sieht dabei aus wie ein glückliches Kind mit seinem neuen
Spielzeug.

Am Dienstagabend erwarte ich ein gemähtes Grundstück. Mein
Mann hat aber längst andere Dinge im Kopf. Einen Streifen Rasen hat
er gemäht. Jetzt steht der Rasenmäher draußen und interessiert ihn
nicht mehr. Auch an den Folgetagen tut sich nichts oder bestenfalls
nur ein weiterer Streifen. Er erklärt mir, dass er jeden Tag einen Streifen mäht, weil er schließlich noch andere Dinge zu tun habe. Welche
das sind, kann er mir nicht sagen.

Beim Arzt

Wer eine seltene Krankheit hat, muss nach einem Spezialisten suchen.
Und zwei Spezialisten sind noch besser als einer. Lange genug im Internet gesucht, findet sich sogar eine Bewegungssprechstunde an unserer heimischen Uni-Klinik. Allerdings bekomme ich den nächsten
Termin erst in zwei Monaten. Das ist mir leider viel zu spät. Glücklicherweise finden sich Kontaktdaten auf der Webseite. Ich schicke dem

Oberarzt eine E-Mail. Am nächsten Tag ruft die Schwester an, und wir haben einen Termin in 14 Tagen.

In der Zwischenzeit wird mein Mann stationär in der Unfallchirurgie aufgenommen wegen eines Mopedunfalls. Er behauptet allerdings, er wäre auf der Bordsteinkante gestürzt. Die Wunde sieht etwas groß aus für einen Sturz. Und das Moped sieht auch lädiert aus.

Wir brauchen also einen Konsilschein von der Unfallchirurgie-Station und das Okay, zur Sprechstunde zu gehen. Denn mein Mann soll noch operiert werden. Ich bekomme einen Rollstuhl für meinen Mann und schiebe ihn durch die Gänge einmal quer durchs Krankenhaus. Ich fühle mich schlecht als verhinderte Krankenschwester. Kein gutes Gefühl, denn es könnte passieren, dass mein Mann vielleicht eines Tages auf den Rollstuhl angewiesen sein wird. Aber es geht ihm gut heute, und er macht seine üblichen Witze: »Ich werde dem Arzt sagen, dass ich so krank bin, dass ich nicht mehr gehen kann und im Rollstuhl sitze.« Ich sage: »Lass das sein, der glaubt das sonst.«

Der Arzt fragt: »Wie geht es Ihnen?« Mein Mann sagt »Mir geht es gut. Ich hab weiter nichts. Manchmal bin ich etwas müde. Und manchmal kann ich schlecht laufen. Aber ansonsten geht es mir gut.« Als ich das höre, steigen jede Menge ungute Gefühle in mir auf. Ich habe mal wieder voll die Krise. »Ich sehe das etwas anders!« Dann erzähle ich. Von den Bewegungsstörungen, den vielen Stürzen, den Depressionen, der Persönlichkeitsveränderung, von den Schlafstörungen, von meinem Mann nachts hellwach kerzengerade im Bett und dass er, seitdem er die Medizin einnimmt, wieder mit Schnarchen angefangen hat und sich seine Aufmerksamkeitsspanne verlängert hat. Der Arzt meint, das wäre ein außergewöhnlich gutes Ergebnis und es würde üblicherweise mindestens ein bis zwei Jahre dauern, bis sich irgendwelche positiven Ergebnisse einstellen würden.

Wie ich diese lange Zeit bei dem derzeitigen Zustand meines Mannes überstehen soll, verrät aber auch er mir nicht.

Bier

Mein Mann trinkt gern ein Bierchen. Bevor wir von der Krankheit wussten, schlich sich immer mehr der Verdacht ein, dass er heimlich trinkt. Er lallte oft, schwankte beim Gehen, wirkte betrunken. Ich durchsuchte Haus und Grundstück, konnte aber keine versteckten Vorräte finden. Schon kleinste Mengen Alkohol ließen ihn total betrunken wirken. Nach Geburtstagsfeiern wirkte er im Auto auf der Rückfahrt richtig blöde. Den Kopf nach unten hängen lassen, den Mund offen, die Augen starr an einen unbestimmten Punkt gerichtet. Ich dachte: »Jetzt säuft er sich noch das letzte bisschen Grips kaputt!« Und erschrak über meinen eigenen Gedanken.

Jetzt wissen wir, dass die Leber ihre Tätigkeit eingestellt hat und daher keinen Alkohol verarbeiten kann. Ebenfalls von der Leber kommt das enorme Schlafbedürfnis von bis zu 18 Stunden am Tag, das sich durch die Medizin auch etwas verbessert hat.

Wie schaffe ich es, dass mein Mann keinen Alkohol mehr trinkt? Ich drucke ein Schild und hänge es an unser Gartentor. »Kein Bier. Kein Alkohol. Null Promille. Danke schön!« habe ich daraufgeschrieben und ein durchgestrichenes Bierglas dazu platziert. Nach einer Woche Regen ist das Schild hin. Ich erneuere es noch einmal. Mittlerweile müsste es sich im ganzen Dorf herumgesprochen haben, dass mein Mann kein Bier mehr trinken darf. Trotzdem schafft er es immer wieder, an Bier zu kommen. Wir beschließen, »irgendwas« in braunen Flaschen zu besorgen. Ich kaufe alkoholfreies Bier von 0,0 Promille, außerdem Malzbier, Red Bull und jede Menge kleine Flaschen Säfte, Mineralwasser, Teegetränk, etc. Volle Bierflaschen leere ich täglich im Ausguss, bis mir der Gedanke kommt, daraus Schneckenfallen zu machen. Eine ganze Weile läuft die Schneckenfängerei gut, dann merkt mein Mann, dass es keinen Zweck hat, Bier bei uns zu lagern. Auch im Dorf gibt es nicht mehr viele Bier-Anlaufstellen für ihn bis auf einige »Freunde« von ihm, die einfach nicht kapieren wollen, dass ein Bier ihm eben doch schadet.

Das Thema Bier scheint damit erledigt zu sein. Das Malzbier trinke ich letztendlich selbst, das Alkoholfreie testen wir alle und befinden es für gut, nur mein Mann nicht. Bis der 75. Geburtstag meines Schwiegervaters kommt. Wir sind fünf Minuten auf der Party, und ich verschwinde mal kurz. Als ich wiederkomme und nach meinem Mann sehe, fällt mir auf, dass er etwas vor mir versteckt. Ich weiß sofort, dass es nur Alkohol sein kann. Und er weiß auch noch, dass er ihn nicht trinken darf. Sonst würde er ihn nicht vor mir verstecken. Erst tue ich so, als wenn ich nichts gemerkt habe, und setze mich neben ihn. Er schafft es, die Flasche weiterhin zu verstecken. Schließlich reißt mir die Geduld, und ich tue so, als müsste ich ihn kontrollieren, und gieße dann das Bier mit großem Gezeter aus. Bei dieser Party bin ich mehrmals den Tränen nahe. Alle Gäste wissen Bescheid und sehen meinen Mann und mich mit anderen Augen als sonst an. Mein Mann ist völlig irritiert, weil sich plötzlich alle ihm gegenüber anders verhalten. Ich bin völlig fertig, weil ich anscheinend ziemlich mitgenommen bin, denn hier schlägt mir heute atemberaubendes Mitleid entgegen, was alles nicht leichter macht. Es muss mir anzusehen sein, wie mies ich mich fühle.

Trientine

Trientine-Dihydrochlorid heißt das Wundermittel. Was ist ein Chelatbildner? Ich befrage meine Schwester, die Chemikerin. Sie kramt doch tatsächlich erfolgreich ihr altes Wissen aus dem Studium hervor. Viele kleine Ärmchen an der Chemikalie fangen die Kupfermoleküle ein. Schade, dass ich nicht auch eine Neurologin in der Familie habe! Dann wäre vielleicht schon eher jemand auf die Idee gekommen, dass das Verhalten meines Mannes krankhaft ist. Der Vorwurf, zu spät an Krankheit gedacht zu haben, ist bei uns allen präsent. Und obwohl allen klar ist, dass er nicht weiterhilft, denkt jeder an vergangene Situationen, die nun neu beurteilt werden, und wird sich bewusst:»Daran hätte man es merken können!« Aber es hat eben niemand gemerkt. Es musste erst eskalieren.

Die erste Dosis Trientine besorgt die Klinik. Die Tabletten werden aus England eingekauft, und es dauert mehr als eine Woche, bis das Medikament da ist. Dann dauert es noch, bis der Stationsarzt Zeit hat, mit uns über das Medikament zu reden. Der Stationsarzt kann auch bis zuletzt an seine eigene Diagnose nicht richtig glauben. Sein erster Wilson-Patient in zehn Jahren. Ich kann seine Unsicherheit spüren. Immerhin macht ihn mir das sympathisch. Er ist für mich der Held, der meinem Mann hilft.

Noch am gleichen Tag verabreiche ich meinem Mann die erste Dosis. Und schon am nächsten Tag ist er wie ausgewechselt! Er redet wieder mit mir! Er hat mich angelächelt! Alles wird gut! Ich bin glücklich. Zwei Tage später treffen wir einen Professor, einen richtigen Spezialisten. Er macht mir einigermaßen Hoffnung, dass sich das Krankheitsbild noch umkehren lässt. Sein Kommentar: »Das passt alles zusammen. Die klassische neurologische Ausprägung.« Drei Wochen später haben wir das eindeutige Ergebnis des Gentests und einen Brief für die Krankenkasse. Die hatte gerade das erste ambulante Rezept abgelehnt. Die Apothekerin hatte mir aber die Medikamente ohne Genehmigung mitgegeben und gemeint: »Ihr Mann braucht doch die Medizin.« Sie hat dann jeden Tag bei der Krankenkasse angerufen, trotzdem hat es fünf Wochen bis zur Genehmigung gedauert. Ich bedanke mich bei ihr, denn ich bin froh über alles, worum ich mich nicht selbst kümmern muss. Sie meint: »Dazu sind wir doch da!« Gut zu wissen, dass es solche Menschen gibt!

Internet

Gut, dass ich mittlerweile eine Flatrate habe. Ich habe in den letzten Wochen alles, wirklich alles, was es im Internet gibt, über Morbus Wilson gelesen. Zumindest das Deutschsprachige. Am Ende habe ich auch Englisches gelesen, aber nicht viel Neues mehr gefunden. Kritisch bleibt Morbus Wilson in Verbindung mit Demenz. Eine Demenz scheint eine sehr seltene Komplikation zu sein. Im Selbsthilfeverein taucht das Wort Demenz gar nicht auf. Vielleicht ist es aber auch nur ein Tabu-Thema. Immerhin gibt es psychische Symptome, aber ich finde keine Informationen darüber. Vor der Morbus-Wilson-Diagnose hatten wir eine vorläufige Morbus-Pick-Diagnose, auch »frontotemporale« Demenz genannt. Bis heute ist nicht klar, ob mein Mann nicht vielleicht beide Krankheiten hat. Immerhin gibt es Anhaltspunkte für familiäre Demenzerkrankungen, früher auch als »Schwachsinn« bezeichnet.

Es gibt unglaublich viele verschiedene Demenzformen und -ursachen. Ich bin bald nicht nur Wilson-, sondern auch Demenz-Spezialistin, zumindest beim Recherchieren im Internet. Schließlich finde ich einen Hinweis auf reversible Demenzen. 10 % der Demenzen sind reversibel, wenn die Ursachen rechtzeitig erkannt werden. Morbus Wilson gehört dazu. Wenn das keine guten Nachrichten sind! Ich google also nach »Reversibel Demenz Morbus Wilson«. Und lese: Demenz bei Morbus Wilson ist reversibel, wenn sie rechtzeitig erkannt wird. Und irreversibel, wenn sie zu spät erkannt wird.

Wer kann mir nun meine drängendste Frage beantworten? Die Neurologen hüten sich, eine Prognose zu erstellen. »Was weg ist, ist weg«, ist ihre populäre Antwort, mit der ich mich zufrieden geben muss. Die Schrumpfung des Gehirns ist im CT deutlich sichtbar, ebenso kleinere Kupferablagerungen, sagen die Experten. Immerhin finde ich einen Artikel im englischsprachigen Raum über einen Fall einer Demenz bei Morbus Wilson, die unter Medikamenten-Einnahme vollständig verschwand. Und ich finde einige Sätze, dass es mehrere Fälle gibt, in denen die Demenz sich bessert. So viel muss als Hoffnung für mich reichen.

Alle Verwandten versuchen, mich mehr oder weniger schonend darauf vorzubereiten, dass es eher nicht so kommen wird und ich keinesfalls damit rechnen soll. Verstehen sie nicht, dass ich diese Hoffnung brauche, um die nächsten Wochen, Monate und gegebenenfalls Jahre zu überstehen?

Einen Satz des Professors werde ich wohl nie vergessen: »Das Wichtigste ist, dass Sie in den nächsten Monaten die Nerven bewahren!« Es ist dieser Satz, der mir die Hoffnung gibt. In schlechten Momenten denke ich heute schon an Trennung von meinem Mann. Ich träume davon, eine eigene Wohnung zu beziehen, die abends noch so aussieht, wie ich sie morgens verlassen habe. Ich schaue neidisch auf die vielen gesunden Männer, ich beneide selbst alte Omis um ihre halbwegs sportlichen Partner, die alle so viel gesünder als mein Mann aussehen.

Wie sag ich's meinem Umfeld?

Neuerdings sitzen wir zu dritt im Büro. Ich arbeite gern dort. Nur lässt sich dauerhaft nicht verheimlichen, was mit meinem Mann los ist. Ständig muss ich telefonieren, oder das Krankenhaus ruft an oder die Apotheke. Danach spüre ich immer ein Zittern in den Händen. Manchmal muss ich schnell auf die Toilette gehen, um dort ein wenig zu weinen. Mehrmals habe ich schon einen Tag Urlaub genommen, weil ich plötzlich nicht mehr in der Lage war, zu arbeiten. So aufgewühlt war ich.

Wie also bringe ich es sanft für beide Seiten meinen Kollegen bei? Natürlich haben sie auch noch nie davon gehört. Außerdem muss ich dringend mit meinem Chef reden, weil ich viele Termine tagsüber mit meinem Mann wahrnehmen muss. Und das alles in der derzeitigen Situation! Ich nehme mir vor, jeden Tag einen kleinen Teil zu erledigen. Die Liste ist riesig und wird immer länger. Hier anrufen, dies klären, dort vorbeischauen, dazu die normalen Besorgungen wie Einkaufen, Haustiere versorgen, die Familie managen. Jeden Tag eine Wilson-Erledigung ist derzeit nervlich zu viel. Darum nehme ich mir vor, wenigstens einen Eintrag aus dem Wilson-Teil pro Woche zu erledigen. Das schützt mich davor, mich auch noch unzulänglich zu fühlen nach dem Motto: Du kriegst nicht mal einen Anruf auf die Reihe.

Wenn ich mich gut fühle, erledige ich auch schon mal drei Telefonate. Wenn ich mich schlecht fühle, eben keines. Ich versuche zu delegieren. An den volljährigen Sohn. An die Geschwister, die sehr hilfsbereit sind. Aber das ist gar nicht so leicht. Am meisten Zeit kosten die vielen Arzt-Termine. Am meisten Nerven kostet es mich, Unbekannten alles erklären zu müssen.

Ich versuche, eine Frau von der Betreuungsbehörde für mich einzuspannen. Das beschert mir zwei weitere Punkte auf der Liste und drei Alzheimerbroschüren. Mein Mann hat doch gar keinen Alzheimer. Erst will ich mir die Broschüren gar nicht ansehen, dann lese ich doch: »Mit neuem Mut Demenzkranke pflegen«.

Gartenexhibitionismus

Im Internet finde ich einen Artikel über Morbus Wilson im Deutschen Ärzteblatt. Dort steht, dass zu den psychischen Symptomen u. a. Exhibitionismus gehören kann. Dass mein Mann psychische Symptome aufweist, merke ich, seit sich seine Persönlichkeit verändert hat. Nichts geht ihm mehr nahe. »Lass doch!« ist sein neuer Lieblingsspruch. Wenn er etwas macht, das sich nicht gehört, und ich ihn zur Rede stelle, sagt er: »Wir sind ein freies Land.« Ich kann mir schon denken, warum andere Leute, die seine Krankheit nicht kennen, zur Polizei gehen. Mein Mann isst neuerdings maßlos. Der komplette Wocheneinkauf wird an einem Tag niedergemacht. Ich kann nur noch kleine Mengen einkaufen und überlege, ob ich langsam Dinge wegschließen muss. Wenn er nun an meine Unterlagen geht und sie im Kamin verbrennt? Soll ich mir einen abschließbaren Stahlschrank anschaffen? Das Auto hat unser Junge mitgenommen, das Moped habe ich mit einem dicken Fahrradschloss angeschlossen. Mein Schwiegervater meinte nur: Das kriegt er mit jedem seiner Werkzeuge aufgeschnitten. Als ob es darum gehen würde.

Damit mein Mann sich fortbewegen kann, will ich ihm ein Therapie-Fahrrad mit drei Rädern kaufen. Die sehen richtig gut und stabil aus, sind aber sehr teuer, und es ist unklar, ob er es annimmt oder kategorisch ablehnt. Ich versuche gelegentlich, darüber zu reden, bekomme aber wie üblich weder eine zustimmende noch eine ablehnende Aussage. So weiß ich nie, woran ich bei ihm bin. Es wäre schade, viel Geld auszugeben für ein Rad, das keiner benutzt. Ich delegiere an meinen Sohn, bei eBay nach einem Gebrauchten Ausschau zu halten.

Soziale Regeln hält mein Mann mittlerweile nur ungenügend ein. Seine Hemmungen sind weniger geworden. Auch sein Verhältnis zur Sexualität hat sich verändert. Exhibitionismus? Zählt darunter auch, wenn er im Garten uriniert?

Ich wundere mich, warum es auf der Terrasse so stinkt, und habe die Hunde im Verdacht, bis ich eines Morgens sehe, dass mein Mann der Verursacher ist. Darauf angesprochen, kann er wie immer keine Antwort geben. Wir haben eine »Gartentoilette«, die von draußen erreichbar ist. Gut, dass kaum ein Nachbar in unseren Garten sehen kann. Nach dem nächsten Regen ist der Geruch weg. Ob er sich wohl tagsüber nackt auf der Straße zeigt? Und falls ja, würde mir das jemand sagen? Muss ich die mitleidigen Blicke, die ich neuerdings ernte, noch in andere Richtungen deuten?

Auch hier scheint Trientine etwas Wirkung zu zeigen. Essen und Körperpflege verbessern sich langsam. Ich hoffe sehr, dies trifft auch auf die anderen Verhaltensweisen zu. Mir kommt es gelegentlich so vor, als spult jemand einen Film zurück, auf dem die letzten Monate ablaufen, nur in umgekehrter Reihenfolge. Mein Mann hatte ein halbes Jahr nicht mehr geschnarcht! Diese Erkenntnis kam mir, als er mir wieder richtig ins Ohr »sägte«. Und zum ersten Mal in meinem Leben war ich froh über dieses Geräusch. Er schnarcht, also schläft er wieder nachts.

Und jetzt?

Seit wir mit der Krankheit konfrontiert sind, habe ich auch sehr viele positive Erfahrungen gemacht. Zum Beispiel die Apothekerin, die mir die Medikamente einfach so mitgegeben hat. Jede Flasche kostet über 300 € und reicht nur 12,5 Tage. Das wäre eine Menge Schotter, um es selbst zu bezahlen. Alle Ärzte, die sich mit der Krankheit auskennen, waren überaus engagiert, haben uns teilweise in ihrer Freizeit behandelt bzw. haben sich sehr viel Zeit genommen und uns immer alles Gute gewünscht. Mit einigen von ihnen stehe ich auch in lockerem E-Mail-Kontakt.

Die Familie meldet sich regelmäßig, und alle bieten mir Unterstützung an. Auch im Dorf gibt es viele Menschen, die uns helfen. Ich kann mich jederzeit bei jemandem ausheulen, und es findet sich immer wieder jemand, der mir Mut macht. Unsere Gesellschaft ist doch nicht so herzlos, wie es mitunter den Anschein hat.

Es gibt allerdings ein großes Loch, in das Angehörige eines Demenzkranken fallen. Ich bräuchte eine Tagesbetreuung für meinen Mann, in der er beschäftigt wird. Er kann sich nicht sinnvoll selbst beschäftigen, weil er ständig das macht, was ihm gerade in den Kopf kommt. Alles bleibt angefangen liegen, nichts wird hinterher aufge-räumt, nichts wird zu Ende geführt. Es gibt aber sehr wenig Tagesbe-treuungsadressen hier im ländlichen Raum. Ihn zu Alzheimerpatien-ten zu stecken, die 25 Jahre älter sind, ist wohl auch keine optimale Lösung. Ganz zu schweigen von der Frage: Wer soll das bezahlen? Vor allem aber bin ich nervlich überfordert, all diese Dinge zu tun. Beson-ders das Telefonieren fällt mir schwer. Immer wieder neuen Leuten die Situation erklären, und am Ende gibt es nur eine weitere Telefon-nummer, bei der das Spiel von vorn losgeht. Es müsste eine Art Wir-telefonieren-für-Sie-Seelsorge geben.

Ich möchte außerdem, dass jeden Tag jemand kommt und dafür sorgt, dass mein Mann jahreszeitlich passende und saubere Sachen anhat, gewaschen und rasiert ist und seine Medizin einnimmt und ich guten Gewissens arbeiten gehen kann.

Das große Problem für mich und die Umwelt ist die mangelnde Krankheitseinsicht. Wenn jemand meinen Mann befragt, »hat er ja nichts«. Darum lässt er sich auch nicht führen. Weder von mir noch von anderen. Es erscheint ihm, als wenn wir alle ihn ärgern und schi-kanieren wollen. Dann reagiert er bockig wie ein kleines Kind, oder er macht das Gegenteil von dem, was er soll. Dies ist Teil des Krank-heitsbildes und sehr, sehr schwer zu handhaben. Immer wieder lese ich, dass Angehörige von Demenzkranken höchsten Belastungen aus-gesetzt sind, dass Angehörige in kürzester Zeit psychisch am Ende sind. Und ich finde keine Unterstützung, die dort greift. Ich muss alles selbst herausbekommen. Wenn ich es nicht schaffe, mich darum zu kümmern, gehen wir beide unter. Hier hilft mir momentan nur mein soziales Netz weiter. Und die Strategie, immer einen kleinen Schritt nach dem anderen zu tun.

Anonym

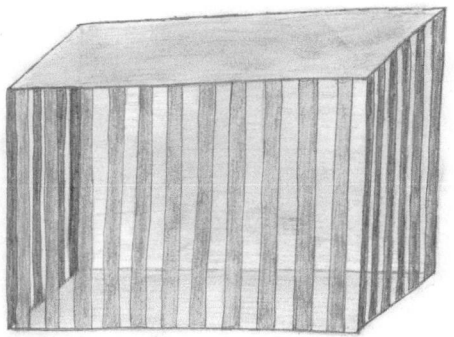

Anonym

Lichtblicke im Dunkeln

Im Sommer 2001 machte Christine eine Ausbildung zur Vermessungstechnikerin und hatte gerade Blockunterricht in der Berufschule. Sie bekam einen Ausschlag im Gesicht und wurde auf Akne behandelt, nahm stark an Gewicht zu und war auch immer sehr müde und schlapp. Um 16 Uhr kam sie nach Hause und schlief zwei Stunden, danach war ihre Haut ganz gelb, auch das Gesicht. Da ich von einer Heilpraktikerin, welche Christine behandelte, wusste, dass ihre Leberwerte schlecht waren, hatten wir schon einen Termin beim Hausarzt gemacht. Aber durch ihre Gelbfärbung gingen wir sofort ins Krankenhaus, wo sie untersucht wurde. Die Ärztin meinte jedoch, Christine wäre kein Notfall.

Die Blutwerte wurden untersucht, Christine blieb im Krankenhaus und kam in ein Einzelzimmer. Ihr war sehr übel. Morgens kam der Stationsarzt, welcher sagte, dass sie an Morbus Wilson erkrankt sein könnte, die Krankheit kannte er von der Uni-Klinik. Der Krankenwagen brachte Christine morgens noch in die Uni-Klinik, nachmittags fuhren wir auch dorthin. Christines Zustand wurde schlechter. Der Arzt in der Klinik sprach mit uns und erklärte uns, wenn es Morbus Wilson wäre, könnte es sein, dass Christine eine Lebertransplantation benötigt. Die Blutwerte wurden schlechter; sie bekam Medikamente und wurde auf die Intensivstation verlegt. Es begann ein Warten, Hoffen und Beten. Wir verbrachten sehr viel Zeit bei Christine auf der Intensivstation und hofften, dass die Leber sich wieder erholt. Wir gaben unsere Sorgen an Gott, und das Überlassen an den Herrn machte es uns leichter; wir wurden ruhiger.

Es war Sonntag, und Christine ging es sehr schlecht, sie brauchte Bluttransfusionen sowie Plasma. Danach ging es ihr etwas besser, auch ihre Gesichtsfarbe war anders geworden. Am Abend kam ein Professor und sagte, dass Christine auf der Liste von Eurotransplant für eine Leber gemeldet war, sie stünde dort an erster Stelle. Weil sie noch so jung war, gab es keine andere Möglichkeit. Wir beteten, dass es bald soweit sein werde. Eurotransplant hatte Organe zur Verfügung, welche aber nicht perfekt passend waren. In der Nacht zum Mittwoch jedoch wurde die Leber schließlich transplantiert, dies dauerte sieben Stunden. Am Donnerstag um 13 Uhr war Christine wieder auf der Intensivstation und an viele Apparate angeschlossen. Bei der Transplantation gab es keine Komplikationen dank des großen Wissens und Könnens der Ärzte und Professoren. Nach zehn Tagen kam Christine auf die normale Station, dort blieb sie fünf Wochen lang. Danach ging sie noch zur Reha.

Heute geht es Christine soweit gut. Sie muss täglich Immunsuppressiva einnehmen, ihr ganzes Leben lang. Nach diesem Schicksalsschlag wurde die ganz Familie untersucht; man hat Morbus Wilson noch bei Christines Vater, Schwester Sonja und Tante festgestellt. Nun bestimmt Morbus Wilson unser Familienleben. Wir sind Gott dankbar, dass alles so gut verlaufen ist. Ich als Mutter habe die Geschichte niedergeschrieben, welches ich schon lang machen wollte.

Margarete Katz

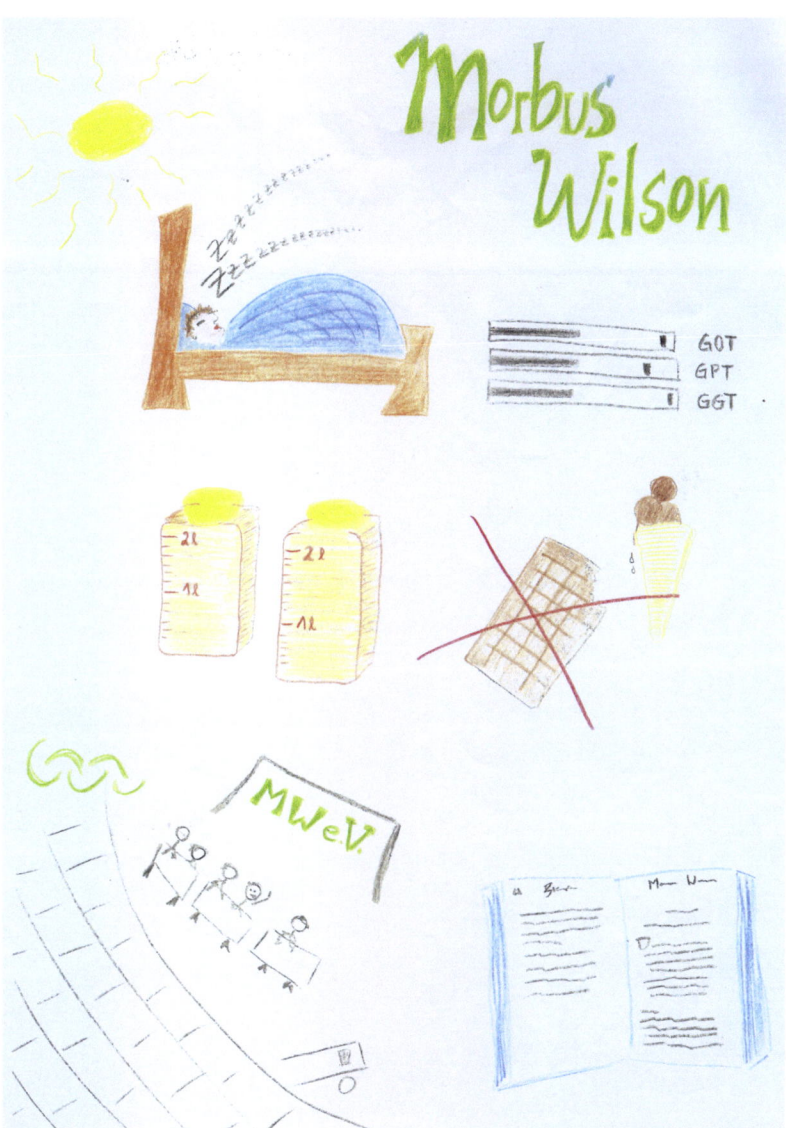

Morbus Wilson

Anonym

Ich konnte nicht mal mehr
eine gerade Linie auf dem Gehweg laufen

Ich weiß meine Geschichte nicht mehr so genau, aber soweit ich mich erinnere, lief es ungefähr so:

Der Zeitraum von den ersten Symptomen bis zur Diagnose war ziemlich lang, aber da sind nicht die Ärzte schuld, sondern eigentlich ich. Man kann sagen, ab 1995 war im Nachhinein betrachtet schon was bemerkbar, etwa ab dem Studium also. Meine Schrift wurde schlampiger; aber ich habe mich auch nicht bemüht, meine Notizen schön zu machen, sondern schrieb immer schnell, das war also im Rahmen von normal. Das Zittern hatte eigentlich auch schon begonnen: im Labor hab ich beim Pipettieren oder bei kleinen feinen Arbeiten immer ein bisschen mehr gewackelt als mein Nachbar (aber auch noch nicht RICHTIG auffällig), zudem hab ich auch schon angefangen, undeutlicher zu reden. 1998 wurde das Zittern dann so langsam doch auffällig, und ich bin zum Arzt und habe meine Schilddrüse checken lassen (das kann ja auch ein Grund für Zittern sein), aber da war nichts faul. Und jetzt kommt mein Fehler: anstatt weiter nach dem Grund für das Zittern zu suchen, bin ich sozusagen einfach nach Hause gegangen – es war zwar etwas auffällig, aber noch nicht tragisch …

Im Laufe der nächsten zwei Jahre wurde dann alles rapide schlimmer: die Aussprache wurde zunehmend undeutlich, die Schluckschwierigkeiten fingen an, und jetzt kam auch noch der Ruhetremor dazu. Meine Notizen (die ich selber gemacht hatte!) wurden so unleserlich, dass ich sie nicht mehr lesen konnte; hier habe ich dann auch bemerkt, dass ich nicht mal mehr leserlich schreiben kann, wenn ich mich bemühe! Dann fing ich an, beim Gehen Probleme zu haben und meinen Körper nicht mehr zum Rennen überreden zu können – und ich war früher auf dem Schwebebalken sehr gut – jetzt konnte ich nicht mal mehr eine gerade Linie auf dem Gehweg laufen, ohne Balanceschwierigkeiten zu haben. Selbst beim Ruhigstehen hab ich ständig nachbalancieren müssen. Später, als ich wusste, was ich habe, ist mir eines aufgefallen: Es steht auf der Liste der neurologischen Symptome für Morbus Wilson – ich habe es gehabt! Und hier hatte dann die Motivationslosigkeit, die ebenfalls ein Symptom des Morbus Wilson ist, ihre volle Ausprägung ereicht: ich bin nicht mehr zur Uni, ich bin nicht zum Arzt, ich bin nicht mehr aus dem Haus, ich bin nicht mal mehr aus meinem Zimmer!

Im Herbst 1999 hatte meine Mutter dann genug und hat mich zum Arzt geschleppt. Von dort wurde ich gleich ins Krankenhaus überwiesen (wie ich dem Arztbrief, den ich vom Krankenhaus bekam, entnehme, schon mit Verdacht auf Morbus Wilson), die haben Blut, Urin, EKG, EEG, Sono und auch ein MRT gemacht – (der MRT-Arzt hat mir freundlicherweise erklärt, was man auf den Bildern sieht – die Einlagerungen und alles – sehr interessant … Er war der Erste, der mir gesagt hat, es könnte Morbus Wilson sein.) Dann machten sie noch eine Rückenmarkspunktion und entdeckten bei der Spaltlampenuntersuchung den Kayser-Fleischer-Ring. Ergo die Diagnose Morbus Wilson und Beginn mit Metalcaptase-Therapie. Das Erste, was ich gemacht habe, als ich daheim wieder Internet hatte, war, alles über Morbus Wilson zu recherchieren …

Und so kam ich dann auch im Juni in eine mir empfohlene Spezialklinik für Morbus Wilson …

Jetzt, sieben Jahre später, kann man nicht mehr erkennen, dass ich Morbus Wilson habe, wenn man es nicht weiß. Meine Symptome sind fast völlig weg (die auffälligen zumindest). Ich habe noch immer Schwierigkeiten mit schnellen repetitiven Bewegungen, und wenn ich vor Leuten was sagen muss – sozusagen im Spotlight stehe – werde ich nervös und fange an zu zittern. Alles in allem bin ich aber zufrieden.

Birgit

Der Morbus Wilson
Basis – Medium – Ziel: Drei Schritte zum Erfolg

Birgit

2007

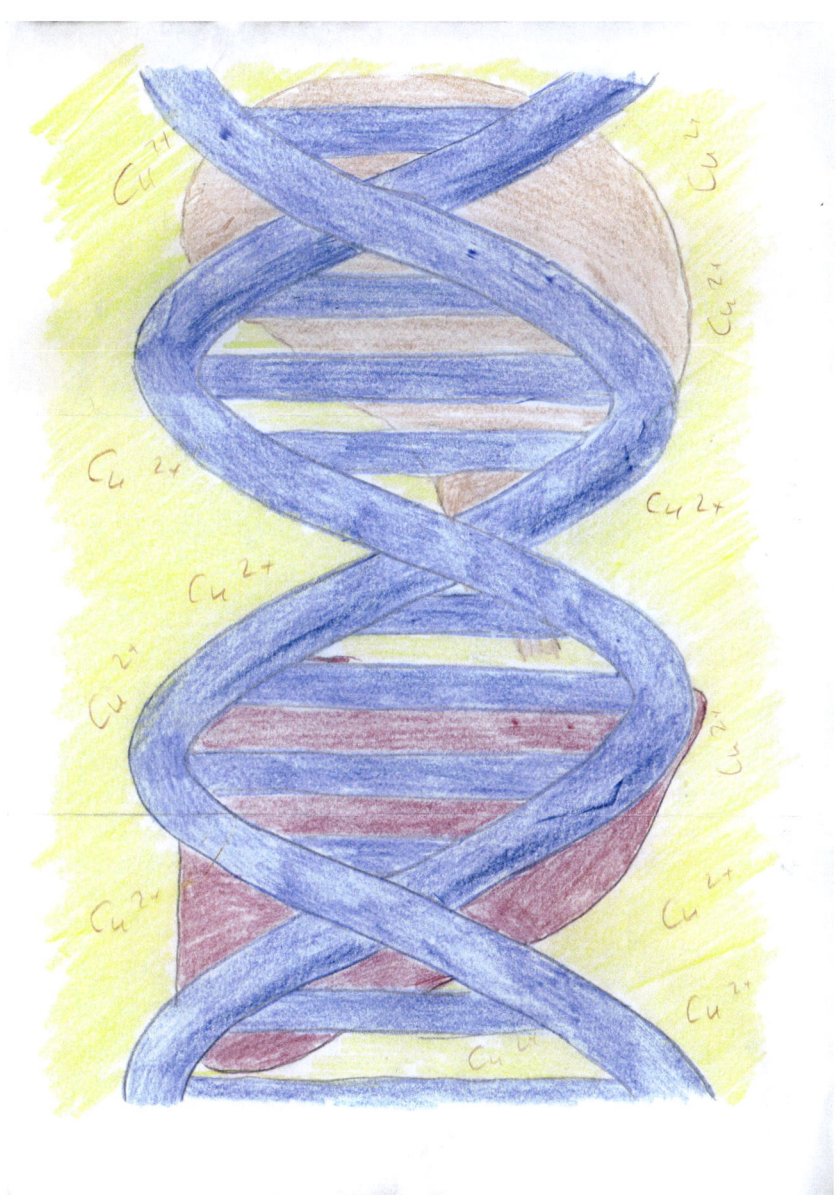

Die bedrückendsten und
die beeindruckendsten Sprüche meiner Ärzte
auf dem langen Weg zur Diagnose …

»Mit 40 Jahren müssten Sie doch schon längst tot sein.«

»Ich werde Sie nicht aufgeben und das sollten Sie auch nicht tun.«

»Ja wenn Sie mir sagen, dass Sie Wilson haben, dann kann ich Ihnen überhaupt nichts verschreiben.«

Das Verhalten des Arztes hat einen direkten Einfluss auf den Gesundheitszustand des Patienten nach dem Verlassen der Praxis. Leider scheint dies vielen Ärzten nicht bewusst zu sein. Sonst würden sie mehr darauf achten, was und wie sie es sagen.

Insbesondere Neurologen neigen nach meiner Erfahrung überwiegend dazu, einen vorschnell in die Psychoecke zu stellen, wenn die üblichen Kurzuntersuchungen kein eindeutiges, ihnen vertrautes Bild ergeben.

Da kommt es dann entscheidend auf den Hausarzt an, ob er Facharztberichte als der Weisheit letzten Schluss ansieht (und sich mit einer Überweisung zum Psychologen/Psychiater begnügt) oder ob er sich eine eigene Meinung leistet und die Diagnostik fortsetzt.

Doch beginnen wir am Anfang meiner Odyssee:

Meine seit der Jugend öfters auftretenden Bauchschmerzen (mit der Diagnose *»Reizdarm«*, d.h. nichts anderes gefunden …) sowie Koordinations- und Gleichgewichtsprobleme hatte ich als Teil meines Lebens akzeptiert. Auch über meine Hautveränderungen in den letzten Jahren habe ich mir keine besonderen Gedanken gemacht, nachdem der Hautarzt sie als harmlos eingestuft hatte: Eine Art Altersflecken, die normal wären, wenn ich 20–25 Jahre älter wäre. Ich habe sie halt schon früher. Später bekamen sie auch einen Namen: *»seborrhoische*

Keratosen«. Nichts Schlimmes also (nach Meinung der Hautärzte), obwohl sie am Oberkörper ständig zunehmen.

Erst als mit Ende 30 wechselnde Schmerzen in Füßen und Beinen hinzukamen, wurde es langsam ungemütlich. Während der langwierigen Suche nach einem Grund für meine vielfältigen gesundheitlichen Probleme kamen kontinuierlich weitere dazu: Schwierigkeiten beim Treppabgehen, was nur noch mit erhöhter Konzentration möglich ist, weil die Beine einfach nicht mehr so wollen wie ich, sowie zunehmende Gedächtnis- und Konzentrationsprobleme, verbunden mit einem erhöhten Zeitbedarf bei fast allen Tätigkeiten (was insbesondere meinem Arbeitgeber missfällt).

Hier einige besonders einprägsame Erfahrungen aus meiner vierjährigen »Odyssee«:

Phlebologen (Venenfachärzte):

Zwei Jahre lang lag es *»an den Venen«*. Ich musste Kompressionsstrümpfe tragen, die nichts halfen, sondern meine Beine einschnürten. Ich habe mehrmals erfolglos das Fabrikat und auch die Phlebologen gewechselt. Zwei Phlebologen wollten mir die Venen operieren, so dass ich mir schließlich einen ambulanten Untersuchungstermin in einer Venenklinik geben ließ. Auch hier hieß es *»langfristig OP nötig«.*

Hier fiel der einfühlsame Satz, wonach ich mit 40 Jahren schon längst tot sein müsste. Was mir der Arzt damit sagen wollte, wie er mir erläuterte, als er merkte, dass der Spruch wohl doch nicht so toll war:

»Was beklagen Sie sich denn? Es ist doch ganz normal, wenn man mit 40 Jahren gesundheitliche Probleme hat. Unsere Vorfahren wurden erst gar nicht so alt. Alles über 30 Jahre ist bloße Zivilisation.«

Sehr hilfreich – zwar nicht dieser »aufmunternde« Spruch, aber dafür der Hinweis des Arztes, dass ich (Kassenpatient) weitere ambulante Untersuchungen nicht bei ihnen machen lassen müsse, sondern dass es in meiner Nähe einen phlebologisch sehr erfahrenen Namensvetter von mir gebe.

Mit dem Arztbericht der Venenklinik kam dann die große Überraschung: Nun waren plötzlich ganz andere Venen geschädigt als bei den beiden anderen Phlebologen! Das konnte nicht sein. Also nichts wie hin zu dem Namensvetter, der – wie ich im Internet herausbekommen hatte – offenbar Autor eines führenden Lehrbuches zur Venenkunde war. Interessant (und nachahmenswert) war sein Herangehen an die Sache:

»Ihre mitgebrachten Arztberichte der anderen drei Phlebologen schaue ich mir erst dann an, wenn ich meine eigenen Untersuchungen abgeschlossen und mir selbst ein Bild von Ihren Venen gemacht habe.«

Das klang gut! Und sein Ergebnis hätte mich fast umgehauen:

»Ihre Venenklappen sind nicht ganz in Ordnung, aber der Befund ist so minimal, dass Ihre Beschwerden keinesfalls von den Venen kommen können. Der eine Phlebologe hat zwar immerhin richtig gemessen, aber die falschen Schlüsse daraus gezogen. Die von der Venenklinik [!] für krank erklärten Venen sind völlig gesund. Die nächsten fünf Jahre müssen Sie sich bestimmt keine Sorgen um Ihre Venen machen. Ich vermute ein orthopädisches oder neurologisches Problem.« (U. a. eine *»erheblich gestörte Fußstatik«*, wie es dann in seinem Bericht hieß.)

Das war knapp! Da hätte ich beinahe eine unnötige OP machen lassen, die eventuell neue Probleme verursacht hätte. Welch ein Glück, dass die Venenklinik kein Interesse an weiteren Untersuchungen bei mir als Kassenpatient hatte! Wer weiß, ob ich als Privatpatient von dem anderen Arzt jemals erfahren hätte …

Orthopäden und orthopädische Schuhmacher:

Das nächste Projekt waren orthopädische Einlagen, von denen ich zunächst hoffte, sie würden helfen. Nach zwei bis drei Monaten war jedoch klar: Die Einlagen hatten neue Schmerzen (nun am Knöchel) verursacht, die ich nie wieder in den Griff bekam und die durch die bloße Anprobe neuer Schuhe im Schuhladen immer wieder ausgelöst werden und dann tage- und wochenlang anhalten. Zu neuen Schuhen kommt man so natürlich auch nicht, und die alten müssen unabhängig von ihrem Zustand weiter getragen werden.

Mehrere orthopädische Schuhmacher versuchten ihr Glück. Irgendwann kam mal einer auf die Idee, dass meine Beine unterschiedlich lang seien und ich bei einem Schuh eine Schuherhöhung benötigen würde. Sowohl er als auch die Orthopädin, die mit ihm zusammenarbeitet, entschieden das mit einem kurzen Blick auf mich. Gemessen hat es nie jemand. Wie ich heute weiß, sind Schuherhöhungen die einzige Methode, wie ein Schuhmacher, der es nicht schmerzfrei hinbekommt, trotzdem noch mal eine Vergütung für seine Bemühungen bekommen kann. Jedenfalls wurden meine Beschwerden immer schlimmer und inzwischen sind auch die Knie betroffen. Erst als ich bei einem Kurzurlaub mal nicht so viele Schuhe mitnehmen wollte und anstelle meiner Hausschuhe mit Einlagen normale Badeschuhe trug, dämmerte mir, dass das mit der Schuherhöhung eine »Fehldiagnose« sein könnte. Als ich dem Schuhmacher meine Erkenntnisse vortrug, ließ er mich ein paar Stellungen ausprobieren und machte die Erhöhung kommentarlos wieder weg. Aber inzwischen hatte ich schon bleibende Schäden am Knöchel und an den Knien davongetragen.

Einmal hatte ich Hoffnung: Ich fand einen Schuhmacher, der sein Handwerk beherrschte, und bekam gute Einlagen in meine Winterstiefel.

Ungläubiger Kommentar meiner Orthopädin: »*Die helfen Ihnen?*« Sie hielt es für minderwertige Qualität.

Leider verlagerte der Schuhmacher seinen Tätigkeitsbereich in eine andere Gegend, und der nächste war die reinste Katastrophe: Stechende Schmerzen in den Knien, die ich vorher nicht hatte. Ich konnte kaum mehr stehen oder laufen. Auch meine anderen Schuhe wurden plötzlich zum Problem. Und der Schuhmacher bestand darauf, dass es nicht an seinen Einlagen liegen könne und ich nur »*im Kopf*« etwas gegen seine Einlagen hätte.

Ich habe alles ausprobiert, sogar mit Fußvermessung, aber leider erfolglos.

Derzeit verwende ich nur die normalen Einlagen aus meinen Finn-Schuhen. Damit komme ich noch am ehesten klar. Und mit neuen Schuhen hat es immer noch nicht geklappt …

Mit diversen Orthopäden konnte ich im Laufe der Jahre eine Menge Erfahrungen sammeln, auf die ich gerne verzichtet hätte: Eines meiner Probleme ist, dass durch die geringste falsche Bewegung etwas in meiner Statik durcheinander kommt. So werden z. B. einzelne Rippen im Oberkörper minimal, aber spürbar verschoben, und schon habe ich – neben dem Schmerz – Atemprobleme.

Ein Orthopäde renkte mich daraufhin erst so richtig aus statt ein, und seine Damen regten sich dann auf, als ich am nächsten Tag »ohne Termin« erneut vor der Tür stand, damit er das wieder korrigiert.

Ein anderer begrüßte mich mit einem Blick auf meinen DIN-A5-Notizzettel gleich in den ersten Sekunden unseres Kennenlernens mit den Worten:

»So etwas kann ich überhaupt nicht leiden, wenn jemand mit solchen Aufzeichnungen kommt.«

Sein weiteres Verhalten mir gegenüber war entsprechend und mir wurde schnell klar, dass die dreiwöchige Wartezeit auf den Termin und die ein bis zwei Stunden Wartezeit in der Praxis Zeitverschwendung und meine Chancen für dieses Quartal mal wieder vertan waren.

Neurologen:

Neurologen habe ich in den letzten Jahren besonders viele kennengelernt, da meine wechselnden Beschwerden zwar als neurologisch bedingt angenommen wurden, die üblichen Kurztests jedoch kein eindeutiges Bild ergaben. Das Hauptmanko dieser Tests lag darin, dass sie sich überwiegend auf Arme und Hände konzentrierten, obwohl meine Beschwerden (Schmerzen und Koordinationsprobleme) hauptsächlich Beine und Füße betreffen.

Aber lassen wir doch einfach mal einige von ihnen zu Wort kommen:

1. Neurologe (2004):

»Sie haben also keine unruhigen Beine (restless legs syndrome)? Egal, nehmen Sie die Broschüre darüber trotzdem mit.«

Neurologische Messungen hat er erst gar nicht gemacht. Als er merkte, dass ich das seltsam fand, hat er immerhin sein Hämmerchen genommen, um die Reflexe zu prüfen. Die waren jedoch in Ordnung. Und die Broschüre über die unruhigen Beine landete in meinem Papierkorb.

2. Neurologe (2005):

Nun wurde ich erstmals verkabelt. Aber meine Messergebnisse waren unauffällig.

»*Ihre Beschwerden haben keine organische Ursache.*« Im Bericht an den Hausarzt hieß das dann: »*Es sollte über Psychogenese gesprochen werden.*«

3. Neurologe (Neurogenetische Sprechstunde der Uni-Klinik, 2006):

Hier wäre ich eigentlich richtig gewesen für die Diagnostik einer genetisch bedingten Krankheit, die neurologische Probleme macht. Aber der Arzt ging am nächsten Tag in Urlaub und hatte offensichtlich keine Lust, sich länger mit mir zu befassen. Vielleicht hätte ich ihm die unauffälligen Messergebnisse der Neurologin aus dem Vorjahr nicht zeigen sollen. So war er sich innerhalb weniger Minuten sicher, dass es sich bei meinen wechselnden Schmerzen, Gleichgewichts-, Koordinations- und Konzentrationsproblemen um »*keine neurologische Erkrankung*« handeln könne. In seinem Arztbrief hat er dann einfach die einleinhalb Jahre alten neurologischen Messungen der anderen Neurologin übernommen und so getan, als hätte er sie durchgeführt. Mit dem Begriff »Genodermatose« auf der Überweisung konnte er nichts anfangen. Ein paar schnelle Geh- und Zeigeübungen durfte ich bei ihm immerhin machen, was im Arztbrief dann als »*geringe Unsicherheit im Seiltänzergang*« beschrieben wurde, was aber keinen neurologischen Krankheitswert habe. Stattdessen hat er mir »*Kontrollzwang*« und »*Zwangssymptome*« attestiert und eine »*psychiatrische Vorstellung*« empfohlen.

HOFFNUNG ...

Mit diesem Urteil aus der neurogenetischen Sprechstunde der Uni-Klinik wäre ich verloren gewesen, wenn die Überweisung nicht von einem engagierten Facharzt für Umwelt- und Allgemeinmedizin gekommen wäre, der das einfach nicht geglaubt hat, weil er mich nicht so einschätzte. Als ich bei ihm war, um den neurologischen Arztbrief zu besprechen, hatte er bereits große Fragezeichen in den Bericht gemalt, da er selbst schon erlebt hatte, wie ich im Wartezimmer beinahe auf ein am Boden spielendes Kind gefallen wäre, weil ich das Gleichgewicht kaum halten konnte, als ich über das Kind drüber steigen wollte.

Sein Kommentar zu der vernichtenden Psychodiagnose aus der Neurologie der Uni-Klinik:

»Diesen Arztbericht dürfen Sie niemandem zeigen!«

und

»Dann müssen wir es halt später noch mal bei einem anderen Neurologen versuchen.«

Endlich ein Arzt, der mich ernst nimmt und mir wirklich helfen will!

Ich war zu ihm gekommen, weil ich einen begründeten Verdacht auf Schadstoffe in der Raumluft an meinem Arbeitsplatz hatte. Denn seit im Nachbarzimmer ein Wasserschaden war, der dort behoben wurde, roch es in meinem Zimmer sonderbar und mein Hals war häufig gereizt. Aber mein Arbeitgeber meinte, ich würde mir das einbilden. Schließlich würde eine Sanierung meines Zimmers nur unnötige Kosten verursachen. Und am Ende vielleicht noch weitere Hypochonder auf den Plan rufen. Denn unter meinen Kollegen waren einige, die den unangenehmen Geruch in meinem Zimmer auch wahrnahmen. Der Ausdruck *»Hypochonder«* stammt von meinem Chef und bezog sich auf diejenigen Kollegen, die es wagten, ihre »Nase« in Dinge zu stecken, die sie nichts angingen. Für mich hatte er den »gut gemeinten« Rat, dass ich ja jederzeit gehen könne, wenn mir das Zimmer nicht passt.

Ich aber wollte meine Arbeit, die ich gerne mache, nicht aufgeben. Ich dachte also, ein Umweltmediziner könne mir vielleicht mit einem Attest helfen, meinen Arbeitgeber zu überzeugen, eine Raumluftmessung durchführen zu lassen. Zu meiner Überraschung sah der Arzt Schadstoffe in der Umwelt jedoch als eine Art »Ausschlussdiagnose« an, die man nicht so schnell stellen könne. Er meinte:

»Ihre Beschwerden könnten schon durch Gifte in der Raumluft verursacht sein. Aber diese Diagnose stellt man erst, nachdem sämtliche organische und erbliche Ursachen abgeklärt und ausgeschlossen wurden.«

<u>Aufgrund meines hohen Haaransatzes und der Hautveränderungen am Oberkörper vermutete er eine genetische Ursache</u> und schickte mich gleich zu einer Ärztin für Humangenetik. Diese teilte seine Auffassung und hielt ein *»vielleicht genetisch bedingtes Geschehen von Haut, Bindegewebe und Nerven-/Muskelsystem (neurokutan)«* für denkbar, konnte es aber mit den vorliegenden Befunden keiner Krankheit eindeutig zuordnen. Sie empfahl mir zwei weitere Untersuchungen: Zum einen eine *»gezielte neuromuskuläre Untersuchung in der neurogenetischen Sprechstunde der Uni-Klinik«*, zum anderen eine Untersuchung bei einem Professor mit dermatologisch-genetischer Erfahrung in einer weiter entfernten Klinik.

Ersteres scheiterte, wie bereits geschildert, an dem mangelnden Interesse des Arztes an entsprechenden Untersuchungen. Letzteres klappte ebenfalls nicht: Der Herr Professor ist leider unerwartet verstorben, bevor ich bei ihm war! Hätte ich doch bloß nicht so herumgetrödelt, bis ich mich um einen Termin in dieser Klinik kümmerte. Nun wurde mir von der Klinik mitgeteilt, dass sie nach seinem Tod wohl nicht mehr der richtige Ansprechpartner für mich sind. Und einen anderen Arzt mit dermatologischer <u>und</u> genetischer Erfahrung schien es in Deutschland nicht zu geben. Alle »normalen« Hautärzte kamen zum Ergebnis *»harmlose Altersflecken«* und machten sich keine Gedanken darüber, weshalb ich diese Altersflecken 20–25 Jahre zu früh bekommen hatte.

Da die Neurologen ja auch »nichts« gefunden hatten, war ich manchmal ziemlich frustriert. Aber ein einfacher Satz meines Umweltarztes, im richtigen Moment ausgesprochen, gab mir Kraft und Hoffnung:

»Ich werde Sie nicht aufgeben und das sollten Sie auch nicht tun!«

Eines Tages hatte ich dann durch Zufall Kontakt zu einer Heilpraktikerin, die eine Irisdiagnose bei mir durchführte und in meinen Augen eine Menge möglicher Krankheitsherde sah: u. a. Leberpigmentation; Neurasthenie = Empfindlichkeit des Nervensystems, vorwiegend Magen/Darm; Reiz- und Schmerzzeichen im Bereich der Bauchspeicheldrüse; konst. Schwäche; Stauungszeichen im linken Beinbereich und Entzündungszeichen im linken Wirbelsäulenbereich.

Was stellt man nun mit solch einer »Diagnose« einer Heilpraktikerin an? Bei den meisten Ärzten hätte ich Bedenken gehabt, ihnen zu »beichten«, dass ich bei einer Heilpraktikerin war. Was wäre, wenn mir das als »mangelndes Vertrauen« gegenüber den Ärzten ausgelegt würde? Will der Arzt mich dann überhaupt noch behandeln oder sagt er: »Wenn Sie einem Heilpraktiker mehr vertrauen, dann brauchen Sie zu mir erst gar nicht mehr zu kommen!«

Aber bei meinem Umweltarzt konnte und musste ich es wagen. Ich habe ihm die »Diagnose« der Heilpraktikerin vorgelegt, und er hat sich ernsthaft damit auseinander gesetzt und sogar einen Ultraschall der Bauchspeicheldrüse gemacht. Die »Diagnose« der Heilpraktikerin hat sich jedoch nicht bestätigt.

Trotzdem war dieser »Umweg« der Schlüssel zu meiner späteren Diagnose. Denn die Tatsache, dass ich solch einen alternativen Weg versucht hatte, veranlasste den Umweltarzt, mir – angesichts der offensichtlichen Grenzen der Schulmedizin in meinem Fall – ebenfalls etwas Ungewöhnliches vorzuschlagen:

»Wenn man so etwas macht, dann könnte man auch eine Haarmineralanalyse versuchen. Das ist von der Schulmedizin zwar nicht anerkannt und auch keine Kassenleistung. Aber man bekommt dadurch oftmals wertvolle Hinweise für die weitere Diagnostik.«

Er wollte mir eigentlich eine längere Bedenkzeit geben, aber ich war zu diesem Zeitpunkt schon so frustriert von den ständigen Misserfolgen und Sackgassen, dass ich sofort dazu bereit war.

Das Ergebnis der Haaranalyse war überraschend: 28 Stoffe wurden untersucht. Bei allen lag ich im Normalbereich, nur der Kupferwert lag fast 8-fach über der Norm. Das Labor hatte deswegen extra noch eine Kontrollmessung durchgeführt.

Nun wurde ich auf Morbus Wilson untersucht: Kupfer und Coeruloplasmin im Blut waren erniedrigt, Kupfer im Sammelurin war erhöht (aber mit 93 µg/24h hatte ich die normale »Grenze« für Wilson mit 100 µg/24h knapp verfehlt). Da leider kein Kayser-Fleischer-Ring gefunden wurde, war eine Leberbiopsie unausweichlich. Der Kupfergehalt der Leberbiopsie lag eindeutig im Wilson-Bereich, und zwar etwas mehr als 8-fach (!) über der Norm!

Wenn man berücksichtigt, dass die Leberbiopsie erst etwa fünf Monate nach der Haaranalyse stattfand und in den untersuchten unteren Bereichen der Haare entsprechend deren Wachstum ein früherer Stand dokumentiert sein müsste, ergaben Haaranalyse und Leberbiopsie nahezu identische Ergebnisse! Ich finde das sensationell.

Es bleibt zu hoffen, dass die Schulmedizin eines Tages den wissenschaftlichen Vergleich mit Haarmineralanalysen wagen wird. Ich denke, Morbus Wilson wäre hierfür durchaus geeignet. Man könnte z. B. in einer einfachen Langzeitstudie bei allen neu diagnostizierten Wilson-Patienten die Haare auf den Kupfergehalt untersuchen lassen, und zwar bei mindestens zwei bis drei Laboren gleichzeitig, da es hier sicher große Abweichungen geben dürfte. Wenn man nur auf Kupfer untersuchen würde, wäre das auch gar nicht so teuer. Mag sein, dass eine solche Übereinstimmung wie bei mir die Ausnahme sein wird, aber wenn bei einer derartigen Studie nur herauskäme, dass man aus dem Kupfergehalt der Haare zumindest einen begründeten Verdacht auf Morbus Wilson ableiten kann, dann wäre das schon ein Erfolg und vielleicht eine ernst zu nehmende diagnostische Hilfe für Patienten, bei denen die Schulmedizin an ihre Grenzen stößt.

Meine Diagnose wäre jedenfalls ohne die Haaranalyse nicht möglich gewesen, da meine Leberwerte im Blut normal sind und auch die üblichen neurologischen Kurztests nichts zur Diagnose beitragen konnten. D. h. aus schulmedizinischer Sicht hätte kein Arzt einen Anlass gehabt, bei mir eine Leberbiopsie durchzuführen!

Nach der Diagnose ...

Nun hatte ich also eine Wilson-Diagnose, neurologische Form, von einem Internisten gestellt. Für die weitere Verlaufskontrolle war daher eine neurologische Beurteilung von einem Neurologen mit Wilson-Erfahrung erforderlich. Ich machte mich also auf den Weg ...

1. Neurologische Uni-Klinik mit Wilson-Ambulanz:

»Sie sind zu alt für Wilson.«

und

»Das Ergebnis Ihrer Leberbiopsie kann ja ein Laborfehler sein.«

Damals habe ich mich nur gewundert. Heute weiß ich, dass die Aussage, ich sei zu alt für Wilson, definitiv falsch ist. Dies findet man im Internet auf mehreren seriösen Seiten (der Charité Berlin, Deutschen Gesellschaft für Neurologie, Ärztekammer Nordrhein):

Bei jedem Patienten unter 50 Jahren mit einer unklaren Bewegungsstörung muss an einen Morbus Wilson gedacht werden. (Klaffke & Trottenberg 2009)

Das Manifestationsalter wird zwischen dem 5. und 45. Lebensjahr [...] angegeben. (Hermann et al. 2008, mit Hinweis auf Lößner et al. 1990, Roberts & Cox 1998)

[...], die neurologisch betonte Form der Erkrankung tritt eher um das 40. Lebensjahr auf mit einer großen Schwankungsbreite vom 5. bis zum 60. Lebensjahr. (Appenrodt & Sauerbruch 2009)

Meine Leberbiopsie ein Laborfehler? Welch ein Glück, dass ich noch die Haarmineralanalyse hatte, die genau dieselbe Normwertüberschreitung für Kupfer wie die Leberbiopsie ergeben hatte! Dieses Argument zählte für den Arzt natürlich nicht. Aber zwei Laborfehler zweier verschiedener Labore, die mit ganz unterschiedlichen Messmethoden zum selben Ergebnis kamen, das wäre schon sehr unwahrscheinlich!

Für eine komplette neurologische Untersuchung hatten wir schließlich eine stationäre Aufnahme vereinbart. Ein Patientenbetreuer sollte sich bei mir melden, wenn ein Platz frei würde. Dessen Telefonnummer konnte ich nicht bekommen, da dieser häufig wechselt.

Ich wartete also …

Es tat sich nichts. Über mehrere Wochen hinweg versuchte ich, mit dem Arzt Kontakt aufzunehmen, per Fax, per Mail und telefonisch über seine Sekretärin. Keine Reaktion.

Nach drei Monaten entschied ich mich, es in einer anderen Klinik zu versuchen.

2. Neurologische Uni-Klinik mit Wilson-Ambulanz:

Hier ging alles viel schneller, sowohl der ambulante Termin als auch die stationäre Aufnahme. Bei der ersten Visite sagte der Chefarzt dann zu mir:

»Ich wette mit Ihnen, dass Sie keinen Wilson haben.«

Da hätte ich mal darauf eingehen sollen!

Die Untersuchungen ergaben keinen Hinweis auf eine andere neurologische Erkrankung. Lediglich die neuropsychologische Testung ergab eine wohl *»hirnorganisch bedingte subcortikale oder frontal assoziierte Funktionsstörung mit leichtgradigen Leistungseinbußen«.*

Damit waren wenigstens meine Gedächtnis- und Konzentrationsprobleme »erwiesen«.

Bei der letzten Visite meinte der Chefarzt:

»Also doch Wilson?« (als Frage formuliert)

Das Ergebnis der Sammelurin-Untersuchung lag zu diesem Zeitpunkt zum Glück noch nicht vor. Denn mein Kupferwert dort lag <u>unter</u> dem Normwert, d. h. danach müsste ich einen Kupfer<u>mangel</u> haben!

Da ich mir immer alle Einzelbefunde geben lasse, fiel mir auf, dass mir das Labor eine »pathologische« Urinmenge von 8 Litern erfasst hatte. Tatsächlich waren es etwa 1,8 Liter. Bei dem Versuch, dies umzurechnen, kam ein noch niedrigerer Kupferwert heraus. Also eindeutig ein Laborfehler, die Messung war nicht verwertbar.

Hier hätte ich wohl kaum eine Wilson-Diagnose bekommen, wenn ich sie nicht schon gehabt hätte. Mir die Diagnose wieder zu entziehen, haben sie – mangels Alternative – dann doch nicht gewagt.

Dem dortigen Wilson-Facharzt muss man zugutehalten, dass er sich sehr bemühte, den Laborfehler aufzuklären, und er beantwortete mir per Mail engagiert noch einige ergänzende Fragen, die mir nachträglich eingefallen waren. Daher habe ich die Klinik insgesamt in ganz guter Erinnerung.

3. Neurologische Uni-Klinik:

Diese Klinik suchte ich ambulant auf, um Parkinson ausschließen zu lassen. Denn meine Tante hatte Parkinson, und in der vorherigen Klinik hatte ich diverse Parallelen mit meiner Bettnachbarin, die Parkinson hatte, festgestellt.

In dieser Klinik gehört zu der neurologischen Standard-Diagnostik immer auch eine transkranielle Sonografie, ein noch relativ unbekanntes Verfahren, mit dem Parkinson gut von anderen Krankheiten unterschieden werden kann.

Dort hieß es zum ersten Mal:

»Warum haben Sie denn Zweifel an der Wilson-Diagnose?«

Ergebnis der transkraniellen Sonografie:

»Links deutlich sichtbare Echogenitätsanhebung des Linsenkerns, vereinbar mit Schwermetalleinlagerung (z. B. Kupfer, Eisen), Hyperechogenitäten der Substantia nigra beidseits.«

Die Schwermetalle sehen in der transkraniellen Sonografie alle gleich aus. Aber die Eisenspeicherkrankheit hatte ich im Rahmen einer Studie zum Glück schon ausgeschlossen bekommen. Parkinson konnte nun über die transkranielle Sonografie eindeutig ausgeschlossen werden. Also endlich mal ein greifbares Ergebnis, während ich im MRT immer nur *»unspezifische Signalerhöhungen«* hatte …

Da das Verfahren dem MRT offenbar in einigen Bereichen überlegen zu sein scheint, sollte vielleicht mal über die Standard-Diagnostik für Morbus Wilson neu nachgedacht werden. Es gibt bereits Aufnahmen, wie das bei verschiedenen Schweregraden des neurologischen Wilson im Gehirn aussieht. Diese wurden schon im Jahr 2005 veröffentlicht. Ich habe sie mir per Mail schicken lassen.

Allgemeinarzt:

»Ja wenn Sie mir sagen, dass Sie Wilson haben, dann kann ich Ihnen überhaupt nichts verschreiben.«

Das sind so die Probleme, wenn man mal einen Arzt aufsuchen muss, der einen nicht so gut kennt und der auch nicht weiß, dass man bei Morbus Wilson nicht zwingend eine Leberzirrhose haben muss.

In diesem Fall lag das Ergebnis meiner Leberbiopsie zum Glück noch nicht vor, so dass wir uns darauf einigten, dass der Wilson ja noch nicht erwiesen ist und er mir also doch das benötigte Antibiotikum verschreiben konnte …

Morbus Wilson im Alltag

Ich habe die Diagnose Morbus Wilson nie als Belastung, sondern immer als Erleichterung empfunden. Endlich konnte ich verstehen, warum mein Körper so verrücktspielt. Und in einigen Bereichen gab es sogar positive Einflüsse auf meinen Alltag:

Umgang mit Ärzten:

Mein Eindruck ist, dass circa 95 % aller Ärzte praktisch keine Ahnung von Morbus Wilson haben. Dies zu ändern ist mein Ziel. Ich erzähle jedem Arzt, egal welcher Fachrichtung, dass ich Wilson habe und erkläre kurz, worum es dabei geht und wie das bei mir konkret aussieht.

Da ist man plötzlich in einer ganz anderen Situation! Der Arzt hört interessiert und aufgeschlossen zu, während man sich sonst z. B. mit Erkenntnissen aus dem Internet eher unbeliebt macht.

Ja, und jetzt wird man mit seinen Problemen ernst genommen, auch mit solchen, die normalerweise höchstens die Bezeichnung »Missempfindungen« bekommen würden. Denn nun gibt es eine mögliche Erklärung dafür.

Unabhängig davon habe ich es dem Wilson zu verdanken, dass ich nun zwei gute Ärzte gefunden habe, die sich optimal ergänzen, mein Wilson-Facharzt als klassischer Schulmediziner und mein eher naturheilkundlich orientierter Facharzt für Umwelt- und Allgemeinmedizin. Das Wissen, die beiden zu haben, gibt mir Sicherheit, auch wenn es gesundheitlich mal nicht so gut läuft. Auf meine Bitte hin hat sich der Umweltmediziner nämlich bereit erklärt, mein Hausarzt zu werden, obwohl er ganz genau wusste, was er sich damit einhandelt. Denn ich habe ständig irgendwelche gesundheitlichen Probleme und mein Körper will einfach nicht »nach Lehrbuch« funktionieren. Auch nicht nach dem »Wilson-Lehrbuch«, aber vielleicht steht da einfach noch nicht genug drin …

»Neue« Symptome haben es nämlich schwer, in den Wilson-Katalog aufgenommen zu werden.

Nehmen wir z. B. mal meine Hautveränderungen: »*Altersflecken*« circa 20–25 Jahre zu früh. – Wieso??? Vielleicht doch eine Genodermatose oder wie wäre es mit … Wilson?

Um dies abzuklären, hatte ich extra einen Termin in einer Hautklinik. Dort schauten mich etwa 15–20 Oberärzte gleichzeitig an. Sie konnten mit Morbus Wilson nichts anfangen, also hielt ich ihnen einen kurzen Vortrag darüber. Es endete damit, dass die versammelten Hautärzte schließlich mich fragten, ob meine Hautflecken denn typisch für Wilson seien. Dies konnte ich ihnen nicht bestätigen (eigentlich wollte ich das ja von ihnen wissen …). Es gibt zwar Hautveränderungen, die im Zusammenhang mit Wilson gesehen werden, aber eben nicht meine. Also stand dann im Arztbrief, dass ich normale seborrhoische Keratosen (Altersflecken) habe und sie keinen Zusammenhang mit Wilson sehen.

Wie sollen da meine – auf den Oberkörper konzentrierten – »*Altersflecken*« jemals die Chance haben, als (frühzeitig sichtbares) Symptom bei EuroWilson aufgenommen zu werden? Wäre es denn so abwegig, dass eine (Kupfer)Vergiftung den Körper eventuell schneller altern lässt? Auch viele meiner anderen Probleme treten normalerweise erst im Rentenalter auf: Probleme beim Treppensteigen, orthopädische Probleme, Gedächtnis- und Konzentrationsprobleme, und auch der neueste Verdacht, wonach ich gegebenenfalls eine Vorstufe der »altersbedingten« Makuladegeneration an den Augen haben könnte.

Osteoporose (als klassische Alterserkrankung!) ist ja immerhin schon als Risikofaktor bei Morbus Wilson anerkannt.

Auch meine erhöhte Infektanfälligkeit könnte man vermutlich durchaus mit einem durch die (Kupfer)Vergiftung geschwächten Körper erklären. Es gibt auch andere Wilson-Patienten mit diesem Problem. Aber wer berichtet seinem Wilson-Facharzt, den er vielleicht einmal im Jahr sieht, schon davon, dass er ständig gegen langwierige Erkältungen ankämpfen muss? Schließlich ist dafür der Hausarzt zuständig und nicht ein Internist oder Neurologe. Aber vielleicht könnten das die Wilson-Fachärzte ja künftig mal abfragen.

Und in einigen Jahren ist mein Wilson dann vielleicht gar nicht mehr so untypisch, wie er heute noch erscheint ...

Schutz gegenüber dem Arbeitgeber:

Nach dem Erhalt der Diagnose Morbus Wilson versuchte mein Chef mehrfach, mich zur »freiwilligen« Aufgabe meiner Arbeit zu bewegen. Er erhöhte den Druck, indem er ankündigte, dass er mich immer wieder darauf ansprechen werde. Auf meinen Einwand, dass ich in meinem Alter noch nicht »in Rente« gehen möchte, meinte er, dass das Leben für jeden etwas anderes vorsehe und für Einzelne eben auch das. Er drängte mich, die Feststellung einer Behinderung zu beantragen, weil er glaubte, dass ich damit scheitern würde und er Recht behalten würde mit seiner Ansicht, dass es keine krankheitsbedingten Gedächtnis- und Konzentrationsprobleme gibt und mein verlangsamtes Arbeitstempo an meinem »Arbeitsstil« liegen müsse.

Ich selbst wäre nie auf die Idee gekommen, einen Behindertenausweis zu beantragen. Schließlich sieht man mir meine vielfältigen Beschwerden nicht an, und ich hatte an mich selbst den Anspruch, dass ich trotz meiner gesundheitlichen Einschränkungen weiterhin versuchen müsse, den normalen Anforderungen des Berufslebens gewachsen zu sein.

Ich bekam einen Behinderungsgrad von 50 % anerkannt und damit gerade so viel, um umfassenden Schutz gegenüber dem Arbeitgeber zu bekommen. Ich beantragte »Begleitende Hilfe im Arbeitsleben« und hatte nun eine engagierte Dame vom Integrationsamt an meiner Seite. Es gab ein gemeinsames Gespräch mit meinem Arbeitgeber, mit dem Ergebnis, dass meine Fallzahl reduziert wurde. Für einen Teil meiner »Minderleistung« bekommt mein Arbeitgeber nun einen finanziellen Ausgleich vom Integrationsamt. Sie hatten sich natürlich einen vollen Ausgleich inklusive Lohnnebenkosten vorgestellt, aber das ist nicht machbar. Mein Arbeitgeber wurde von der Dame des Integrationsamtes darauf hingewiesen, dass sie aufgrund meiner sechsjährigen Beschäftigungszeit eine »Fürsorgepflicht« für mich hätten.

So wurde aus der Aufforderung meines Chefs, die Feststellung einer Behinderung zu beantragen, ein echtes Eigentor. Ich kann meine Arbeit, die mir so viel bedeutet, behalten und habe nun eine verringerte Arbeitsmenge, die ich entsprechend meinen persönlichen Möglichkeiten auch bewältigen kann.

Bei Problemen mit meinem Chef oder auch mit Kollegen kann ich mich jederzeit ans Integrationsamt wenden. Eine Kündigung ist nur noch mit Zustimmung des Integrationsamtes möglich, und es gibt extra einen Integrationsfachdienst aus Sozialpädagogen, die einem in allen Lebenslagen zur Seite stehen.

Ich kann jedem nur empfehlen, um den Arbeitsplatz und eine persönlich machbare Arbeitsmenge zu kämpfen. Denn Arbeit, die man gerne macht, ist immer auch ein bisschen Therapie, ein Stück Normalität trotz der Krankheit.

Wenn ich die Ablenkung durch meine Arbeit nicht hätte, hätte ich viel zu viel Zeit, mich mit meinen gesundheitlichen Problemen zu befassen und mein »gefühlter« Gesundheitszustand wäre wahrscheinlich schlechter …

Gabriele G.

Quellen

Appenroth B, Sauerbruch T. Weiterführende Informationen und Differentialdiagnostik zur Zertifizierten Kasuistik »Kupferstoffwechselstörungen«. 2009. URL: http://www.aekno.de/cme/artikel.asp?id=53 [Stand 2009-03-26].

Hermann W, Boltshauser E, Kühn H-J, Willeit J. Morbus Wilson. In Diener H-C, Putzki N (Hrg.). *Leitlinien für Diagnostik und Therapie in der Neurologie*; 4. überarbeitete Aufl. 2008, 654 ff. Georg Thieme Verlag: Stuttgart. Abrufbar im Internet: URL: http://www.dgn.org/images/stories/dgn/leitlinien/LL2008/ll08kap_014.pdf [Stand 2009-03-26].

Klaffke S, Trottenberg T. Morbus Wilson. 2009. URL: http://www.charite.de/ch/neuro/klinik/patienten/ag_bewegungsstoerungen/index/info/Morbus_Wilson/Morbus_Wilson.htm#3 [Stand 2009-03-26].

Lößner J, Bachmann H, Siegemund R, Kühn HJ, Günther K. Wilsonsche Erkrankung in der DDR: Rückblick und Ausblick – eine Bilanz. *Psychiatr Neurol Med Psychol* 1990; 42: 585–600.

Roberts EA, Cox DW. Wilson disease. *Bailliere's Clin Gastroenterol* 1998; 12: 237–256.

Meine Erfahrungen in der Psychotherapie

Jeder Wilson-Patient hat seine eigene Geschichte, uns alle verbindet, dass wir ähnliche Erfahrungen gemacht haben. Ich war 25 Jahre alt, als die Krankheit bei mir ausbrach. Und es hat weitere 25 Jahre gebraucht, bis ich den Entschluss fasste und den Mut hatte, mich in eine psychosomatische Therapie zu begeben.

Als ich durch den Wilson-Verein von dieser Möglichkeit erfahren hatte, war ich noch nicht so weit, denn von Freunden, die bereits eine Therapie hinter sich hatten, wusste ich, dass es kein »Zuckerschlecken« ist. Und ich hatte Angst, Angst vor meinen Gefühlen! Es dauerte noch bis 1999, bis ich bereit war. In den Jahren dazwischen hatte ich mich einer Selbsthilfegruppe angeschlossen, in der ich einen Weg fand, an mir zu arbeiten. Irgendwann stellte ich fest, dass ich nicht weiterkam. Jetzt wollte ich eine Therapie machen. Nach einem Gespräch bekam ich ein Bündel Unterlagen mit Fragen, die ich beantworten sollte. So erledigte ich diese Aufgabe, welche anfangs leicht schien, aber am Ende habe ich dann nur noch geheult! Was ist mit mir los? Worauf will ich mich einlassen? Was erwartet mich? Ich habe Angst!

Nachdem ich mich entschieden hatte und die Therapie genehmigt war, fiel mir der Einstieg leicht. Am Anfang fragte ich mich manchmal: Bin ich hier richtig? Es war so einfach! Dachte ich! Mit der Zeit beschäftigten mich die Gespräche auch nach der Sitzung oder in meinen Träumen oder während der Woche. Und auf einmal war ich mittendrin! Zurück wollte und konnte ich nicht mehr! Ich musste diese Chance für mich nutzen! Ich ging zurück in die Vergangenheit – 25 Jahre zurück. Vieles, was ich verdrängt hatte, war plötzlich gegenwärtig geworden und schmerzte! Alte Wunden brachen auf! Ich bekam Wut, eine große Wut auf den Wilson! »Warum ich? Ich will dich nicht! Hau ab …« Es tat so gut, aber auch weh, meine Wut herauszulassen und den Schmerz und meine verlorenen Träume und Wünsche zu spüren. Endlich hatte ich die Gelegenheit, alles das rauszulassen, was mir auf der Seele lag. Es war eine Menge! Ich fühlte mich verstanden – ohne große Erklärungen. Manchmal dachte ich, es hört überhaupt nicht mehr auf. Dann hatte ich wieder »Ruhepausen« bis zum nächsten »Ausbruch«.

Meine Lebensängste wurden ebenfalls ein wichtiges Thema für mich. Durch einschneidende seelische Erlebnisse hatte ich im Laufe der Jahre Angstattacken, die sich bis zur Panik steigerten. Oft bei körperlichem Unwohlsein (Kreislauf, Übelkeit) oder Stress-Situationen oder verdrängten Problemen oder »einfach nur so«. Ich hatte dann auch Todesängste (Hyperventilation). Dachte, ich müsste sterben, und suchte Hilfe bei Freunden und Nachbarn. Dabei fühlte ich mich gleichzeitig erbärmlich. Mir, einer erwachsenen Frau, passierte das! Langsam fing ich an, mich damit auseinander zu setzen, denn ich wollte mich von meinen Ängsten nicht mehr beherrschen lassen. Manchmal fühlte ich mich jämmerlich und schämte mich, dieses Problem zu haben. Fortlaufen und Verdrängen waren einfacher gewesen, doch der Wunsch nach besserer Lebensqualität war stärker! Seitdem ich die Ursachen kenne, kann ich damit besser umgehen, und es funktioniert!

Und dann waren da noch meine Schuldgefühle und meine traurige Seele! Der wunde Punkt in meinem Leben. Aus dem Tagebuch meiner Mutter (das ich vor vier Jahren nach ihrem Tod fand) erfuhr ich, wie es mir, meiner Familie und Freunden mit dem Wilson erging. Es hat mich umgehauen! Das hatte ich vergessen! Davon wollte ich nichts wissen! Jetzt in der Therapie traute ich mich. Der Druck war zu groß geworden. Es tat mir sehr weh, meine Schuldgefühle zuzulassen. Wie viel Sorgen, Kummer und Schmerz haben sie durch mich erfahren? Was haben sie wegen mir ausgehalten und ertragen! Denn damals gab es kaum Informationen bzw. Austausch. Mein Verhalten ihnen gegenüber war für mich aus heutiger Sicht einfach unmöglich. Ich fühlte mich sehr, sehr schlecht. Ich hätte es am liebsten ungeschehen gemacht.

Während der Sitzungen habe ich mir alles von der Seele geredet, geweint und um Verzeihung gebeten, mich entschuldigt. Es fiel mir manchmal nicht leicht, zugleich spürte ich, dass ich auf dem Weg war. Meine verletzte Seele konnte sich öffnen und ließ die Trauer und den Schmerz raus – ich habe geweint, geweint um mich, die Karin, um die vergangenen Jahre und was geschehen war. Ich lernte, mir zu verzeihen und mich mit mir auszusöhnen. Es war ein langer Prozess mit Höhen und Tiefen, der Licht in mein Dunkel brachte, so dass ich aufräumen konnte.

Nach gut zweieinhalb Jahren geht meine Therapie dem Ende zu, ich habe viel über mich erfahren. Es hat alles seinen Platz in meinem Leben gefunden. Die Vergangenheit ist Vergangenheit. Ich habe mich mit dem Wilson ausgesöhnt, er ist heute ein Teil von mir. Ich brauche heute nicht mehr die »starke« Frau zu sein, die ich nie sein wollte (was den Wilson betrifft). Ich gehe liebevoll und sorgsam mit mir um, denn in meinem Leben bin ich der wichtigste Mensch! Meine beste Entscheidung war der Schritt in die Therapie! Dafür bin ich dankbar!

Nachtrag

Mittlerweile sind sechs Jahre vergangen. Ich lebe mein Leben mit dem Wilson. Manchmal muss ich mich meinen alten Ängsten wieder stellen, aber ich laufe nicht mehr weg und suche mir Hilfe bei Freunden. (Ich muss es nicht alleine aushalten/austragen.) Aber das Schönste ist, ich bin wieder die Karin von früher (vor Ausbruch des Wilson). Ich lebe intensiv! Meine positiven Emotionen kann ich wieder rauslassen – Lachen, Singen, Schreien, Weinen. Ich spüre das Leben! Die verlorenen Jahre kann ich mir nicht mehr zurückholen, für mich ist wichtig: Lebe heute, denn jeder Tag ist ein Geschenk!

Karin Rauner

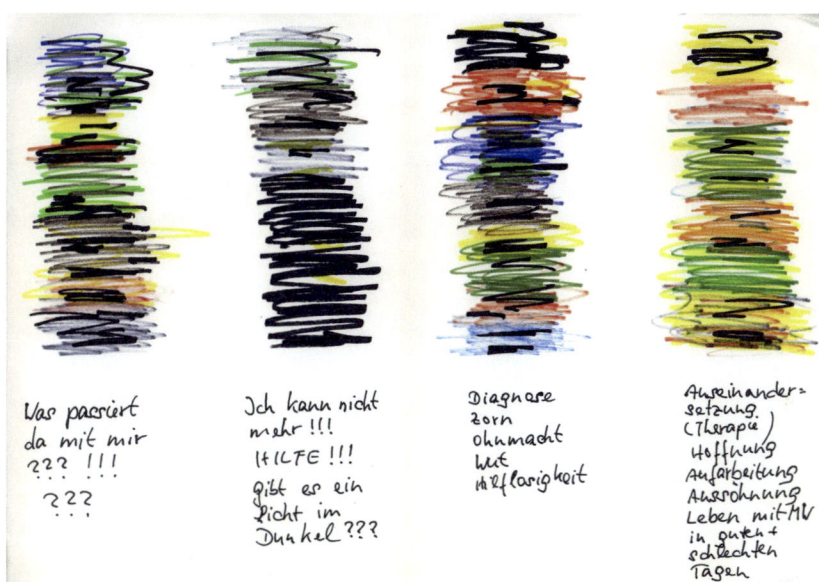

Vas passiert
da mit mir
??? !!!
???

Ich kann nicht
mehr !!!
HILFE !!!
gibt es ein
Licht im
Dunkel ???

Diagnose
Zorn
ohnmacht
wut
Hilflosigkeit

Auseinander=
setzung.
(Therapie)
Hoffnung
Aufarbeitung
Aussöhnung
Leben mit MV
in guten +
schlechten
Tagen

Morbus Wilson

Karin Rauner

2007

Meine Kindheit endete mit neun Jahren

Wie alles begann …

Ich hatte gerade meine Erstkommunion gefeiert, war also neun Jahre alt, als Anfang Mai 1979 kleine rote Flecken an meinen Beinen auftraten, von den Knöcheln aufwärts, etwa 10–15 cm hoch. Der Hausarzt schloss Röteln aus. Die Flecken blieben, es wurde aber nicht weiter nachgeforscht.

Ich war oft sehr müde und lustlos und im Schulsport sehr kraftlos. Meine Lehrerin ermunterte mich vergebens, auf den Kasten zu gelangen. Früher hatte ich keine Probleme damit, aber es klappte einfach nicht. Meine Mutter entschuldigte mich vom Sportunterricht, nachdem ich ihr versicherte, dass ich es einfach nicht schaffte und dass die Beine schmerzten.

Im Juni 1979 traten die Flecken vermehrt an den Beinen auf, sie juckten oder schmerzten aber nicht. Sie waren mal stärker und schwächer. Unser Hausarzt war zu dieser Zeit im Urlaub, und so wartete meine Mutter wieder ab. Doch als ab dem 12. Juni die Flecken auch an beiden Armen auftraten, wurde meine Mutter unruhig. Sie dachte aber eher, dass es sich um eine Art Nesselausschlag handeln würde. Sie wollte zu einem Hautarzt mit mir gehen, da es aber Mittwochnachmittag war und die Praxen geschlossen hatten, geschah wieder nichts.

Dann fuhren wir drei Tage zu meiner Oma in den Bayerischen Wald zur Geburtstagsfeier. Ich war ruhiger als sonst, rannte nicht so viel herum wie sonst. Ich war die ganze Zeit sehr müde und fror. Das war sehr untypisch für mich, denn ich war ansonsten ein fröhliches Kind, das sich viel bewegte und immer warme Hände hatte. Ich war eher ein »schwitziges« Kind als ein »verfrorenes«. Wie gesagt, jetzt aber hatte ich ständig kalte Hände und Füße. Beim Haarefönen schmerzte meine ganze Kopfhaut. Ich fühlte mich total erschöpft. Die Flecken an den Armen waren sehr stark, und meine Mutter beschloss, sofort zu Hause einen Arzt aufzusuchen.

Mein Hausarzt war immer noch im Urlaub, und so mussten wir zur Vertretung gehen. Es ist zwar schon 28 Jahre her, aber ich kann mich noch gut daran erinnern, dass das Untersuchungszimmer abgedunkelt war (es war heiß im Juni), der Arzt mich flüchtig ansah und meinte, dass es eine Allergie auf normale Seife sei. Er empfahl mir, mich mit seifenfreier Waschlotion zu waschen. So wurden meine Mutter und ich nach Hause geschickt. Nach ein paar Tagen wurden die Flecken an den Beinen immer stärker, und meine Mutter wollte mit mir zum Hautarzt gehen. Damals konnte man nur mit Überweisungsschein zu einem Facharzt gehen. Als meine Mutter bei der Hausarzt-Vertretung eine Überweisung forderte, war dieser Arzt nicht begeistert, dass man ihm nicht glauben wollte. Er meinte erneut, dass es eine abklingende Allergie sei, stellte aber doch die Überweisung aus.

Als ich am nächsten Tag (dem 21. Juni) beim Hautarzt war, überstürzte sich nun alles. Der Hautarzt war entsetzt, als er mich sah. Mein Gesicht war aufgedunsen und hatte einen gelblichen Schimmer. Er sah mir in die Augen, die auch gelb waren, untersuchte mich genau und fragte nach Urin und Stuhl. Als er hörte, dass mein Stuhl hell und der Urin dunkel sei (das erwähnte ich meiner Mutter gegenüber gelegentlich), teilte er meiner Mutter mit, dass es sich um eine schwere innere Erkrankung des Stoffwechsels handle und ich sofort ins Krankenhaus müsse. Er gab meiner Mutter ein Schreiben für die Hausarzt-Vertretung mit, da dieser Arzt die Einweisung ins Krankenhaus schreiben müsse. Erst auf das Drängen meiner Mutter hin schrieb dieser die Diagnose des Hautarztes auf die Krankenhauseinweisung. Doch meine Mutter merkte, dass er sich nicht wohl in seiner Haut fühlte.

Am Freitag, dem 22. Juni 1979 kamen wir in der Ambulanz der Kinderklinik an. Nachdem die Schwestern den Diagnoseverdacht lasen, wurde ich sofort in ein Behandlungszimmer geführt, das ich nicht mehr verlassen durfte. Der Arzt begann mit den Untersuchungen, nahm Blut und stellte sogleich eine Gelbsucht und Hautblutungen (die roten Flecken) fest. Ich musste im Krankenhaus bleiben und bekam sofort ein Zimmer in der Infektionsstation. Sie wussten nicht, ob es sich um eine ansteckende oder nicht ansteckende Form der Gelbsucht handelte. Sie vermuteten Hepatitis C. Dann begann die Untersuchungsserie. Drei Tage später wusste man, dass ich keine ansteckende Gelbsucht hatte. Tagein, tagaus wurde Blut genommen, eine Vielzahl von Ärzten kam, die mich untersuchten. Nach fünf Tagen wurde mir

Knochenmark entnommen. Das Ergebnis war negativ. Die Ursache der Krankheit war nicht im Blut zu suchen, obwohl das Blut nicht in Ordnung sei, denn es gerann nicht richtig. Wieder zwei Tage später lag die Vermutung nahe, dass es sich um eine Lebersache handle. Es wurden eine Bauchspiegelung und Leberbiopsie für den 2. Juli veranschlagt.

Während dieser Zeit ging es mir immer schlechter, ich war müde, lustlos, hatte Wasser im Bauch und in den Beinen. Ich war neun Jahre alt, ständig kamen Ärzte, ich musste Urin sammeln, oder es mussten Untersuchungen gemacht werden, die teilweise sehr unangenehm waren. Aber ich war sehr tapfer, das bestätigt mir meine Mutter heute noch.

Am 1. Juli wurde eine Augenuntersuchung an der Spaltlampe vorgenommen. Das war ein großer Erfolg, denn da ich einen Kayser-Fleischer-Kornealring hatte, fiel zum ersten Mal der Verdacht auf Morbus Wilson. Die Leberbiopsie war für den nächsten Tag geplant. Es war den ganzen Vormittag nicht klar, ob der Eingriff gemacht werden konnte, da meine Blutgerinnung sehr schlecht war. Mein Quickwert lag bei 20. Es wurde hin und her überlegt. Die Chirurgie war damals noch in einem anderen Gebäude und ich musste mit dem Krankenwagen dorthin gebracht werden. Meine Ärztin, die sich in den letzten zehn Tagen um mich und uns gekümmert hatte, war zum Glück dabei. Alles war nämlich sehr ungewiss, keiner kannte diese Krankheit und dann noch eine Bauchspiegelung und Leberbiopsie. Ich bekam so viel Blutgerinnungsmittel, dass der Eingriff vorgenommen werden konnte. Ich kann mich noch daran erinnern, denn ich hatte nur eine örtliche Betäubung. Ich erinnere mich auch noch an das Gefühl, wie Luft in den Bauchraum gegeben wurde. Den Eingriff überstand ich gut. Es bestätigte sich der Verdacht des Morbus Wilson. Ich hatte schon eine fortgeschrittene Leberzirrhose (mit neun Jahren). Meine Ärztin erklärte mir damals, dass meine Leber wie ein Streuselkuchen aussah.

Ich bekam dann entkupfernde Medikamente, D-Penicillamin, das damals Trolovol hieß. Ich musste von einem zum anderen Tag kupferarme Diät essen, musste immer noch Urin sammeln und der Krankenschwester Briefe schreiben. Ich wusste zuerst nicht, warum ich ihr

Briefe schreiben sollte, doch später wurde ich darüber aufgeklärt. Man wollte sehen, ob mein Gehirn auch schon in Mitleidenschaft gezogen worden war. Ich musste auch neurologische Untersuchungen mit EEG durchstehen. Aber zum Glück hatte ich keine neurologischen Auffälligkeiten. Die Ärztin erklärte mir das damals so, dass mein Körper bis zu den Augen mit Kupfer »vollgepumpt« sei, aber das Gehirn sei noch nicht betroffen gewesen. Es war wirklich fünf Minuten vor zwölf gewesen, als ich ins Krankenhaus kam.

Eine Woche nach der Biopsie ging es mir plötzlich wieder sehr schlecht. Ich bekam sehr hohes Fieber und war teilnahmslos. Die Leberwerte stiegen auf 570 an. Die Ärzte befürchteten ein Leberversagen. Die Lage war sehr ernst. Es wurde ein Krisenstab von fünf Ärzten gebildet, die mich ständig beobachteten. Meiner Mutter wurde der Ernst der Lage mitgeteilt und gesagt, dass eventuell eine Bluttransfusion in Erwägung gezogen würde. Meine Mutter erzählt mir heute noch, dass sich für sie damals ein riesiges Loch im Boden aufgetan hatte. Meine Familie bangte damals um mich, meine damals 14-jährige Schwester war völlig verstört, da meine Mutter jeden Tag bei mir im Krankenhaus war. Meine Großeltern wohnten zum Glück bei uns im Haus, so war meine Schwester nicht alleine. Diese Krankheit, die niemand kannte, diese Ungewissheit war schrecklich.

Damals vor 28 Jahren konnte man sich ja noch nicht im Internet über Krankheiten informieren. Man war den Ärzten komplett ausgeliefert und hoffte, dass sie einen über alles informieren. Doch ich war der vierte Fall von Morbus Wilson in dieser Kinderklinik, da war der Erfahrungsschatz noch nicht so groß.

Ich bekam dann doch keine Bluttransfusion. Ich bekam diverse andere Medikamente, da unter anderem auch der Ammoniakgehalt im Blut stark angestiegen war. Nach und nach verbesserte sich mein Gesundheitszustand. Am 14. Juli 1979 kam meine Schwester für einige Tage zu mir in die Klinik, zum Glück ins gleiche Zimmer. Es wurden bei ihr Blutuntersuchungen vorgenommen, Sammelurin ausgewertet. Für mich war es eine kleine Abwechslung des Krankenhausalltages mit meiner Schwester. Meine Schwester konnte jedoch nach ein paar Tagen wieder nach Hause, da alle Untersuchungsergebnisse negativ waren. Meine Eltern brachten mir einen kleinen Schwarz-Weiß-Fernseher mit ins Krankenhaus. Das war ein tolles Geschenk. Es war ein kleiner tragbarer Fernseher, das Gehäuse war knallorange und man konnte drei Programme sehen. Für 1979 war das gigantisch.

Ich war weiterhin auf kupferarmer Diät und durfte nur 1 000 μg Kupfer pro Tag zu mir nehmen. Des Weiteren durfte ich auch nur natriumarme und eiweißarme Kost essen. Das Essen war eine Katastrophe, alles wurde grammgenau abgewogen. Aber ich hielt mich immer an alle Anweisungen. Ich musste 4 × 1 Tablette D-Peniciallmin nehmen. Nachdem sich die Blut- und Kupferausscheidungswerte wesentlich gebessert hatten (die ersten Ergebnisse nach der Sammlung unter D-Penicillamin waren 40 × höher als regulär), durfte ich am 20.07.1979 nach vier Wochen Klinikaufenthalt wieder nach Hause.

Die Ärztin wies meine Mutter darauf hin, dass ich nur nach Hause entlassen werden könne, wenn alle Anweisungen inklusive Kochen genauestens befolgt werden würden. Für ein Kind mit neun Jahren sei aber die häusliche Umgebung zur Genesung wesentlich besser. Von da ab ging es mir Tag für Tag besser, ich hielt mich genau an alle Anweisungen. Meine beste Freundin besuchte mich täglich oder schrieb mir Briefe. Ich bekam auch von meiner Grundschulklasse Genesungsbriefe (die ich auch heute noch habe).

Nach etwa vier Wochen durfte ich täglich 1 500 μg Kupfer zu mir nehmen, und somit wurde mein Speiseplan etwas abwechslungsreicher.

Nun lebe ich schon 28 Jahren mit dieser Krankheit. Mir ging es immer gut, ich hatte keine neurologischen Auffälligkeiten. Vor drei Jahren musste ich meine Medikamente auf Trientine umstellen, da ich D-Penicillamin nicht mehr vertrug.

Wenn ich sage, dass es mir immer gut ging, meine ich, dass ich sicherlich immer mit den Nebenwirkungen von D-Penicillamin zu kämpfen hatte (Hautprobleme, Blutgerinnungsstörungen …), aber ich war nie wieder so krank, dass ich ins Krankenhaus musste. Meine Mutter sagt immer, dass meine Kindheit mit neun Jahren vorbei war und ich damals meine Unbeschwertheit verloren habe. Ich war immer pflichtbewusst und wäre nie auf den Gedanken gekommen, meine Me-

Frühstück: 40g Brot   0,060
          50g Paprika   0,050
          Butter   0,005
          20g Fleisch ✓   0,050   0,255
          Apfel 100g   ✓   0,090

Vormittag: 100g Ananas   0,050

Mittag   2 x Saft   0,080
            100g Karotten   0,080
            150g Reis   0,200
            Fleisch 100g ✓ 0,250   0,650
            Zitr. "   0,040

Nachmittag: 100g Ananas   0,050
            1 x Saft   0,040
            Apfel   ✓   0,090   0,160

Abend: 40g Fleisch   0,100
            Semeln + Butter 0,030
            1 x Saft   0,040   0,220
            Paprika 50g ✓   0,050

            Kuchen ✓   0,050   0,170
            Orange   0,080   1,505
            1 x Saft   0,040
                            0,170

Einer meiner Tagespläne, die ich oft selbst aufgeschrieben hatte.

Kartoffel – Suppe

		Kupfer
70 g	Kartoffel	0,115
25 g	Karotten	0,020
50 g	Sellerie	0,010
20 g	Zwiebel	0,016
30 g	Blumenkohl	0,042
1	Lorbeerblatt	—
3	Nelkenhörner	—
10 g	Mehl f. Einbrenne	0,015
	Butter	0,005
	cu	0,223
100 g.	grüner Salat	0,060
1 Eßl.	Zitrone 10 g	0,035
1 "	Öl	0,005
	fertiger Salat	0,100

Ein Rezept, das meine Mutter noch aufgehoben hat.

dikamente nicht zu nehmen. Meine Krankheit hat mich natürlich geprägt, mich ernster gemacht. Wenn ich dagegen die Unbekümmertheit meiner beiden Kinder (10 und 13 Jahre) anschaue, merke ich, dass mir die Krankheit ein großes Stück Kindheit »geraubt« hat. Ich bin aber nie daran verzweifelt, dass ich immer Medikamente nehmen und eben auf die Ernährung achten muss. Im jugendlichen Alter war für mich das Thema Alkohol z. B. gar kein Thema und ist es auch bis heute nicht.

Ich kann aber auch die Verzweiflung meiner Mutter nachempfinden, die sie 1979 hatte. Wie froh wäre sie gewesen, wenn es damals schon eine Selbsthilfegruppe gegeben hätte, eben Menschen, mit denen man sich hätte austauschen können. Sie berichtet mir oft, wie alleine und hilflos sie damals war.

Vielen Dank an meine Mutter, die sich über diese schwere Zeit so viele Notizen gemacht hat und auch einige meiner »Essens-Tagespläne« aufgehoben hat.

Anbei eine Kopie eines Tagesplanes.

Birgit Eckle, 11. Juli 2007

Wie Krankheit zum Segen werden kann …

Kein normaler Mensch würde sich jemals freiwillig wünschen, krank zu werden. Und doch denke ich, dass alles im Leben einen Sinn hat – das Positive wie auch das Negative. So hoffe ich, dass meine Geschichte mit dem Morbus Wilson zur Ermutigung (nicht nur von Betroffenen!) dienen darf und vielleicht auch ein wenig zum Nachdenken anregt …

Angefangen hat alles vor ziemlich genau zehn Jahren. Ich war gerade im zweiten Semester meines Innenarchitektur-Studiums und bereitete mich auf die Prüfungen zum Semesterabschluss vor. Dabei merkte ich, wie mir das Schreiben zunehmend Probleme bereitete. Meine Schrift war ganz klein, meine Hände zunehmend verkrampft, und so sehr ich mich auch anstrengte, konnte ich einfach nicht mehr »schön« schreiben. Doch ich begründete das zuerst damit, dass ich eben gerade in einer ziemlichen Stresssituation war und das alles wohl »psychisch« bedingt sei. Die Prüfungen habe ich dann doch relativ gut überstanden, auch weil es mehr zum Zeichnen als zum Schreiben gab (Zeichnen, vor allem mit Lineal, ging noch recht gut …).

Als aber meine Beschwerden nach den Ferien dann nicht besser, sondern eher noch etwas schlechter wurden, bin ich schließlich doch zum Arzt gegangen. Mein Hausarzt konnte mit meinen »Schreibproblemen« nicht viel anfangen und hat mich gleich zum Neurologen überwiesen. Der tippte sofort auf »Schreibkrampf« (da er auch keine körperliche Schädigung der Nerven feststellen konnte), was in den meisten Fällen wohl psychisch bedingt sei. Zur Behandlung gab er mir Parkinson-Medikamente, immerhin mit der »beruhigenden« Bemerkung, dass ich keinen Parkinson hätte, aber das Medikament eben »entkrampfend« wirken sollte. Nach ein paar Wochen jedoch, als ich keine Veränderung bemerkte (weder zum Besseren noch zum Schlechteren), beschloss ich, mit den Medikamenten wieder aufzuhören – auch schon deswegen, da mir vom Lesen der Nebenwirkungen fast schlecht wurde …

So verging ungefähr fast ein Jahr, in dem ich mich mit meinen »verkrampften Händen« herumplagte, stets in der Hoffnung, dass es wieder von alleine besser werden würde. Doch das Gegenteil war der Fall:

ich bemerkte, dass ich zunehmend »ungeschickter« wurde. Feinmotorische Arbeiten und einfache Dinge wie Schuhe binden und Knöpfe zumachen fielen mir immer schwerer. Zudem bemerkte ich ein leichtes Zittern bei bestimmten Bewegungen und bei Aufregung ein ziemlich starkes Zittern im Kopf-/Halsbereich. Auch beim Reden war meine Zunge wie verkrampft. Ich redete unwillkürlich etwas schneller als normal, doch konnte ich manche Worte nicht mehr ganz deutlich aussprechen (Dies ist aber mehr mir selbst als meiner Umgebung aufgefallen …).

Eines Tages entdeckte ich in der Zeitung einen Artikel über Botox (ein Nervengift), das auch bei Schreibkrampf gespritzt wird. Auf meine Anfrage hin überwies mich mein Arzt dann in eine Fachklinik für Neurologie, wo eine Botox-Sprechstunde angeboten wurde. Doch meine Hoffnung wurde zuerst etwas gedämpft: Der zuständige Oberarzt meinte, dass Botox für mich eher nicht in Frage käme. Ich solle aber zu einer stationären Abklärung kommen, er habe da einen Verdacht, was es sein könnte …

Und tatsächlich wurde sein »Verdacht« bestätigt. Fast zwei Jahre nach Beginn der ersten Beschwerden stand die Diagnose »Morbus Wilson« fest: die Blut- und 24-Stunden-Urinwerte, das CT, der (sogar mit bloßem Auge erkennbare) Kayser-Fleischer-Ring und meine neurologischen Ausfälle waren eindeutig!

Da die Ärzte dieser Klinik jedoch nicht viel Erfahrung mit Morbus Wilson hatten, wurde ich zuerst falsch behandelt. Ich bekam eine niedrige Dosis Metalcaptase, die dann nach und nach gesteigert werden sollte (was ja grundsätzlich richtig ist). Doch leider gehörte ich zu den 25 % der Patienten, bei denen die neurologischen Ausfälle sich durch das Medikament noch weiter verschlechtern. Deshalb wurde die niedrige Dosis beibehalten, um alles nicht noch schlimmer zu machen.

Vom Studium wurde ich für zwei Semester beurlaubt, denn inzwischen war ich fast gar nicht mehr in der Lage, leserlich zu schreiben. Auch alltägliche Dinge wie Schuhe binden, sich anziehen oder die Haare waschen wurden für mich zunehmend mühsamer. Außerdem kämpfte ich stets gegen eine mehr oder weniger große Müdigkeit, öfters kamen auch Kopfschmerzen hinzu.

Über drei Monate lang übte ich fast jeden Tag schreiben, und dennoch wurde es eher schlechter als besser. Bis ich eines Abends die drei Worte schrieb: »Jesus, hilf mir« – es war so klein und zittrig geschrieben, dass man es eigentlich nicht lesen konnte. Doch ich bin überzeugt, dass dieser Abend ein Wendepunkt in meinem Leben war ...

Kurz darauf fand ich über das Internet heraus, dass es eine Selbsthilfegruppe für Morbus Wilson gibt und in den nächsten Wochen sogar ein Regionaltreffen in Heidelberg stattfinden würde. Sehr gespannt fuhr ich mit meinen Eltern dorthin und habe mich gefreut, dass außer anderen Betroffenen auch sehr erfahrene Ärzte anwesend waren. Diese waren ganz erschrocken, als sie von meiner immer noch viel zu niedrigen Dosis Metalcaptase hörten, und empfahlen mir, dass ich doch zu ihnen in die Wilson-Sprechstunde kommen solle.

Und da war ich dann wirklich in den besten Händen: Ich wurde sofort auf Trientine umgestellt, und daraufhin ging es mir von Woche zu Woche zusehends besser. Was für ein Geschenk war es, als die Verkrampfung sich immer mehr löste und ich wieder schreiben konnte! Auch das Reden wurde wieder einfacher und mein Zittern nach und nach weniger.

Heute kann ich zwar nicht mehr ganz so schön schreiben wie früher, auch das Zittern macht sich noch bei Stress und Aufregung wieder bemerkbar, doch ich bin so dankbar, dass es mir wieder gut gehen darf!

Aber nun wieder zurück zu meinem unterbrochenen Innenarchitektur-Studium: Während der Urlaubssemester, als es mir schon wieder besser ging, hatte ich viel Zeit zum Nachdenken. Mein einstiger »Traumberuf« machte mir immer weniger Freude und ich merkte, dass er aus verschiedenen Gründen nicht mehr in Frage kam.

Als ich mich dann beim Arbeitsamt nach anderen Möglichkeiten umschaute, stieß ich auf einigen Umwegen auf den Beruf der »Medizinisch-technischen Assistentin für Funktionsdiagnostik«. Dieser beinhaltet das Untersuchen von verschiedenen »Körperfunktionen« von Patienten, wie z. B. der Herzfunktion (EKG), Lungenfunktion, des Gehörs und vor allem auch der Nervenfunktionen (z. B. EEG). Durch meine Krankheit hatte ich diesen Bereich schon ausführlich kennengelernt, aber nicht immer gute Erfahrungen gemacht: viele der Assistentinnen waren bei den Untersuchungen nicht immer sehr einfühlsam – teilweise wurde ich sogar recht grob behandelt. Das wollte ich einmal besser machen, denn nun wusste ich, wie man sich als Patient fühlt!

Und tatsächlich geschah das nächste kleine Wunder: Das Arbeitsamt befürwortete meine Entscheidung, diesen Beruf zu lernen. Und obwohl ich inzwischen wieder in der Lage gewesen wäre, mein Studium ohne Probleme fortzusetzen, bekam ich die Ausbildung als Umschulung und Reha-Maßnahme komplett bezahlt! Das war für mich auch Gottes Führung und eine Bestätigung, dass dieser Weg der richtige ist.

Während der dreijährigen Ausbildung fand ich immer mehr Freude an dem Beruf. Das Lernen fiel mir leicht, und so hatte ich nebenher noch genügend Zeit für andere Aktivitäten wie Joggen, Radfahren, Schwimmen, ins Konzert gehen, Gitarre spielen, Lesen … Unter anderem ging ich auch in einen Bibelkreis bei uns im Schulzentrum, später dann in eine freie evangelische Gemeinde. So wurde mir mit der Zeit ein Bibelvers aus dem Lukasevangelium immer wichtiger, wo Jesus zu den Pharisäern sagt:

»Die Gesunden bedürfen des Arztes nicht, sondern die Kranken.«
(Lukas 5,31)

Ich verstand, dass Jesus mir nicht nur mit meiner körperlichen Krankheit geholfen hatte, sondern dass er auch meine ganze Schuld getragen hat und mein Leben in der Hand hält!

So darf ich auch die Hoffnung haben auf ein ewiges Leben bei Gott, wo es kein Leid, keine Schmerzen und keine Krankheit mehr geben wird!

Inzwischen arbeite ich nun seit bald drei Jahren in einem Schweizer Kantonsspital in der Neurologie (im EEG-Labor). Hier bin ich konfrontiert mit den unterschiedlichsten Patienten, ambulanten und stationären, sehr oft auch mit Schwerstkranken auf der Intensivstation. Und obwohl ich durch meine Krankheit nicht hundertprozentig fit bin, oft auch mit Müdigkeit kämpfe, so darf ich meine Arbeit jeden Tag mit Gottes Hilfe schaffen.

Ich versuche so gut es geht, mit jedem Patienten möglichst geduldig umzugehen, ermutigende Worte zu finden und ein wenig Hoffnung weiterzugeben. Dies gelingt mir natürlich nicht immer – und dennoch wünsche ich jedem von Herzen die Erfahrung, dass durch Krankheit durchaus viel Positives entstehen kann (selbst wenn es keine Aussicht auf Heilung gibt) und dass Gesundheit nicht das Wichtigste im Leben ist. Viel wertvoller ist es, Frieden mit Gott zu haben – denn was ist das kurze Leben hier auf der Erde im Vergleich zur Ewigkeit?

Sabine Elsässer, 17. Mai 2007

Morbus Wilson

Sabine Elsässer

Juli 2007

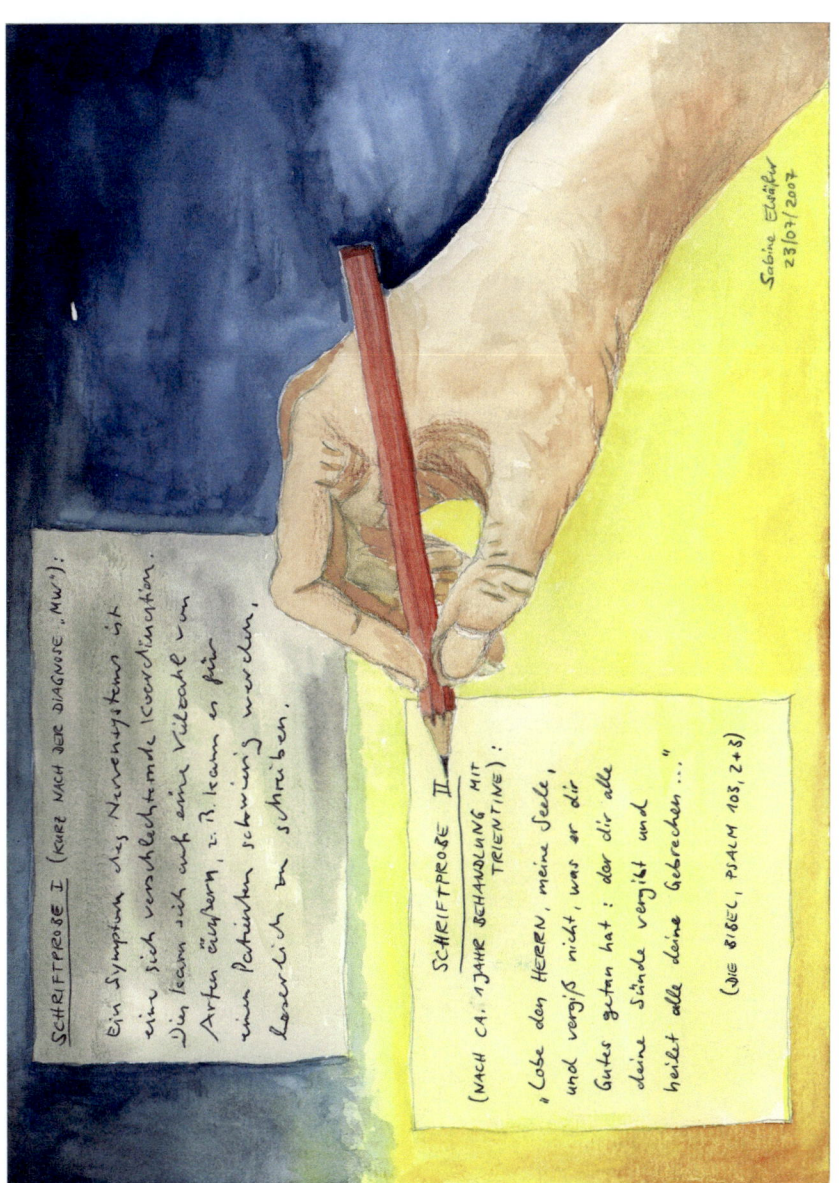

»Zehn Jahre später, und Sie lägen in der Kiste«

Meine Krankengeschichte beginnt eigentlich mit der Bundeswehr (1976). Nach einer Woche Bund brach ich mir den Arm, und bei Routineuntersuchungen wurden erhöhte Leberwerte festgestellt. In der Klinik wurde letztendlich Morbus Wilson diagnostiziert. Dort wurde mir vom Arzt verkündet: »Zehn Jahre früher, und wir hätten Sie heilen können; zehn Jahre später, und Sie lägen in der Kiste.« Diese Aussage kam von einer *Leberspezialklinik*!!! Nach zwölf Wochen und Einstellung auf Metalcaptase wurde ich entlassen.

1978 heiratete ich; wir bekamen drei Kinder, die von Anfang an mindestens zweimal im Jahr die Blutwerte kontrolliert bekamen. Nach etwa sechs bis sieben Jahren wurde mir von einem fremden Kinderarzt, der gerade Notdienst hatte, erklärt, dass mit Hilfe des Blutes erst ab dem achten Lebensjahr Morbus Wilson feststellbar sei.

1987 wurde ich aufgrund einer Unverträglichkeit auf Trientine umgestellt, welches ich bis heute nehme.

1996 wollten wir letztendlich wissen, ob wir die Krankheit übertragen haben (auch im Interesse der Kinder und Enkelkinder) und machten eine humangenetische Untersuchung. Um Kosten für die Krankenkasse zu sparen, willigten wir ein, die Untersuchung im Rahmen einer Studie abzuwickeln, ein folgenschwerer Fehler. Denn erst über zehn Jahre später (September 2007) bekamen wir die Ergebnisse, mit dem Resultat, dass meine Frau keinen Gendefekt hat und somit nicht Überträger ist.

Trotz aller Widrigkeiten bin ich bei bester Gesundheit und schon immer voll berufstätig.

Wolfgang Sturmheit, 52 Jahre

Dr. Wald

Wenn ich an Kopfweh leide und Neurose,
mich unverstanden fühle und alt,
wenn mich die guten Musen nicht liebkosen,
dann konsultiere ich den Dr. Wald.

Er ist mein Augenarzt und mein Psychiater,
mein Orthopäde und mein Internist.
Er hilft mir über jeden Kater,
ob er aus Kummer oder Kognak ist.

Er hält nicht viel von Pülverchen und Pillen,
doch um so mehr von Luft und Sonnenschein.
Und kaum umfängt mich die sterile Stille,
rauscht er mir zu: »Nun atmen Sie tief ein.«

Ist seine Praxis auch nicht überlaufen,
in seiner Obhut fühlt man sich gesund.
Und lässt mich Kreislaufschwäche einmal schnaufen,
bin ich morgen ohne klinischen Befund.

Er bringt uns immer wieder auf die Beine
und unsere Seele stets ins Gleichgewicht.
Verhindert Fettansatz und Gallensteine,
nur Hausbesuche macht er leider nicht.

                              Verfasser unbekannt

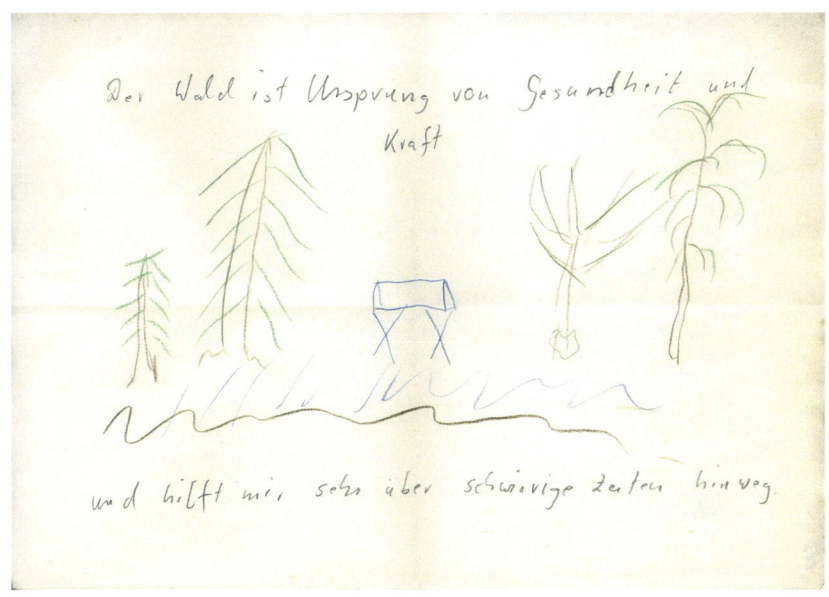

Dr. Wald

Centa Denz

2007

Ich konnte weder
Tasse noch Löffel zum Mund führen

Mein Name ist Gerlinde Michalitschke, ich bin 58 Jahre alt.

1970/71, ein Jahr nach der Geburt meiner Tochter – ich war 21 –, wurde bei mir ein Morbus Wilson diagnostiziert.

Da bei meiner jüngeren Schwester 1967 als erstem Patienten in derselben Uni-Klinik ein Morbus Wilson mit Leberschaden festgestellt worden war und bei mir dieselben Symptome wie bei ihr auftraten, wie zum Beispiel Händezittern, Sprachstörungen, Speichelfluss und Störungen des Bewegungsapparates, konnte bei mir recht schnell ebenfalls ein Morbus Wilson diagnostiziert werden, allerdings ohne Leberbeteiligung. Es wurde eine Leberbiopsie durchgeführt. Als Medikamente bekam ich Metalcaptase 3 × 1, Kaliumsulfit 3 × 1 und B 6 Vicotrat 1 × 1 verordnet.

Damals wurden verschiedene Versuche bei mir durchgeführt, z. B. wurde mir aus der Wadenseite ein Stück Vene herausgeschnitten oder Nadeln auf Nervenstellen gesetzt. Das alles war verbunden mit höllischen Schmerzen. Weiterhin bekam ich sehr wenig zu essen. Man wusste damals noch nicht genau, welche Lebensmittel viel oder wenig Kupfer enthalten. Ich war damals zwölf Wochen stationär in der Uni-Klinik und magerte auf 46 kg ab bei einer Größe von 1,71 m. Mein Mann hat mich dann auf eigene Verantwortung aus der Klinik geholt.

Für die nächsten sieben Jahre besuchte ich keine Klinik mehr. Medikamente verschrieb mir mein Hausarzt. Ich aß alles, auch Schokolade und Nüsse, und das nicht zu knapp. 1978 traten die Symptome wieder sehr stark auf. Ich konnte weder Tasse noch Löffel zum Mund führen, ohne dass der Inhalt verschüttet wurde, weil meine Hände so stark zitterten, auch konnte ich keine zwei Meter mehr gehen. Daraufhin habe ich mich wieder in die Uni-Klinik begeben. Da stellte man dann fest, dass sich Kupfer im Kleinhirn abgelagert hatte.

Während des Aufenthaltes in dieser Klinik verstarb meine Schwester 28-jährig.

Man konnte mir nicht sagen, ob sich meine Symptome wieder bessern würden, da es für das Kleinhirn keine Medikamente gäbe, die das Kupfer herausfiltern könnten. Man hat mir einen Diätplan mit Lebensmitteln gegeben, die wenig Kupfer enthalten. Ich habe dann nicht mehr als 1 mg Kupfer am Tag zu mir genommen, viel gebetet und daran geglaubt, dass mein Zustand sich wieder verbessern würde – meine Tochter brauchte mich ja.

Nach etwa drei Monaten waren plötzlich die Symptome ganz verschwunden.

Seit 2002 bin ich in einer anderen Uni-Klinik, in einer Spezialambulanz. Dort wurde ich auf das Medikament Trientine umgestellt. Das Kupfer hat schon zwei der großen Gelenke zerstört, ich habe links eine Hüftprothese und rechts ein künstliches Kniegelenk. Zwischenzeitlich kann ich wieder einwandfrei laufen.

Symptome, die auf einen Morbus Wilson hinweisen, habe ich überhaupt keine mehr, auch keinen Kayser-Fleischer-Ring mehr in den Augen, er hat sich total zurückgebildet.

Je älter ich werde, umso weniger merke ich, dass ich von der Erbkrankheit Morbus Wilson betroffen bin.

Gerlinde Michalitschke

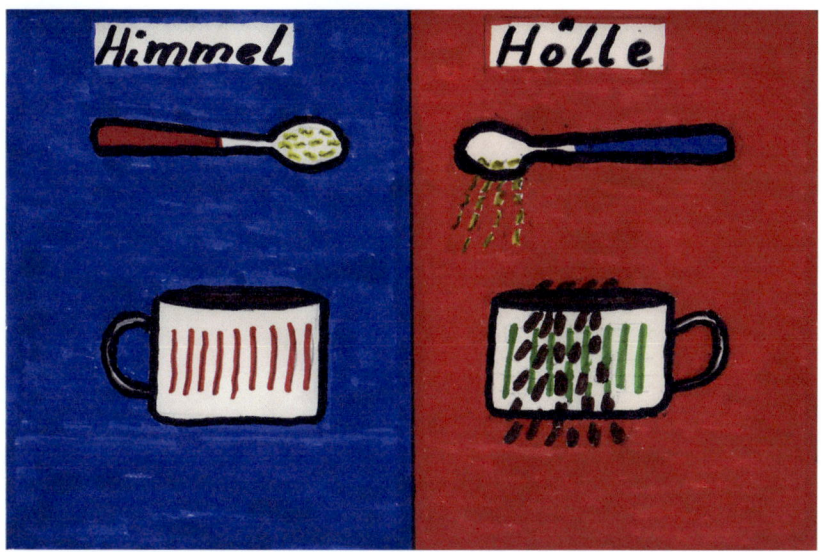

Morbus Wilson
Himmel – Hölle

Gerlinde Michalitschke
Oktober 2007

Vor ein paar Jahren hatte sich bei mir Kupfer im Kleinhirn abgelagert, trotz regelmäßiger Einnahme meiner Medikamente. Meine Hände zitterten sehr stark. Die Speisen, die auf dem Löffel waren: bis ich zum Mund kam, waren sie runtergefallen. So auch mit der Tasse, mit Getränken: bis ich zum Mund kam, war die halbe Tasse leer. Heute zittere ich kein bisschen mehr. Innerhalb eines halben Jahres war das Zittern vorbei, durch ganz strenge Diät, Gebete und den Glauben.

Heute ist es der Himmel, damals war es die Hölle.

Finden Sie Ihr Leben
mit dem Morbus Wilson denn nicht lebenswert?

Ich möchte meine Geschichte mitteilen, um anderen Mut zu machen, dass das Ärztesystem nicht immer versagt und in meinen Fall sehr gut und schnell reagiert hat.

Bei mir wurde der Morbus Wilson im Alter von 22 Jahren diagnostiziert. Es war an einem Morgen, als mein Auge stark tränte und ich zur Augenklinik musste. Das war sozusagen mein Glück im Unglück. In der Augenklinik untersuchte mich eine junge Ärztin, frisch von der Universität, und bemerkte den bei mir schon sehr stark ausgeprägten Kayser-Fleischer-Ring. Sie beruhigte mich und schickte mich zum Internisten. Sie kümmerte sich darum, dass ich noch in der gleichen Woche einen Termin bekam. Beim Internisten ging's los: 24-Stunden-Urin, Blutprobe, und als das positiv war, weiter mit einer Leberbiopsie und Kernspintomographie, um eine Fehldiagnose auszuschließen. Kaum vier Wochen später begann ich schon mit der Entkupferung mit Metalcaptase. Gott sei Dank vertrug ich es gut. Etwa sechs Monate später war ich gut entkupfert und bat meinen Internisten, mich auf Zink umzustellen, was auch reibungslos verlief. Bis zum heutigen Tag nehme ich dreimal täglich Zink (50 mg – 25 mg – 50 mg) und bin sehr zufrieden damit. Die Dosis ist zwar recht niedrig, aber ich denke, das liegt an meiner genauen Einnahme.

Negativ in Erinnerung habe ich eigentlich nur die schmerzhafte ambulante Leberbiopsie und die wöchentlichen Blutabnahmen, um ein Nierenversagen aufgrund von Metalcaptase auszuschließen.

Ich hatte das Glück, dass – obwohl der Kayser-Fleischer-Ring (heute noch vorhanden) bei mir stark ausgeprägt war – in meiner Leber und in meinem Gehirn nur eine geringe Kupferablagerung festgestellt wurde. Bevor ich erfuhr, dass ich Morbus Wilson habe, litt ich unter starken Konzentrationsstörungen und hatte sehr zittrige Hände. Ich hätte hinter diesen Symptomen allerdings keine Krankheit vermutet. Deshalb finde ich die Aufklärungsarbeit über den Morbus Wilson auch sehr wichtig.

An die Kupferdiät halte ich mich allerdings nicht, da ich einfach viel zu gerne esse und mich der Verzicht wahrscheinlich kränker als der Morbus Wilson machen würde ☺.

Anfangs hatte ich auch Bedenken, ob ich als genkranke Frau überhaupt ein Kind bekommen sollte. Mein Internist sprach jedoch die entscheidenden Worte: »Finden Sie Ihr Leben mit dem Morbus Wilson denn nicht lebenswert?« Für diese Worte bin ich ihm sehr dankbar, weil ich nun weiß, dass das Leben mit einem Morbus Wilson genauso lebenswert ist und keinerlei Einschränkungen an der Freude hat. Ich kann nur allen Betroffenen raten, den Morbus Wilson als Teil zu akzeptieren und anzunehmen, auf seinen Körper zu hören und zu achten und sich so die Lebensfreude zu erhalten.

E. E.

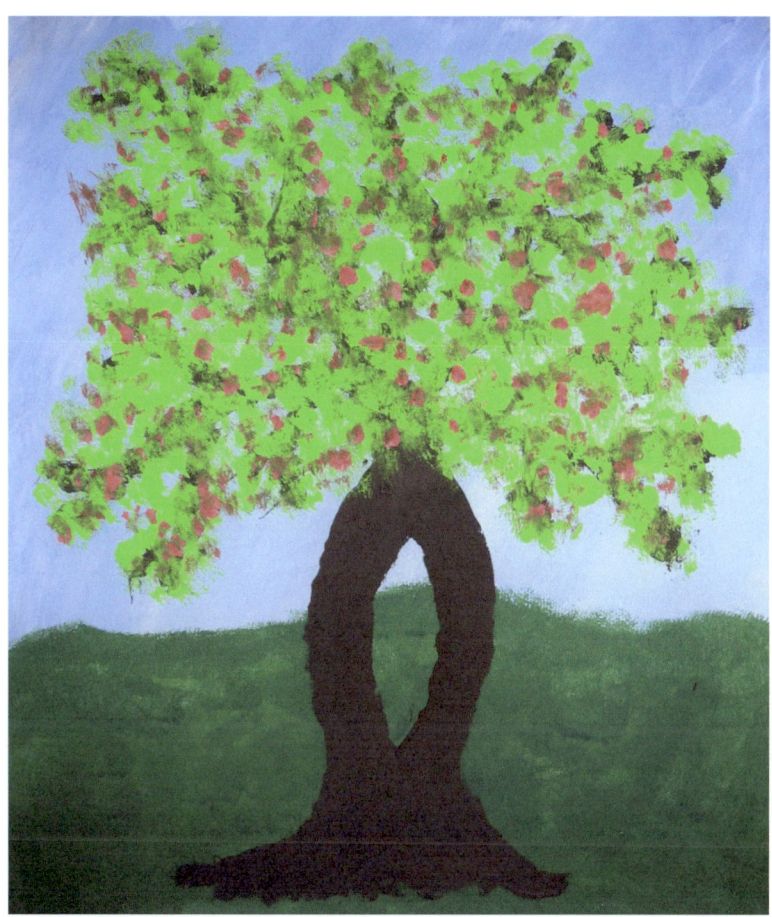

Morbus Wilson
Der gespaltene Baum

E. E.
Oktober 2007

Ich habe diesen Namen für das Bild gewählt, weil, auch wenn einen das Leben zeichnet, es doch möglich ist, zu voller Schönheit zu erblühen.

Damit das Fläschchen schneller voll ist

Vorgeschichte

Ich hatte mit acht Jahren die Gelbsucht. Mein Bruder sagte zu mir, ich sähe aus wie eine Chinesin, nur hätte ich keine Schlitzaugen. Ich wurde drei Monate krankgeschrieben. Damals freute ich mich natürlich darüber: Nicht mehr in die Schule zu gehen, das war für mich toll, weil mich meine Lehrerin sowieso nicht mochte. Aber die Hausaufgaben wurden mir nicht erlassen. Ich hatte einen ganz lieben »Onkel Doktor«, er war wie »Papi« zu mir. Zu meinen Hausaufgaben meinte er, ich sollte einfach so viel erledigen, wie es möglich ist.

Als mein Onkel Doktor einmal zu mir kam, brachte er ein Fläschchen mit, in dem ich mein »bisi« Urin sammeln sollte. Als der Onkel Doktor gegangen war, meinte mein Bruderherz zu mir: »Komm, ich pinkle auch in das Fläschchen, damit es schneller voll ist.« Gesagt, getan! Und das Fläschchen war fast voll, also musste ich nur noch ein kleines »bisi« Urin zugeben.

Hauptgeschichte

Es fing in der Schule an! Bei einer Schönschreibstunde, der Lehrer ging zwischen den Schulbänklein hin und her, auf einmal blieb er neben mir stehen und sagte zu mir, ich solle das Heft auf die Seite legen und das Lesebuch hervornehmen und lesen. Am Abend kam der Lehrer nach Hause und sagte meinen Eltern, dass etwas mit mir nicht stimme. So kam ich für zwei Wochen in die Uni-Klinik, aber die fanden nichts, also ging ich wieder nach Hause. Es ging mir immer schlechter, nichtsdestotrotz ging ich wieder in die Schule. Nach drei Wochen Schule musste ich zum Hals-Nasen-Ohren-Arzt gehen, doch der fand auch nichts. Dann musste ich in die Augenklinik, und dort fanden sie endlich die Ursache meiner Probleme. Sie sagten, ich hätte zu viel Kupfer. Ich verstand die Welt nicht mehr und sagte: »Wie, wo, WAS? Wieso habe ich zu viel Kupfer?« Ich war gerade mal elf Jahre alt und durfte von nun an keine Schokoladen mehr essen.

Danach begann für mich die Odyssee! Ich konnte nicht mehr schreiben und den Speichel schlucken, nicht mehr essen, laufen, sprechen. Das ging einen Monat lang so. Als ich wieder ein bisschen laufen konnte, schickte mich meine Mama zum Einkaufen. Sie hat natürlich alles aufgeschrieben. Ich ging voller Freude einkaufen, denn ich konnte ja wieder laufen, nur sprechen konnte ich nicht. Im Laden angekommen, gab ich der Verkäuferin den Zettel ab, dann sagt die Verkäuferin, ich könne ihr das doch auch vorlesen. Ich schüttelte den Kopf. Sie daraufhin: »Hast Du den Mund verloren?« Ich riss ihr den Zettel aus der Hand und lief so schnell, wie mich meine Beine tragen konnten, aus dem Laden.

Mit der Zeit ging alles wieder viel besser. Dann aber bekam ich Absencen, ich kippte einfach um und war nicht mehr ansprechbar. Die Ärzte wussten auch nicht recht, woher es kam. Sie dachten zuerst, es seien epileptische Anfälle, aber dem war nicht so.

30 Jahre später wiederholte sich ein Großteil meiner Odyssee wieder, dazu kamen nun auch noch psychische und Gelenkprobleme.

Heute geht es mir den Umständen entsprechend wieder gut, und ich habe wieder Freude am Leben und auch an kleinen Dingen. Auch genieße ich meine Enkelkinder, mit denen ich spielen und lachen kann.

Marlies Meyer-Zimmerli

Morbus Wilson

Marlies Meyer-Zimmerli

2007

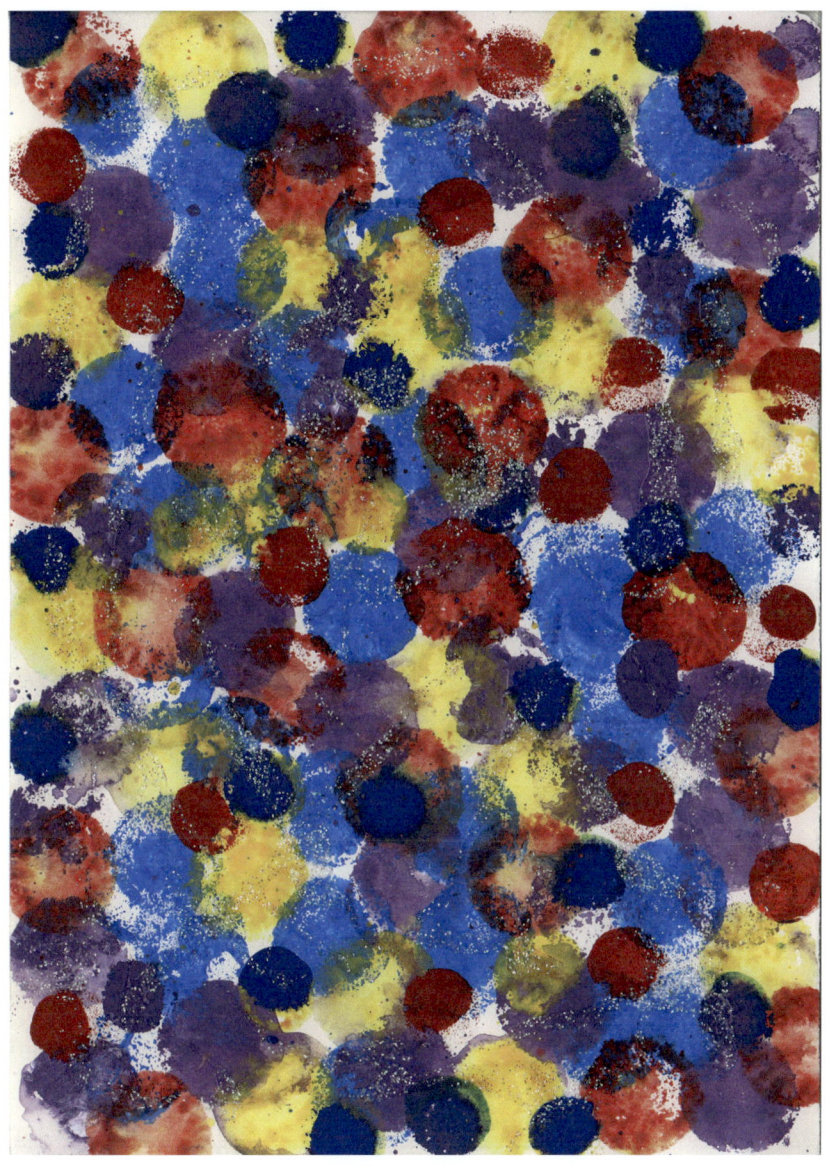

Mein Werdegang mit der Krankheit Morbus Wilson

Mit 19 Jahren, 1964, wurde die Krankheit bei mir diagnostiziert. Ich hatte Sprachschwierigkeiten und litt an Kopfschmerzen. Als ich bei der Krankenkasse eine Sonnenbrille beantragte, wurde ich zu einem Vertrauensarzt geschickt, welcher mich zu einem Augenarzt überwies. Der erkannte am Kayser-Fleischer-Ring meine Krankheit und überwies mich ins nächstgelegene Krankenhaus.

Der behandelnde Arzt meinte, es sei eine Nervensache und wollte mich in eine Nervenklinik schicken. Ich ging zum Augenarzt zurück. Der schickte mich dann zur Medizinischen Uni-Klinik in die Ambulanz. Die sagten, dass ich drei Tage zur stationären Behandlung kommen solle. Aus den drei Tagen wurden neun Wochen. Ich wurde medikamentös eingestellt, bekam dreimal täglich 300 mg Metalcaptase und dreimal täglich Kaliumsulfit.

Nach zwei Jahren bekam ich Bauchschmerzen und erbrach mich dauernd. Daraufhin überwies mein Hausarzt mich ins örtliche Krankenhaus. Als ich im Krankenhaus ankam, sagten sie mir, dass es wahrscheinlich an den Tabletten liege, ich erst mal nach Hause und am nächsten Tag in die Uni-Klinik fahren solle. Darauf antwortete ich: »Ich habe starke Schmerzen und fahre nicht nach Hause.« Daraufhin riefen sie in der Uni-Klinik an, und es wurde ein Bett frei gemacht. Es war auch höchste Zeit, denn ich hatte einen Darmverschluss, der sofort operiert wurde.

Ich fuhr dann jährlich zur Kontrolle in die Uni-Klinik. Es ging zehn Jahre gut. Nach zehn Jahren stellten sie fest, dass ich unterkupfert war, und setzten die Tabletten ein Jahr ab. Nach diesem Jahr fingen sie mit zweimal täglich 150 mg wieder an. 1990 hatte sich mein Zustand dermaßen verschlechtert, dass ich im Bad umkippte. Ich brach mir das Schienbein und riss mir am Fuß eine Sehne ab. Danach saß ich im Rollstuhl, konnte mich weder alleine anziehen noch essen.

Mitte 1990 kam ich in die Neurologische Uni-Klinik. Dort haben sie die Tabletten erneut erhöht und den Anfangszustand wieder hergestellt. Die Verbesserung der Krankheit war kaum spürbar, so dass ich keinen Lebensmut mehr hatte.

1990, am 19. Dezember, schickte mein örtlicher Neurologe mich in die Uni-Klinik. Da sie den ganzen Tag nichts bei mir unternommen hatten, fragte ich, was ich hier solle. Ich wolle doch Weihnachten zu Hause sein. Darauf kamen zwei Pfleger, luden mich auf eine Trage, schnallten mich fest und brachten mich in die Psychiatrie, wo sie mich auch im Bett anschnallten. Da ich bei vollem Verstand war, habe ich geschrien, sie sollten mich losbinden. Daraufhin gab der Arzt mir eine Beruhigungsspritze, das wiederholte sich in der Nacht dreimal. Am nächsten Morgen brachte der Pfleger das Frühstück. Ich sagte, dass ich angeschnallt nicht frühstücken würde. Er sagte, wenn ich nicht randaliere, würde er mich losschnallen. Ich erwiderte, dass ich kein Mensch bin, der randaliert, mich aber meiner persönlichen Freiheit beraubt gesehen habe. Er band mich los und sagte zu mir: »Wie ich das sehe, hätten wir Sie gar nicht anschnallen dürfen, die Ärzte haben es aber angeordnet.« Um zehn Uhr kam dann die Visite. Da habe ich gefragt, was ich hier solle, und gesagt, dass ich nach Hause möchte. Die riefen dann meine Mutter an, ob sie mich abholen wolle. Sie sagte, sie warte auf Handwerker und sie sollten mich in ein Taxi setzen, was sie dann auch taten.

Nach diesem Krankenhausaufenthalt bin ich sehr empfindlich geworden. Wenn einer ein schiefes Wort sagte, ging ich sofort auf 180. Dass ich wieder laufen kann, verdanke ich meiner Mutter. Sie ist jeden Tag mit mir etwas gelaufen und hat den Rollstuhl immer dabei gehabt. Wenn ich nicht mehr konnte, habe ich mich hineingesetzt. So ging es jeden Tag etwas besser. Mit der Zeit bin ich auch ruhiger geworden.

Ich möchte jedem mit auf den Weg geben, nicht aufzugeben, sondern zu kämpfen. Ich habe es am eigenen Leib gespürt.

Gerd Stühmer

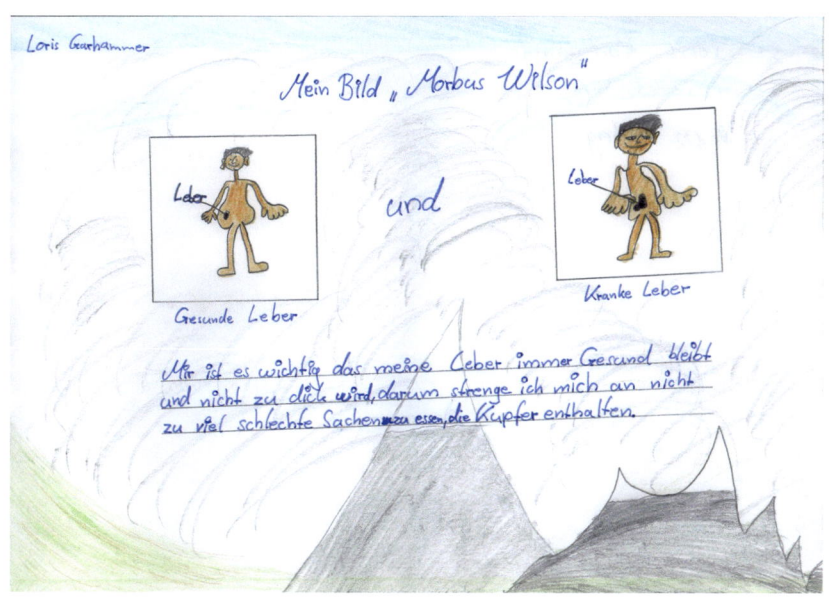

Morbus Wilson

Loris Garhammer
2007

Danielas Geschichte

Daniela wurde am 25. Dezember 1988 an einem Sonntagmorgen um 8:52 Uhr geboren. Sie war unser absolutes Wunschkind, und wir waren überglücklich, als wir sie nach einer kurzen, einfachen Geburt zehn Tage zu früh in die Arme nehmen konnten.

Daniela entwickelte sich prächtig. Schon innerhalb kürzester Zeit hatte sie Speckröllchen an Armen und Beinen, lernte mit 14 Monaten laufen und etwa mit 18 Monaten sprechen.

Am 25. April 1991, genau zweieinviertel Jahre später, kam ihre Schwester Sabrina auf die Welt, diesmal nach einer eher mühsamen und langen Schwangerschaft.

Daniela entwickelte sich weiter und war immer kerngesund – außer den üblichen Kinderkrankheiten war sie nie krank.

Die Pubertät begann schon bald, und Daniela entwickelte sich zu einer jungen Frau. Leider brachte diese Zeit auch einige Fettpölsterchen, Pickel und sonstige unangenehme Dinge, die Daniela teilweise recht belasteten. Die Launen gingen mit den pubertären Problemen auf und ab, und Daniela wurde ein richtiger Teenager. Doch ihre liebe Art, ihre Hilfsbereitschaft und ihre soziale Einstellung waren weiterhin ihre großen Vorzüge.

Der heiße Sommer 2003 war noch kaum vorbei, als Daniela am Freitagabend, dem 5. September, plötzlich sehr schlapp war. Daniela, Sabrina und ich gingen am Abend zu meiner Mutter, um Brot und Zwetschgen zu holen. Daniela und Sabrina legten die Strecke mit dem Rad und Roller zurück, ich zu Fuß mit dem Hund. Daniela kam erledigt bei ihrer Großmutter an und schaffte es dann, auch wieder zurückzufahren.

Am nächsten Morgen erbrach sie dann das erste Mal und klagte über Bauchweh. Außerdem war sie untröstlich, dass sie krank war, da in Oberrieden die Kirchweih begonnen hatte. Sie schwor, sie werde trotzdem gehen, war jedoch zu schlapp, um sich aufzuraffen.

Sonntag, 7. September – wieder das gleiche Bild: Erbrechen und Bauchweh, dazu kam noch mäßiges Fieber. Am Nachmittag wurde sie plötzlich gelb im Gesicht und in den Skleren und kollabierte, nachdem sie auf der Toilette war. Wir riefen sofort den Notfallarzt der Region, und dieser ließ die Ambulanz kommen, um sie ins Spital bringen zu lassen. Im Spital wurde festgestellt, dass sie eine massive Blutarmut hätte, und sie erhielt sofort Bluttransfusionen. Dort kollabierte sie nochmals im Untersuchungszimmer. Es wurde beschlossen, Daniela in das Kinderspital zu verlegen, da dort eine intensive medizinische Überwachung besser gewährleistet wäre. Innerhalb weniger Stunden wurde Daniela wieder mit der Ambulanz in das Kinderspital verlegt, wo sie dann sofort auf die Intensivstation kam.

Ich blieb im Kinderspital, mein Mann – mit einer Wundinfektion und hohem Fieber – daheim mit Sabrina. Er wurde glücklicherweise von unseren lieben Nachbarn versorgt.

Montag, 8. September – die Untersuchungen im Kinderspital laufen auf Hochtouren. Es wird festgestellt, dass Daniela ein akutes Leberzellenversagen und eine hämolytische Anämie hat (Zerstörung der roten Blutkörperchen – daher so wenig Blut), aber warum? Zahlreiche Tests werden gemacht, ich werde nach ihren Essgewohnheiten gefragt, ob sie Drogen nehme, etc., etc. Die Ärzte suchen fieberhaft nach dem Ursprung dieser Anämie und der Lebererkrankung, und auch ich überlege ständig, was denn in letzter Zeit anders gewesen wäre. Doch da war nichts, Daniela hat bis zuletzt aktiv Handball gespielt und war sogar eine Woche zuvor über einen großen See in der zweitschnellsten Gruppe geschwommen. Das macht doch kein schwerkrankes Kind!

Dienstag, 9. September – das erste Mal fällt das Thema Lebertransplantation. Wir fallen aus allen Wolken. Die Tests sind jedoch noch nicht ganz abgeschlossen. Daniela wird zunehmend schläfrig mit all den Medikamenten und ist meistens nicht recht ansprechbar. Sie ist dauernd an Bluttransfusionen angeschlossen, Urin wird abgenommen. Sie muss Tabletten schlucken, um den Kupfergehalt im Urin bestimmen zu können. Sie hat Angst zu trinken, weil sie nachher wieder erbrechen muss. Am Nachmittag bekommt sie Besuch ihrer Freundin Olivia, und dies war das letzte Mal, dass sie richtig aufgeblüht ist. Sie hat sich richtiggehend aufgerafft und war guter Dinge. Der Besuch war sehr anstrengend für sie, aber sie hat es genossen! Danach war sie komplett erledigt und schlief wieder ein.

Mittwoch, 10. September – eine Augenärztin vom Universitätsspital wird hinzugezogen, die bei Daniela den Kayser-Fleischer-Ring in den Augen entdeckt. Wir werden zu einer Unterredung gebeten, und es wird uns eröffnet, dass Daniela eine akute Form von Morbus Wilson habe. Nur eine sofortige Lebertransplantation sei lebensrettend, und sie müsse in das Transplantationszentrum des Uni-Spitals verlegt werden. Dort werden die nächsten Schritte eingeleitet. Wir verstehen die Welt nicht mehr. Wir haben noch nie etwas von so einer Krankheit gehört, mein Mann und ich sollen Träger sein und Daniela die Krankheit vererbt haben.

Innerhalb einer Stunde wird Daniela wieder verlegt, und im Uni-Spital haben wir wieder Besprechungen mit diversen Ärzten und Professoren. Daniela werde für ein Spendeorgan auf die oberste Prioritätenliste gesetzt. Spendelebern seien in letzter Zeit immer in nützlicher Frist verfügbar gewesen, die etwa siebenstündige Transplantation sei nicht so schwer, die Abstoßung der Spendeleber dank hervorragender Medikamente nicht ein so großes Problem und, und, und. Es wird alles ziemlich heruntergespielt. Auch ich käme als Lebendspender in Frage, da ich die gleiche Blutgruppe wie Daniela hätte. Man schickt mich heim zum Ausruhen, falls ich am nächsten Tag einen Teil meiner Leber für Daniela spenden könnte und bestellt mich auf acht Uhr für die ersten Tests. Mein Mann bleibt bei Daniela im Spital. Auf der Intensivstation wird sie an weitere Monitore angeschlossen, und man beschließt, in Vorbereitung auf die Operation schon an diesem Abend einen Herzkatheter zu legen. Dies sei eine Routineangelegenheit, und da Daniela noch ziemlich stabil sei, möchte man diesen Eingriff sofort machen, um sie nachher besser überwachen zu können.

Wir hatten volles Vertrauen in die heutige Medizin, und abgesehen davon war Daniela noch jung und kräftig, es wird sicher alles gut verlaufen. Natürlich waren wir sehr verängstigt und beunruhigt, aber auf das, was noch kommen sollte, waren wir überhaupt nicht vorbereitet!

Mein Mann darf bei der Einlage des Katheters im Zimmer bleiben. Daniela ist sehr tapfer und lässt diese Prozedur über sich ergehen, obwohl der Arzt dreimal versucht, den Katheter zu legen. Doch plötzlich beginnen die Monitore zu piepsen, und mein Mann wird aus dem Zimmer geschickt. Draußen auf dem Gang sieht er zahlreiche Ärzte in das Zimmer rennen, sie kommen von allen Seiten, und eine riesige Hektik tritt ein. Nach einiger Zeit informiert man meinen Mann, dass es einen Zwischenfall gegeben habe und Daniela ein Kreislaufversagen nach der Einlage des Herzkatheters gehabt hätte. Sie hätten sie reanimiert und stabilisieren können, sie sei jetzt intubiert und nicht ansprechbar, er solle jetzt heimgehen, um mich zu informieren.

Mitten in der Nacht kam dann mein Mann heim, und ich wollte sofort zu Daniela ins Spital. Vorher ließen wir jedoch noch unseren Hausarzt kommen, damit er uns Beruhigungstabletten bringen konnte. Kaum war der Arzt bei uns eingetroffen, rief das Spital an, Daniela schaffe es nicht und werde innerhalb einer halben Stunde sterben. Wir waren wie betäubt, in einem völligen Schockzustand – das kann doch nicht sein – sie ist noch so jung! Unser Arzt fuhr uns direkt in das Spital, wo wir dann von Daniela Abschied nehmen konnten, ihre Arme waren bereits kühl, und sie lebte nur noch dank der Medikamentenzufuhr, die dann abgestellt wurde.

Es ist absolut das Schrecklichste, was einem widerfahren kann, sein eigenes Kind zu verlieren, wir lebten in einem Trauma, und viele Dinge wussten wir von dieser Nacht nicht mehr. Auch wussten wir anfangs nicht genau, warum Daniela gestorben ist.

Nach unzähligen Gesprächen mit Professoren, Ärzten und unserem Hausarzt wurde uns klar, dass die Herzkatheter-Einlage falsch gelaufen ist. Daniela ist eigentlich nicht an Morbus Wilson gestorben, sondern an diesem Routine-Eingriff! Lediglich 0,5 Promille enden mit tödlichem Ausgang! Nachdem eine Autopsie gemacht wurde, erhielten wir dann auf mehrmaliges Drängen bei der Rechtsmedizin nach circa acht Monaten Bescheid, dass dem Arzt kein Fehler unterlaufen sei. Er sei erfahren gewesen, hätte diese Eingriffe schon 60–70 Mal gemacht, und, und, und. Was nützt uns das? Tatsache ist, dass der Herzkatheter falsch gelegt wurde und Daniela daran gestorben ist, doch Tatsache ist auch, dass man normalerweise nicht daran stirbt. Das Autopsie-Ergebnis wurde an den Bezirksanwalt weitergeleitet, und dieser entschied, dass der Arzt nicht angeklagt werde.

K. C.

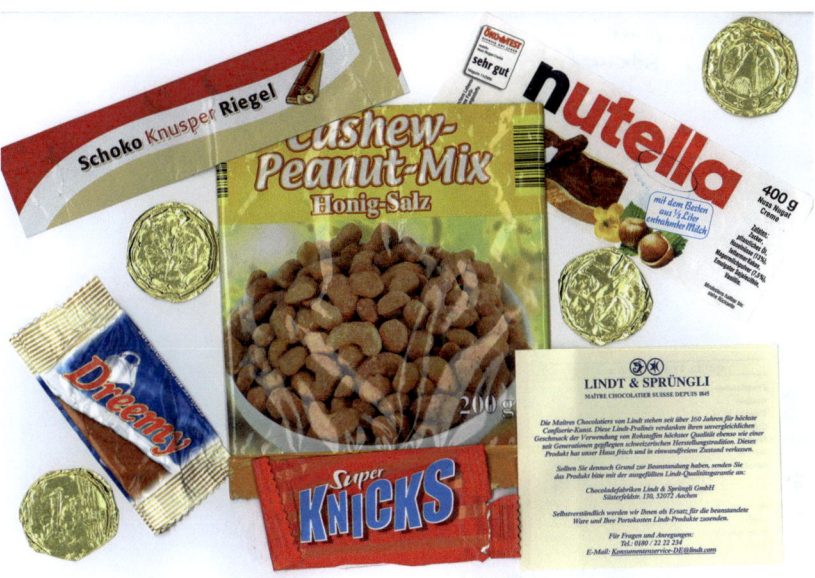

Morbus Wilson

Natascha & Tatjana

Meine Schwester und ich sind asymptomatisch diagnostiziert worden.

Die größte Einschränkung war für uns bezüglich der Ernährung. Noch heute habe ich die Frage meiner kleinen Schwester (damals sechs Jahre) im Ohr: »Darf ich jetzt nie wieder Schokolade essen?«

P. S. Fisch haben wir auch nie gemocht.

Erinnerungen und Gedanken einer Mutter

Tag der Diagnose

In meinem Tagebuch steht: Dienstag, 8.12.1992, Sprechstunde beim Professor, Testergebnis positiv, abends Erik wieder in Klinik geschafft, 1,37 m/30 kg.

Unsere Familie hatte gerade wenige Tage zuvor nach hartem Kampf einen Sieg errungen, die Erwerbsunfähigkeitsrente für meinen Mann wegen Schlaganfalls im Alter von 38 Jahren war endlich bewilligt worden. Unser Glück währte nur kurz. An besagtem 8. Dezember hatte unser damals achtjähriger Sohn einen Termin in der nächstgelegenen Uni-Kinderklinik. Im November war ein Test gemacht worden, um eine Krankheit auszuschließen. Der Radiokupfertest schloss diese Krankheit jedoch nicht aus, sondern bestätigte sie. An diesem Dienstag bekam sie für uns einen Namen: Morbus Wilson.

Rückblende

Am späten Nachmittag des 28. März 1992 bekam unser Sohn heftiges Bauchweh mit starkem Erbrechen. Ich erinnere mich noch sehr deutlich, dass ich abends am Telefon sehr energisch kämpfen musste, um den Krankenwagentransport ins hiesige Krankenhaus für unser Kind genehmigt zu bekommen. Und die Odyssee nahm ihren Lauf. Erhöhte Transaminasenwerte waren nach wenigen Tagen ermittelt, kurzzeitig hieß die Diagnose Pfeiffersches Drüsenfieber, dann sollte es eine irgendwann unerkannt gebliebene durchlebte Hepatitis gewesen sein, was auch wieder verworfen wurde. Erik musste viele Tage in einem Einzelzimmer der Infektionsabteilung zubringen. Immer wieder traten Schmerzen auf. Die Schule sollte unser »kleiner Mann« im laufenden ersten Schuljahr nicht wieder sehen. Nur dank der ausgezeichneten Zusammenarbeit von Grundschullehrerin, Kliniklehrerin und Elternhaus und – nicht zu vergessen – vom kranken und trotzdem fleißigen

Patienten war trotz vieler Fehltage am Schuljahresende die Versetzung ins zweite Schuljahr möglich.

Die Odyssee geht weiter

Im Juli 1992 schickte der Stationsarzt der örtlichen Kinderabteilung unseren Sohn zu einem ehemaligen Studienkollegen, einen Gastroenterologen, in die Uni-Klinik, um etwas von der Norm abweichende Schilddrüsenwerte abklären zu lassen. In der ersten Augusthälfte versuchten Ärzte im nahegelegenen Klinikum, die Ursache für Eriks Beschwerden zu finden – ohne Ergebnis. Bis zu diesem Zeitpunkt hatte von den vielen Ärzten, die sich mit unserem Sohn befassten, offensichtlich kein einziger an Morbus Wilson gedacht! Es kam der 1. September, ein erneuter Termin beim Professor der Uni-Klinik. Dieser meinte dann zum Schluss, dass es da eine Krankheit gebe, die er mit einem Test ausschließen lassen möchte. Mehr erfuhren wir zu diesem Zeitpunkt nicht.

Drei Anläufe

Der für September vereinbarte Test-Termin wurde per Brief abgesagt, der neue Termin für Oktober angekündigt. Drei Tage lag Erik im Oktober in der Uni-Kinderklinik, es wurde auch das benötigte Blut abgenommen. Aber es konnte nicht untersucht werden, da der Untersuchungsapparat kaputt war. Erst beim dritten Anlauf lief alles glatt. Das Ergebnis erfuhren wir am 8. Dezember.

Die Zeit vom 8. Dezember bis Weihnachten 1992

Nachdem also seit Auftreten der ersten Beschwerden bis zur Diagnosebekanntgabe reichlich acht Monate verstrichen waren, musste nun alles ganz schnell gehen. Für mich heute eigentlich nicht nachvollziehbar, warum man uns diesen totalen Stress am 8. Dezember auferlegte! Die Arztkonsultation fand am Nachmittag statt, wir mussten nach

Hause fahren, eine Kliniktasche packen und am Abend wieder in die
Uni-Klinik zurückkehren. Warum nur jetzt plötzlich so schnell? Warum unbedingt noch am gleichen Abend die stationäre Aufnahme?
Denn immerhin war nach Feststehen der Diagnose (laut Tagebuch
war der Testtermin der 19.11.) keine telefonische Aufforderung zum
schnellen Kommen erfolgt …

Die nächsten Tage bis kurz vor Weihnachten ließen mich wieder
eine Zeit voller Ängste, voller Ungewissheit über den Ausgang durchleben, wie ich sie schon im Juli/August 1991 nach dem Schlaganfall
meines Mannes erlebte. Ich vergoss viele Tränen, verbrauchte viel
Kraft, um bei den fast täglichen Besuchen in der Klinik Optimismus
zu versprühen. Ich hatte Angst, dieses Kind zu verlieren. Das Kind,
bei welchem während des ganzen zweiten Schwangerschaftsmonats
schon einmal ungewiss war, ob es geboren werden darf. (Denn just
zur gleichen Zeit, als ich die Bestätigung der Schwangerschaft erhielt,
erkrankte unser erstes Kind und hatte einen nicht eindeutigen Hautausschlag; vier volle Wochen dauerte es, ehe die bulgarischen Ärzte in
Sofia definitiv wussten, dass es nicht die Röteln waren …) Eriks großes Problem war, dass er die Medizin nicht zu schlucken vermochte.
Man arbeitete kurzzeitig mit dem Trick, die Tabletten auf Brotscheiben
in Wurst und Käse zu »verstecken«. Trotz des bitteren Geschmacks
schluckte er alles.

Ich blättere noch einmal in meinem Tagebuch, viele Notizen für
den Dezember:

9.12.: Spaltlampenuntersuchung

10.12.: Telefonauskunft Halle, Rasp Rosenheim

Vom Professor hatte ich den Namen der Vereinsvorsitzenden und den
Wohnort bekommen. Die Telefonauskunft gab mir eine Nummer. Am
Abend rief ich an. Doch ich scheine die »Ungeradlinigkeit« gebucht
zu haben! Es meldete sich ein Herr Schulze. Als ich ihm den Grund
der Dringlichkeit schilderte, war er absolut kooperativ. Es suchte im
Telefonbuch nach, fand fünfmal Rasp in Rosenheim. Ich telefonierte alle ab, dann bei der fünften Nummer war es endlich »meine Frau
Rasp«. Wir haben eine Stunde lang geredet. Sie versprach, Unterlagen

zu schicken. (Sie hat das Versprechen gehalten.) Die deutsche Einheit kam für Eriks Schicksal zur rechten Zeit, denn ohne sie hätten wir als DDR-Bürger zur Selbsthilfegruppe in Rosenheim keinen Kontakt haben können

11. 12.: Erik zum EEG, Tablettengabe-Versuch durch uns, Psychologin

Eine ältere, erfahrene Psychologin »wurde auf ihn losgelassen«. Meine Wortwahl sagt wohl schon alles! Ich ärgere mich noch heute über den nicht nachvollziehbaren Unsinn, mit dem sie Erik helfen wollte. Ihre Worte waren laut Bericht unseres Kindes in etwa so: »Schau her, Erik, in meiner Hand liegen zwei Tabletten. Stell dir vor, die eine Tablette ist deine Mutti, die andere dein Vati. Du hast doch deine Eltern sehr lieb, nicht wahr? Und deshalb musst du jetzt die zwei Tabletten runterschlucken, damit sie in dir drin sind, deine Mutti und dein Vati.« Ein weiterer Kommentar erübrigt sich meines Erachtens.

12.12.: Vormittag in Apotheke (Zeitz)

Ich konnte und wollte nicht untätig sein. Da ich vom Professor wusste, dass der Wirkstoff Penicillamin nicht gespritzt werden kann, sprach ich mit der Apothekerin meines Vertrauens. Wir vereinbarten, dass sie eine Anfrage an die Internationale Apotheke in München richtet, ob es im Ausland kleinere Tabletten gibt. Es gab und gibt sie nicht, leider! (Unser Sohn realisiert die notwendige Dosis übrigens bis zum heutigen Tag prinzipiell immer mit den kleineren 150 mg Metalcaptase-Tabletten.) Die Apothekerin riet mir auch, über die Wasserwirtschaft oder das Gesundheitsamt den Kupfergehalt unseres Trinkwassers in Erfahrung zu bringen. Dies tat ich mit Erfolg. Die engagierte Frau vom Gesundheitsamt nahm Kontakt zum Wasserwerk auf, eine Mitarbeiterin nahm eine Wasserprobe bei uns zu Hause, um sie zur Untersuchung nach Hameln zu schicken. Ergebnis: ein Kupfer-Wert unter 0,5 mg/l, also konnten wir das Trinkwasser guten Gewissens für Erik verwenden. Die Kosten von 55 DM übernahm sogar großzügigerweise das Wasser-Unternehmen.

Am Nachmittag besuchten wir unseren Sohn. Der Professor höchstpersönlich hatte am Vormittag mit Erik trainiert, es geschafft, ihm eine halbierte Tablette »reinzustopfen«. Vorher hatte er mit bunten Liebesperlen probiert, aber es hätte nur einmal geklappt, ansonsten nur Würgen.

3. Advent, 13.12.: Konzert Wolga-Don-Kosaken

Mit Wehmut erinnere ich mich daran, wollte zunächst die Karten verfallen lassen. Aber ich hatte mich so sehr darauf gefreut, hatte doch ein Jahr in Rostow am Don studiert, mein Mann fünfeinhalb Jahre in Kiew. Wir gingen zusammen zum Konzert. Aber es war kein richtiger Genuss möglich, obwohl die Lieder einzigartig schön waren, zu schön ... Was habe ich gekämpft, nicht hörbar zu schluchzen. Ab und an verstand man halt doch einiges – über Liebe, Leben, Tod. Erst der Applaus erlöste mich, das Ende meiner Tonlosigkeit ging darin unter ...

Für den **15.12.** war eine Leberpunktion angesetzt. Ich war sehr aufgeregt an dem Tag, rief um elf Uhr in der Klinik an, aber die Punktion war auf den nächsten Tag verschoben worden, da der Blutgerinnungsfaktor noch bestimmt werden musste. Also ein zweites Mal Aufregung, aber am **16.12.** lief die Punktion ohne Komplikationen ab. Irgendwann sagte man uns, dass sie als Ergebnis eine »typische Morbus-Wilson-Leber« ergeben hätte (was auch immer das bedeutet).

An diesem Tag befragte ich unsere Kinderärztin, ob Hypnose fürs Tablettenschlucken helfen könnte. Aber meine Idee wurde nicht positiv aufgenommen.

Eine zweite Idee verwirklichte ich aber an diesem Tag, ich bestellte in einem Sanitätsgeschäft eine Gramm-genau anzeigende Diätwaage, Preis 199 DM. Damals hatte ich noch die Illusion, Morbus-Wilson-gerecht kochen zu können – mit Abwiegen der Zutaten und Ausrechnen des Kupfergehaltes. Es ist wohl zu Beginn einer Erkrankung ähnlich wie beim Kinderkriegen und -haben. Am Anfang ist man übergenau, bedacht, ja nichts falsch zu machen. Beim zweiten und dritten Kind läuft alles doch viel gelassener, man kann eben auf einen gewissen Erfahrungsschatz zurückgreifen. Von der Kinderärztin hatte ich mir eine Verordnung ausstellen lassen in der Hoffnung, dass unsere Krankenkasse zumindest einen Teil der Kosten übernähme. Doch Diätwaagen stehen nun mal nicht in der Liste der Heil- und Hilfsmittel einer Krankenkasse. Das »Morbus-Wilson-Kochen« mit Waage habe ich dann gar nicht erst begonnen, in den Lebensmitteltabellen stehen sehr oft

Von-bis-Angaben, so dass man gar nicht weiß, welchen Kupfergehalt man zugrunde legen soll. Doch die Waage leistet mir bis heute treue Dienste in der Küche.

18.12.: immer noch Würgetaktik im Liegen beim Schlucken

19.12.: abends zum ersten Mal Tablette im Sitzen geschluckt mit viel Saft (Vitamin B 6 klappte so schon seit einigen Tagen)

Mittwoch, 23.12.: HURRA!!! ENTLASSUNG!

Organisatorisches

Anfang Januar organisierte ich ein Treffen mit Schuldirektor, Klassenlehrerin und Hortnerin, informierte über die Krankheit und nötige Tabletteneinnahme während des Unterrichts (zwischen Tabletteneinnahme und Mahlzeit sollte eine halbe Stunde liegen). Sogar die Frauen der Essenausgabe wussten Bescheid, damit Erik nicht lange warten musste. In der nächsten Elternversammlung sprach ich kurz über unsere Situation.

Anfangs war Erik vom Sportunterricht völlig befreit, später nur noch von Kraft- und Ausdauerleistungen. Viel blieb da allerdings nicht übrig. Die Ärzte hatten ihn so instruiert, dass er vermeiden soll, sich am Bauch zu stoßen. Eine Benotung im Fach Sport erfolgte von der 1. bis 13. Klasse übrigens nicht. Während andere Kinder herumtoben und Fußball spielen durften, wählte Erik in der zweiten Klasse eine »leberfreundliche« Sportart: Schach. Mittlerweile spielt er schon viele Jahre aktiv in der Männermannschaft eines Sportvereins unserer Stadt.

Medizinisches

In den ersten Wochen der Einnahme von Metalcaptase, Vitamin B 6 und Biometallen litt unser Sohn ab und zu an Schmerzen in den Beinen, ganz zu Beginn zwinkerte er oft, was aber nur kurzfristig auftrat. Auch Rückenschmerzen morgens beim Aufstehen waren nur von kurzer Dauer. Die Beinprobleme allerdings meldeten sich in den 90er Jahren immer mal wieder.

Wir hielten es dann in den Folgejahren so, dass Erik anfangs aller sechs Wochen, später vierteljährlich den Hausarzt konsultierte, er kontrollierte engmaschig GOT und GPT und weitere Blut- sowie Urinwerte. Der Hausarzt arbeitete von Anfang an sehr gut mit der Uni-Klinik zusammen, die halbjährlich aufgesucht wurde. Dort wurden auch die Dosiserhöhungen entsprechend des Körperwachstums festgelegt. Mittels Auslasstests wurde kontrolliert, ob die medikamentöse Einstellung richtig ist oder ob die Dosis erhöht werden muss. Bei einem solchen Test wurde nach zwei Tagen des Auslassens der Tabletteneinnahme die Kupferausscheidung im 24-Stunden-Urin ermittelt.

Uns wurde zu Behandlungsbeginn gesagt, dass es etwa ein bis zwei Jahre dauern würde bis zur Leberwertnormalisierung. Es war tatsächlich so, nach 16 Monaten Metalcaptase-Einnahme hatte Erik normale Leberwerte. Im zweijährlichen Abstand wurde eine Sonographie von Leber und Milz gemacht.

Wenn ich die Jahre mit Morbus Wilson Revue passieren lasse, komme ich zu der Einschätzung, dass nach der doch recht aufregenden turbulenten ersten Zeit irgendwann bezüglich der Krankheit eine Gelassenheit in den Alltag einkehrte. Die Tabletteneinnahme hatte sich eingespielt, die Arztbesuche in bestimmten Abständen gehörten ganz selbstverständlich dazu. Die anfangs sehr diszipliniert angestrebte Diät wurde etwas großzügiger gehandhabt.

Radiokupfertest für die ganze Familie

Bei unserer damals fast 17-jährigen Tochter Annett wurde gleich im Januar 1993 der Radiokupfertest durchgeführt. Ergebnis: Anlageträger. Die fast siebenjährige Tochter Sabine und wir, die Eltern, sollten Anfang März drankommen. Uns blieb die schon beim Sohn vorgekommene Spannung treu! Die Aufnahmeuntersuchungen durch einen Neurologen waren absolviert, die Betten in Beschlag genommen. Am kommenden Tag sollte das radioaktive Kupfer gespritzt werden. Am Nachmittag die Hiobsbotschaft, dass wir heimfahren müssen. Der Hubschrauber, welcher das radioaktive Material aus einem polnischen Atomkraftwerk bringen sollte, war verunfallt.

Das Wichtigste: Beim zweiten Anlauf Ende März verlief der Test ohne Zwischenfall. Sowohl unsere kleine Tochter als auch mein Mann und ich sind nicht an Morbus Wilson erkrankt, sondern Anlageträger. Zwei Jahre später hatte ich zu einem Regionaltreffen nach Leipzig zwei Ärzte aus München eingeladen, die über ihr Forschungsprojekt berichteten und um Zusendung von Blutproben aller Familienmitglieder baten. Wir machten mit. Die genetischen Untersuchungen ergaben sehr Konkretes: Annett hat das kranke Gen vom Vater, Sabine von mir, der Mutter, geerbt. Der an Morbus Wilson erkrankte Erik bekam selbstverständlich von jedem Elternteil eines.

Weitere Probleme

Beim Durchblättern der Aufzeichnungen wird mir erst so richtig deutlich, was unser Sohn seit nunmehr 16 Jahren so alles durchmachen musste. Es war doch allerhand.

1995 hat es einige Wochen gedauert, ehe wir mit Hilfe einer Hautärztin einen Hautausschlag in den Griff bekamen. Ein Allergietest ergab keinen Befund. Wahrscheinlich war es eine kurzzeitige Nebenwirkung von Metalcaptase. Die vierte Salbensorte half letztendlich. Ich holte sogar die Meinung des für Metalcaptase Verantwortlichen bei der produzierenden Firma Heyl in Berlin ein. Laut Tagebuch sprach er von einer Halbwertzeit bei einem Metalcaptase-Bestandteil von ein bis drei Stunden, ein langsamer Teil bleibt acht Tage im Gewebe. Eine kleine Menge reiche mitunter für Hautreaktionen aus. Ein Jahr darauf meldeten sich die Pickel noch einmal für kurze Zeit.

1996 wurde eine Single-Photonen-Emmissionstomographie (SPEKT) in der Nuklearmedizinischen Klinik durchgeführt. Ergebnis: Keine Kupferablagerungen im Gehirn gefunden.

Was unseren Sohn wohl inzwischen das zehnte Jahr begleitet, ist eine permanente Müdigkeit. Viel hat er diesbezüglich über sich ergehen lassen: 1999 mehrmalige Aufenthalte im Schlaflabor. Leider ohne Ergebnis. Verschiedene Medikamente gegen die Müdigkeit blieben ohne Wirkung. Nach den Worten des Professors im Schlaflabor sei Erik ein Problemfall, vielleicht bestehe doch ein Zusammenhang mit

Morbus Wilson. HNO-seitig in der Hoffnung, dass die Sauerstoffzufuhr besser und damit der Schlaf effektiver wird, wurde 1999 wegen übergroßer Mandeln operiert. Eine weitere OP begradigte die Nasenscheidewand. Doch die Müdigkeit blieb ihm bislang treu! Ich glaube, unser Sohn hat sich in gewissem Sinne mit der Müdigkeit abgefunden. Es akzeptiert es so, wie es nun mal ist.

Heute

Aus dem »kleinen Mann« von 1,37 m bei 30 kg Gewicht aus dem Jahr 1992 ist schon lange ein stattlicher junger Mann von über 1,80 m und weitaus mehr als 30 Kilo geworden, der Leipzig treu geblieben ist als Chemie-Student.

Ich hatte übrigens ursprünglich als Überschrift meines Beitrages sinngemäß etwa so formuliert »Unser Leben vor und mit Morbus Wilson«. Aber exakt wäre das nicht! Es gibt genau genommen kein »Vor der Krankheit«. Denn mit der Schwangerschaft begann auch der Morbus Wilson. Am 8. Dezember 1992 begann die Zeit des *bewussten* Lebens mit Morbus Wilson. Und ich denke, wir haben es ganz gut hingekriegt, alle gemeinsam, aber ganz besonders unser Sohn.

Ich kann eigentlich nur allen Eltern wünschen, einen so guten, einsichtigen, disziplinierten Patienten als Kind zu haben, wie es unser Sohn war und ist. Er wird seinen Weg gehen mit Morbus Wilson, da bin ich mir sicher!

Sigrid Darlatt

Die Sonne des Morbus Wilson – WARUM

Kerstin Kuss

2007

Der gelbe Kreis bedeutet, da war ich noch gesund.

Die schwarzen Strahlen bedeuten, da kam der Morbus Wilson zum Ausbruch, aber es ging mir noch einigermaßen gut.

Das Umfeld auf dem Bild in Schwarz gehalten bedeutet, es gibt keine schmerzfreien Zeiten mehr. Nichts, worauf man sich freuen könnte, weil jedes Mal die Krankheit im Vordergrund steht.

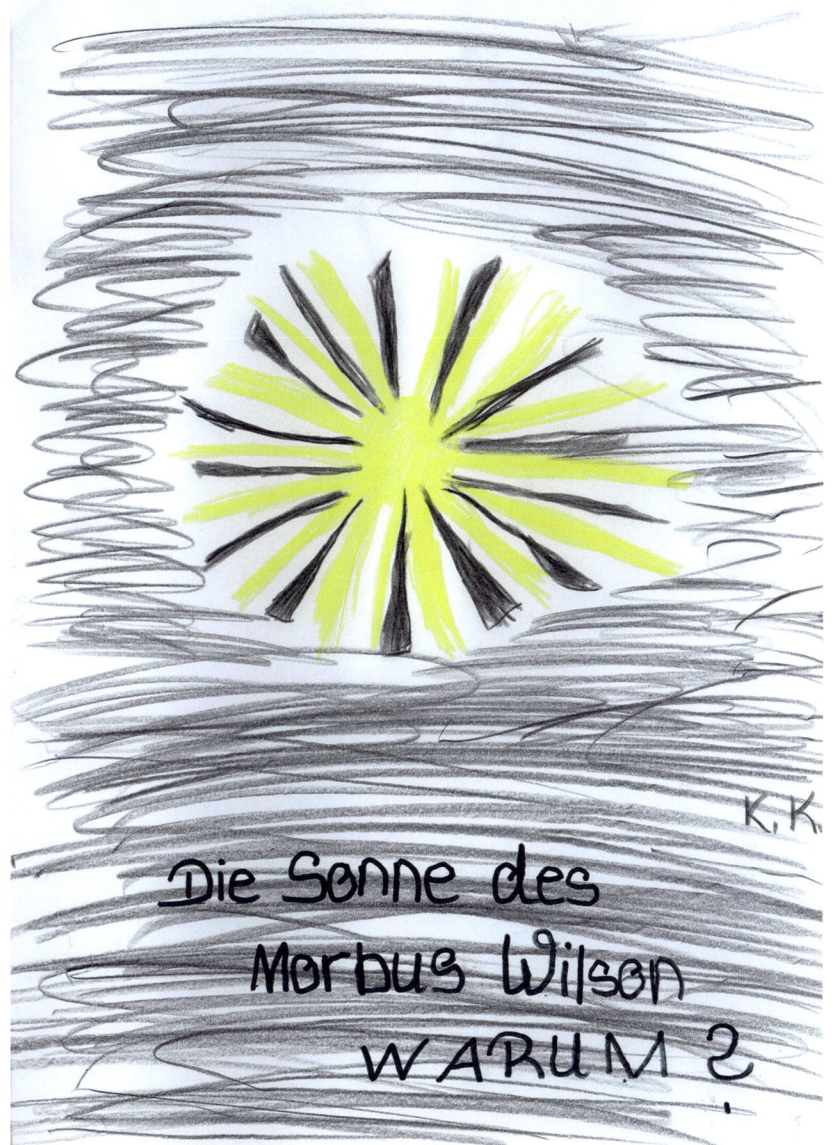

Die Sonne des
Morbus Wilson
WARUM?

Der Morbus Wilson und ich

Er wurde am 8. März des Jahres 2007 geboren, oder nein, geboren wurde er schon im Juli des Jahres 2004, aber seine Taufe war an diesem besagten Tag im März. Und getauft wurde er auf den Namen Morbus Wilson. Wie ich erfahren durfte, ein eher seltener Name. In der Schweiz sind es gerade mal etwa 200 Personen, die ihn mit sich tragen. Aber nun von Anfang an, wie alles begann.

Im Winter des Jahres 2006, das heißt im Februar, merkte ich auf einmal, dass meine Schrift sich verändert hatte. Ich dachte mir da noch nichts groß dabei, denn schließlich war ich mitten im Prüfungsstress, und wer achtet da schon darauf, ob man noch schön säuberlich schreibt oder ob das alles nur noch ein Gekritzel ist. Später aber, als das neue Semester schon wieder voll im Gange war, war aus dem Gekritzel eine Hieroglyphen-Schrift geworden, und noch etwas später waren es dann nur noch Pünktchen und Strichchen. Doch ich dachte mir immer noch nichts dabei, legte es sozusagen als Post-Stress-Faktor auf die Seite und vermied es, soweit ich konnte, mit der Hand zu schreiben. Meine Eltern hatten sehr lange keine Ahnung davon; erst als ich eine Geburtstagskarte hätte schreiben sollen, gestand ich ihnen mein Problem, das war so etwa Mitte Juni. In diesem Sommer habe ich dann auch mit meinem Nebenjob aufgehört, denn ich war nicht wirklich »gut drauf«. Ja, man hatte mich immer öfters gefragt, ob ich krank wäre oder irgendwelche Drogen konsumieren würde! Dass es nicht so sei, hat man mir nur geglaubt, wenn ich den Leuten fast an die Kehle sprang. Dies führte dazu, dass ich schlussendlich mit meinen Eltern ein Gespräch hatte, in welchem sie meinten, ich hätte mich tatsächlich sehr stark verändert. Na ja, das musste ich dann wohl oder übel akzeptieren. Schließlich drängten sie mich dazu, nach den Sommerferien zu einer Psychologin zu gehen, was ich dann auch tat. Sie diagnostizierte mittelschwere Depressionen, und der Psychiater verschrieb mir daraufhin Antidepressiva. Meine Eltern fragten mich nun andauernd, wieso ich denn Depressionen hätte, aber ich konnte ihnen darauf nie eine Antwort geben, was meine Eltern noch mehr in den Verdacht lenkte, ich hätte etwas mit Drogen zu tun. Zu guter Letzt bin ich zu meinem Hausarzt gegangen und habe ihn gebeten, einen Drogentest zu machen; dieser fiel natürlich negativ aus. Das mit den Antidepressiva klappte auch ziemlich gut, und bald war ich wieder etwas froherer Natur, bis zum 9. Oktober. An diesem Tag stürzte ich die Treppe bei uns zu Hause runter und brach mir das Radiusköpfchen, das sofort operiert werden musste. Dann fing auch schon bald das neue Wintersemester an, und ich war ziemlich guter Stimmung. Doch diese Fragerei, ob ich krank wäre, wollte nicht aufhören, und ich war schon der Verzweiflung nahe, musste doch nicht gleich jeder wissen, dass ich Depressionen hatte. Hinzu kam aber, dass mir eine Studienkollegin sagte, ich würde mit meinem Kopf ganz seltsame und ruckartige Bewegungen machen. Das hätte mich nicht weiter gekümmert, hätte meine Mutter nicht auch gesagt, dass ich scheinbar mit meinen Beinen und Armen zucke. Nun ja, nach endlosen Gesprächen mit meiner Psychologin und dem Psychiater sowie unzähligen Stunden voller Schreibversuche wurde ich endlich von ihm zu einem MRT geschickt. Diese Bilder wurden am 4. Dezember gemacht, und am nächsten Tag hatte ich schon die Ergebnisse. Es hieß, ich hätte diffuse Signalstörungen in den Basalganglien. Nun gut, von der Uni her wusste ich noch, dass die Basalganglien etwas mit der Feinmotorik zu tun hatten, aber ansonsten sagte mir das Resultat nichts. Außer natürlich, dass es wirklich einen organischen Grund gab für mein Unvermögen zu schreiben, und nicht ich die bin, die einfach nur meschugge ist, wie ich schon langsam befürchtet hatte. Dann ging ich zu weiterführenden Untersuchungen ins Universitätsspital. Dort musste ich viele Untersuchungen über mich ergehen lassen und am Ende noch Blut abgeben und einen Zettel unterschreiben, irgendetwas wegen genetischer Untersuchungen. Den unterschrieb ich dann auch gleich, ohne groß darüber nachzudenken, da für mich außer Frage stand, dass es etwas Genetisches sein konnte, denn niemand in der Familie hatte irgendeine Krankheit! Da sieht man wieder, wie leicht man sich täuschen kann. Jedenfalls war das ein ziemlich langwieriger Prozess, bis schließlich meine Psychologin einen Brief bekam, in dem stand, dass die Ärzte Morbus Wilson vermuteten. Da fragte ich mich zunächst einmal: »Hä?!?! Morbus Wilson? Was zum Kuckuck soll dass denn sein?!« Nun ja, das Internet wurde zu Rate gezogen. Nachdem ich einige gegoogelte Seiten gelesen hatte, wusste ich, dass ich zweifellos an Morbus Wilson leide! Alle aufgelisteten Symptome trafen auf mich zu: die verlorene Schrift, das ständige komische Zucken und auch die Depression konnten so erklärt werden. Am 8. März wurde ich dann noch einmal ins Spital geordert, wo es mir und meinen mich begleitenden Eltern endgültig bestätigt wurde. Deswegen auch, wie anfangs beschrieben, die Taufe des Morbus Wilson.

Doch später erfuhr ich, dass das alles seinen Anfang schon viel früher hatte, und zwar im Sommer 2004. Ich war gerade aus einem Austauschjahr, das ich in Paris verbracht hatte, zurückgekehrt und fing als Kassiererin in einem Lebensmittelgeschäft an, etwas Geld zu verdienen, bevor ich mit der Uni starten wollte. An einem Freitagabend, als ich nach Hause kam, meinte meine Mutter, ich sähe so gelb aus, ob es mir denn auch gut ginge. Ich reagierte gar nicht darauf. Am nächsten Tag stellte sie mir wieder genau dieselbe Frage, und ich reagierte etwas schroff und meinte zu ihr, sie halluziniere wieder einmal. An diesem Wochenende schlief ich jedoch ungewöhnlich viel, war immer sehr müde. Meine Eltern dachten, ich drücke mich nur vor der Arbeit, denn wir renovierten gerade unser Haus. Auf den Tag genau einen Monat später war ich wieder ganz gelb im Gesicht, und dann sah man es auch schon im Weiß der Augen. Diesmal konnte sogar ich es sehen, weshalb ich am folgenden Dienstag zu meinem Hausarzt ging. Aber wie schon beim ersten Mal war alles Gelbe schon fast wieder vollständig gewichen, nachdem ich das ganze Wochenende durchgeschlafen hatte. Doch eine Blutentnahme ergab, dass ich zu wenig rote Blutkörperchen besaß, der Wert lag irgendwo um die 10 g/100 ml, der Durchschnittswert für Frauen liegt bei 14 g/100 ml. Mein Arzt meinte, das sei alles nicht sehr besorgniserregend, man könne das mit einer Eisenkur leicht beheben. Er gab mir noch einen Termin zur Nachkontrolle einen Monat später. Aber genau einen Monat später fing das ganze Prozedere wieder von vorne an, und als ich dann zu meinem Arzt ging, sah auch er die gelbe Verfärbung meiner Augen. Nach einer weiteren Blutentnahme zeigte sich, dass der Wert für meine roten Blutkörperchen bei nur noch 7 g/100 ml lag, das fand er dann alarmierend genug, um mich sofort in unser Regionalspital einweisen zu lassen. Ich geriet natürlich total in Panik, denn ich war noch nie im Leben in einem Spital gewesen, außer um andere Patienten zu besuchen. Man untersuchte mich auf Hepatitis B und C; das Ergebnis war natürlich negativ, genauso wie die Vermutung, es könnte Leukämie sein. Nachdem ich etwa drei Tage mit einer Infusion herumgelaufen war und sich meine Farbe wieder im normalen Bereich befand, wurde ich mit haufenweise Vitamin B 6, B 12, Eisen und was weiß ich noch allem nach Hause geschickt. Dann musste ich noch einige Male zu Blutabnahmen, aber schlussendlich bekam ich einen Brief, in welchem stand, ich hätte eine hämolytische Anämie gehabt, aber leider mit unklarer Ursache. Nun ja, gerade erfreut hat mich dieses Ergebnis nicht, aber da ich im Laufe der Zeit nie wieder so etwas hatte, akzeptierte ich es. Wenn ich doch bloß etwas sturer darauf beharrt hätte, dass die Ärzte weitersuchen sollten, denn wie ich heute weiß, ist auch das ein Zeichen für den Morbus Wilson. Außerdem hatte ich zu der Zeit auch Probleme mit meinen Beinen, die immer voller Wasser waren, und schlechte Leberwerte hatte ich schon als Kind aufgewiesen. Aber wie schon gesagt, im Nachhinein ist man immer klüger.

Die Ärzte im Krankenhaus waren so ehrlich einzugestehen, dass ich die erste Wilson-Patientin sei, die sie betreuen. Sehr motivierend hörte sich das für mich ja nicht gerade an. Ich weiß noch ganz genau, dass ich damals dachte: »Bitte nur nicht wieder an mir herumexperimentieren.« Aber ich muss sagen, sie geben sich sehr viel Mühe, man kann sie immer alles fragen, was man will, und der Oberarzt hat sogar Kontakt zu einem amerikanischen Spezialisten aufgenommen. Insoweit bin ich also sehr zufrieden mit meinen Ärzten. Sie haben mit mir an diesem 8. März auch gleich das weitere Vorgehen besprochen. Ich bekam nun Penicillamin, das das Kupfer binden sollte, damit es ausgeschieden werden konnte. Sie sagten mir danach auch noch, wie das Penicillamin auf mich wirken könnte, und ich muss gestehen, ich war schon ein wenig bis stark beunruhigt, was da alles für Nebenwirkungen auftreten konnten. Aber glücklicherweise habe ich dann zwei Tage später die gute Nachricht bekommen, sie würden Trientine nehmen anstelle des Penicillamins, da es weniger Nebenwirkungen hat. Nichtsdestotrotz betonten sie immer wieder, dass es zu Beginn der Behandlung eine Verschlechterung der schon vorhandenen motorischen Probleme geben könnte.

In der Zwischenzeit haben meine Eltern und ich auch eine Selbsthilfegruppe für diese Krankheit per Internet ausfindig machen können. Ich nahm sofort Kontakt auf mit einem Paar, das nicht sehr weit von uns entfernt wohnt. Sie sind beide wirklich sehr nett und haben uns sogleich alle möglichen Unterlagen mitgegeben und eine Liste davon, welche Nahrungsmittel zu viel Kupfer enthielten und auch ein Buch über den Morbus Wilson von G. J. Brewer. Außerdem haben sie uns noch vom Morbus-Wilson-Treffen in Heidelberg erzählt, welches gleich am Wochenende darauf stattfinden sollte. Natürlich sind meine Eltern mit mir dorthin gefahren. Denn wir wussten ja noch so wenig über diese Krankheit und wollten so viele Menschen wie möglich kennen lernen, die das auch haben oder das Schlimmste schon hinter sich gebracht haben. Davon hat es dann auch tatsächlich einige geben. Irgendwie hat mir das dann sehr viel Mut gebracht zu sehen, dass all diese Leute wieder »normal« aussahen, gehen und reden konnten und vor allem, dass sie ganz normal durch das Leben gingen wie gesunde Menschen. Dort traf ich auch auf einen Arzt, der schon viel an Forschung über den Morbus Wilson und somit auch Erfahrung mit sich brachte. Das Gespräch mit ihm war sehr informativ und vor allem sehr ermutigend. Ich stehe heute noch mit ihm in regelmäßigem Kontakt, kann ihn alles fragen, was mir auf dem Herzen liegt, und dafür bin ich mehr als dankbar.

Nach diesem Wochenende bekam ich auch schon meine erste Trientine-Packung zugeschickt. Ja, und seit dem 24. März nehme ich also täglich meine fünf Tabletten immer eine Stunde vor dem Essen. Ehrlich gesagt geht es mir nicht so gut im Moment. Denn es hat sich wirklich alles verschlimmert, was sich nur verschlimmern konnte. Denn ich kann weder richtig gehen, noch mit einem Löffel essen, geschweige denn mir die Haare waschen. Außerdem macht mir meine Inkontinenz reichlich Mühe. Das alles habe ich nun schon seit vier Monaten, und es wird einfach nicht besser, wobei ich sagen muss, dass mir die Unfähigkeit, normal gehen zu können, am meisten Mühe bereitet. Aus diesem Grund hat man mich auch in eine Reha-Klinik geschickt. Dort habe ich sechs Wochen mit Physio-, Ergo- und Hippotherapie verbracht. Aber um ehrlich zu sein, es war für die Katz', denn seither laufe ich nur noch viel schlechter. Früher brauchte man mich nur etwas anzuschubsen oder mir einen Finger zu reichen, und ich konnte loslaufen, doch jetzt habe ich einen Stock, der unten eine kleine Holzplatte hat, damit ich über diese hinwegsteigen kann, denn sonst kann ich gar nicht mehr gehen, aber auch mit dieser Hilfe fällt es mir manchmal sehr schwer zu gehen. Soviel zum Thema »Nach sechs Wochen würde es mir schon deutlich besser gehen«, wie mir alle dazumal am Morbus-Wilson-Treffen in Heidelberg gesagt hatten! Na ja, mir bleibt wohl oder übel nichts anderes übrig, als mich weiterhin in Geduld zu üben und weiter regelmäßig in meine Therapien zu gehen. Denn jetzt, wo ich wieder zu Hause bin, gehe ich natürlich auch weiterhin in die Physio- und Ergotherapie. Meine Therapeutin meint zwar immer, dass ich mich verbessert habe und nun schon sehr viel besser gehen kann, aber irgendwie finde ich, sieht die Frau Gespenster. Naja, ihr dürft es dann selber beurteilen, wenn ihr mich seht, und zwar am 13. Oktober in Regensburg!

Diana

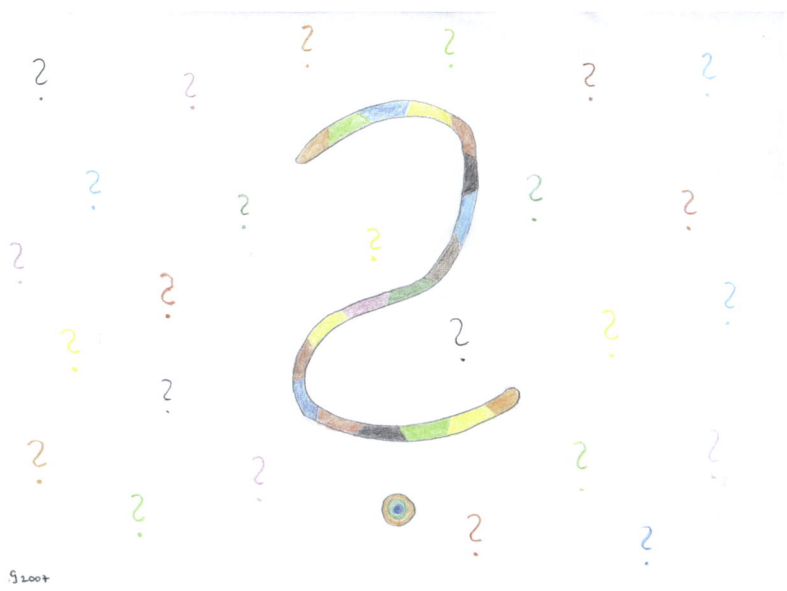

Morbus Wilson
?

Gabriele Gerlach
Oktober 2007

Das große Fragezeichen mit den verschiedenen Farbsegmenten steht
für die Vielfalt der möglichen Symptome bei Morbus Wilson.

Die vielen kleinen Fragezeichen stehen für meinen untypischen Wilson. D. h. Wilson an sich ist eigentlich schon unüberschaubar genug,
aber bei mir ist alles noch viel rätselhafter …

Ich war zu keinem Zeitpunkt bereit, mich meinem Schicksal zu fügen, geschweige denn aufzugeben

Begonnen hat eigentlich alles ganz harmlos. Als ich 14 war, machten sich die ersten Symptome dieser seltenen Störung des Stoffwechsels bemerkbar. In der Schule wurde ich unvermittelt aggressiv gegenüber meinen Mitschülern und Lehrern, ich war häufig unkonzentriert und schlief des Öfteren mitten im Unterricht ein. Abgesehen davon hatte ich häufig Kreislaufzusammenbrüche und Schwindelanfälle. Zudem bildete sich bei mir eine Brust wie bei einem jungen Mädchen (das nennt sich Gynäkomastie – die ist jetzt fast verschwunden!); und man kann sich vorstellen, dass ich deswegen von den männlichen Mitschülern gehänselt wurde. Sprüche wie »Müller, brauchst einen BH« oder »Darf ich dir an den Busen fassen?« waren an der Tagesordnung. Meine Aggressivität wurde darauf zurückgeführt. Aber all dem wurde keine besondere Bedeutung beigemessen, sondern als normale Vorkommnisse in der Pubertät betrachtet.

Was für ein Trugschluss!

Bis zu dem Tag, als ich wie vom Blitz getroffen auf dem Schulhof zusammenbrach!

Meine eilig herbeigerufene Mutter brachte mich sofort zum Hausarzt. Der untersuchte mich gründlich und entnahm Blut, stellte auch fest, dass mit den Werten etwas nicht in Ordnung war. Jedoch konnte er mit seinen »bescheidenen« Mitteln nicht feststellen, was nicht stimmte.

Schließlich überwies er mich in die nächstgelegene Uni-Klinik. Dort wurde ich drei Wochen lang sozusagen »auf den Kopf gestellt«, bis schließlich die Diagnose feststand: Morbus Wilson. Diese Erkrankung sollte mein bisheriges unbeschwertes Leben radikal verändern!

Der Morbus Wilson war bei mir schon so weit fortgeschritten, dass bereits ein so genannter Kayser-Fleischer-Ring erkennbar war und auch schon eine Gehirnschädigung bestand. Was aber nicht heißen soll, dass ich deswegen dumm bin! Vielmehr habe ich feinmotorische Störungen, die meine Hände zum Zittern bringen (Halte- und Ruhetremor), wenn ich z. B. Suppe essen will. Bis der Löffel am Mund ist, kommt es mitunter vor, dass nur noch die Hälfte darauf ist. Des Weiteren kann ich nicht auf einem Bein stehen, habe zeitweise extreme Gleichgewichtsstörungen und kann auch nicht einen Fuß vor den anderen setzen und auf einer Linie gehen. Schwierigkeiten mit räumlichem Vorstellungsvermögen, dem Lesen von Konstruktions- oder Bauzeichnungen und deren Umsetzung in ein Werkstück bewegten mich dazu, meinen Beruf als Maschinenschlosser nach der Ausbildung nicht weiter auszuüben.

Stattdessen sattelte ich um auf Berufskraftfahrer. Das jedoch sollte sich wenig später als fataler Fehler herausstellen. Da ich meistens die ganze Woche auf Achse und nur am Wochenende zu Hause war, ist es logisch, dass, wenn ich meine Medikamente vergaß, diese auch für die ganze Woche nicht einnehmen konnte. Durch diese Unregelmäßigkeiten im Medikationsmodus bildeten sich bei mir so genannte Ösophagusvarizen (Krampfadern in der Speiseröhre), die zweimal innerhalb von neun Monaten geplatzt sind. Dies hätte mich fast das Leben gekostet, wäre ich nicht zufällig von vorbeilaufenden Passanten, denen mein blutverschmiertes Gesicht auffiel, gefunden worden.

Bei einem gesunden Menschen verläuft der Blutkreislauf durch die Pfortader, um die inneren Organe mit Blut zu versorgen. Bei mir verursachte die unregelmäßige Medikation einen Blutstau in der Pfortader, und so suchte es sich andere Wege, um zum Herzen zu gelangen. Und das geschah durch die Speiseröhre. Da die Blutgefäße dort nicht zum Transport solcher riesigen Blutmengen ausgelegt sind, platzen sie schließlich. Das Blut sammelt sich im Magen (was sich über Stunden unbemerkt hinziehen kann), verursacht ein Völlegefühl, obwohl man Hunger hat, um dann in einem Schwall erbrochen zu werden (dabei kann es sich um bis zu einen Liter Flüssigkeit handeln)! Zum Glück trage ich seit Jahren eine SOS-Kapsel um den Hals, denn aufgrund der angegebenen Personen und Telefonnummern konnten damals gerade noch rechtzeitig die richtigen Maßnahmen ergriffen werden.

Auch habe ich die Veranlagung zu Depressionen, seit Mitte 2006 auch Panikattacken, was mir im Laufe der Jahre mehrere Aufenthalte in psychosomatischen oder psychiatrischen Kliniken einbrachte.

Besonders dann, wenn ich extremen Stresssituationen ausgesetzt bin, egal ob körperlicher oder mentaler Art, neige ich dazu, depressiv zu werden. Dies kündigt sich meist in drei Phasen an. In der ersten erzähle ich allen möglichen Leuten, egal ob sie wollen oder nicht, von Dingen, die mich aktuell bewegen. Phase 2 ist dadurch gekennzeichnet, dass ich einen Tag extrem überdreht sein kann und den nächsten total zerschlagen. Die dritte Phase beginnt damit, dass ich verbal aggressiv werde. Spätestens dann klingelt die Alarmglocke. Mittlerweile habe ich einen Spürsinn dafür entwickelt, so dass ich heute in der Lage bin, solche Situationen rechtzeitig zu erkennen und entsprechende Gegenmaßnahmen zu ergreifen bzw. die »Notbremse« zu ziehen!

Nicht zuletzt habe ich auch ein leicht verzögertes Reaktionsvermögen, was für mich unter anderem auch ein Grund war, meinen Job als Trucker an den Nagel zu hängen. Das und ein schwerer Unfall samt der erwähnten lebensgefährlichen Situation haben mich dazu bewogen, kein Kraftfahrzeug mehr zu bewegen. Ich habe zwar alle Führerscheine noch, doch ich habe mir geschworen, nie mehr selbst zu fahren. Nicht einmal in Notfällen!

Im Winter 1996 kam es zu einem weiteren lebensbedrohlichen Ereignis und Wendepunkt in meinem Leben. Angefangen hat es eigentlich wieder mal ganz harmlos. Nämlich mit einer Gallenkolik. Bei mir allerdings nahmen die Schmerzen – durch meine bereits bestehende Leberschädigung – ein solches Ausmaß an, dass man nicht umhinkam, den Notarzt zu rufen und mich ins Krankenhaus zu bringen.

Gesagt, getan. Hätten meine Eltern und ich nur geahnt, welche Folgen die Einlieferung ins örtliche Hospital für mich haben würde, so hätten wir sicher darauf bestanden dass ich in die nächstgelegene Uni-Klinik komme. Ich hatte zum selben Zeitpunkt (drei Tage vor Weihnachten 1996) auch Aszitis (Wassereinlagerungen im Bauchraum) und sah aus, als wäre ich im sechsten Monat schwanger. Das mag sich jetzt lustig anhören, aber ich denke, so kann man sich ein Bild davon machen! Ich wusste von meinen Ärzten in der Uni-Klinik, dass so etwas passieren kann und dass man niemals punktieren darf, weil dies unkontrollierbare Folgen haben könnte. Vielmehr muss man versuchen, die Flüssigkeit mittels einer stark erhöhten Dosis an wassertreibenden

Medikamenten wie Aquafor, Detyde H, Aldactone und ähnlichen Präparaten auszuschwemmen.

Wie dem auch sei, man gab mir im örtlichen Krankenhaus krampflösende Infusionen, und innerhalb von zwei Tagen waren die Schmerzen weg. Was blieb, war die Aszitis. Da ich bereits mit der Einnahme von entwässernden Medikamenten begonnen hatte und diese auch Wirkung zeigten, glaubte ich, entlassen zu werden. Immerhin war mittlerweile der 23. Dezember. Doch es kam alles anders. Der übereifrige Stationsarzt kam mit einer Punktionsnadel und einem Eimer ins Zimmer und meinte: »Ich punktiere Sie jetzt, damit Sie die Flüssigkeit im Bauch loswerden!« Ohne jegliches Einverständnis meinerseits setzte er sein Vorhaben in die Tat um. Ich informierte ihn noch, dass ich bereits mit der Einnahme von Tabletten begonnen hatte, aber das schien ihn herzlich wenig zu interessieren. Acht (!) Liter Flüssigkeit ließ er mir auf einen Schlag ab. Und damit begann das Drama, das mich erneut fast das Leben gekostet hätte.

Denn der schlagartige Verlust dieser großen Menge Wasser und der damit verbundenen Mineralstoffe und Eiweiße rief bei mir die vorhergesagten unkontrollierbaren Folgen hervor. Binnen weniger Stunden musste ich den kompletten Verlust des gesamten Bewegungsapparates sowie der Fähigkeit zu sprechen, zu schlucken und zu kauen hinnehmen. Eben jene nicht vorhersehbare Folgen! Und es kam noch schlimmer! Am ersten Weihnachtstag musste ich wegen der mittlerweile lebensgefährlichen Situation auf die Intensivstation verlegt werden. (Ich war in der vorherigen Nacht aus dem Bett gefallen.) Ich kann nur sagen, dass ich in jener Dezembernacht mehr als einmal an der Schwelle zum Jenseits stand und um mein Leben gekämpft habe. Ich habe schließlich nach qualvollen zehn Stunden gewonnen. Danach wurde ich dann endlich in die Uni-Klinik gebracht, und zwar per Hubschrauber!

In der Uni-Klinik waren die Ärzte entsetzt über meinen Zustand. Ich höre es noch heute, wie eine der Ärztinnen sagt: »Um Gottes Willen Herr Müller, was hat man mit Ihnen gemacht?« Sofort wurden Untersuchungen wie Kernspintomographie, Computertomographie usw. veranlasst, um feststellen zu können, was die Lähmung ausgelöst hatte.

Die absolute Priorität dabei jedoch hatte die Stabilisierung meines Gesundheitszustandes, was den Ärzten auch innerhalb von 24 Stunden gelang. Mir wurde eine PEG (Magensonde zur künstlichen Ernährung) gelegt, damit ich etwas zum Verdauen in den Magen bekam und bei Kräften blieb. Nachdem ich dann einige Tage zur Überwachung auf die Verträglichkeit der künstlichen Nahrung dabehalten wurde, kam ich in eine Reha-Klinik.

In einem Einzelzimmer vegetierte ich den ganzen Tag vor mich hin. Ich konnte noch nicht einmal die Glocke für den Schwesternruf betätigen und war dem Wohlwollen der Pfleger und Schwestern hilflos ausgeliefert! Mir wurden Windeln wie einem Baby angelegt, damit ich meine Notdurft tätigen konnte. Ich jedoch war 32 und denke, dass kaum jemand sich vorstellen kann, welch erniedrigendes Gefühl es ist, sich nach dem Stuhlgang von einer 17-jährigen Pflegeschülerin den Hintern abwischen zu lassen. Ich habe mich unendlich geschämt. Es gibt keine Worte, um meine Empfindungen zu beschreiben, denn ich hatte immer das Gefühl, dass sie sich über mich lustig macht.

Jedenfalls fing man irgendwann an, mit mir Krankengymnastik, Sprech- und Schluckübungen zu machen. Dazu bekam ich zwei bzw. eine Krankengymnastin zugeteilt. Das Ganze forderte anfangs meinen ganzen Willen und war enorm anstrengend, doch ich war zu keinem Zeitpunkt bereit, mich meinem Schicksal zu fügen, geschweige denn aufzugeben. Das Gegenteil war der Fall. Wenn irgendetwas nicht gleich klappte, war das für mich umso mehr ein Ansporn, und ich arbeitete verbissen an mir, um es zu schaffen. Schließlich hatte sich die gesamte Muskulatur innerhalb dieser zwei bis drei Wochen, die ich gelähmt war, fast vollständig zurückgebildet, und man konnte nicht erwarten, von jetzt auf gleich etwas zu bewältigen. Ich habe den Krankengymnastinnen Manuela und Kerstin, die beiden leisteten Unglaubliches, vieles zu verdanken! Mein Gesundheitszustand besserte sich zusehends, denn sie konnten und wollten nicht einfach nur Krankengymnastik machen und waren zu keinem Zeitpunkt bereit aufzugeben. Vom Ehrgeiz gepackt, schafften wir gemeinsam innerhalb kürzester Zeit das, was NIEMAND Wochen vorher für möglich gehalten hatte und an ein Wunder grenzte:

Ich konnte wenige Meter laufen!!!

Auch Nicole, die Dritte im Bunde der drei exzellenten Damen, vollbrachte eine ungeheure Leistung. Den dreien, Manuela, Kerstin und Nicole, merkt man an, dass ihre Arbeit für sie nicht nur ein Beruf ist.

An Manuela und Kerstin:

Ich kann nicht in Worte fassen, wie dankbar ich euch beiden bin. Ohne eure Hilfe hätte ich es NIE geschafft und wäre wohl Zeit meines Lebens an den Rollstuhl gefesselt gewesen! Ihr beide habt immer an mich geglaubt, habt mit mir die vielleicht härteste Zeit meines Lebens durchgestanden, seid den Weg mit mir gemeinsam gegangen, habt mich aufgebaut, wenn ich mal wieder am Boden war und alles hinschmeißen wollte. Ich werde niemals vergessen, was ihr für mich getan habt.

An dich, Nicole:

Du hast mir in mühsamer Arbeit wieder Sprechen und Schlucken beigebracht. Ich weiß gar nicht, wie oft du in Deckung gehen musstest, wenn ich mich wieder mal verschluckt hatte. Aber du hast es immer mit Humor genommen. Hast in mühevoller Kleinstarbeit und mit viel Geduld nie aufgegeben und unermüdlich mit mir daran gearbeitet, bis ich wieder sprechen und schlucken konnte, wenn auch noch mit großen Schwierigkeiten. Dir ein ganz besonderes Dankeschön für die Unermüdlichkeit in deinem Tun, denn du bist weit über die Grenzen deiner eigentlichen Tätigkeit als Therapeutin hinausgegangen. Du hast es möglich gemacht, dass ich wieder mit meinen Mitmenschen kommunizieren kann. Auch wir beide haben gemeinsam ein Stück dieses harten Wegs zurückgelegt. Hast mir immer wieder Mut gemacht, wenn ich wieder am Verzweifeln war und gar nichts mehr ging. Auch dir werde ich niemals vergessen, was du für mich getan hast!

An dich, mein lieber Freund Oliver:

Als du erfahren hast, was passiert war, hast du alles stehen und liegen gelassen, deine Pferde Pferde sein lassen, dich ins Auto gesetzt und bist mitten in der Nacht den weiten Weg von Leverkusen zu mir gefahren. Nur um mich zu sehen. Denn für dich gab es nichts Wichtigeres in diesen Tagen. Wann immer etwas bei uns in der Familie passiert, du bist da! Kein Weg ist dir zu weit! Danke Oli, dass es dich gibt.

An dich, mein bester Freund Stefan:

Bist mir immer ein treuer Freund gewesen; in guten wie in schlechten Tagen, und du bist es heute noch. Du bist immer da, wenn ich dich brauche oder wenn ich nicht mehr weiter weiß. Ich denke da nur zurück an die Zeit, als ich meinen Beruf als Fernfahrer aufgeben musste und in schwerste Depressionen fiel. Auch während dieser harten Tage und der anschließenden Genesungszeit waren du und deine Familie immer für mich da. Auch dir gilt ein besonderer Dank.

An alle anderen Freunde:

Birgit, Dagmar, Katrin, Jürgen, Rainer und alle anderen, die ich vergessen habe zu erwähnen. Ohne euch alle wäre vieles anders gekommen. Ihr alle habt mir immer wieder Mut gemacht, für mich gebetet und vieles andere. Du, lieber Jürgen, hast immer gesagt, der Herr sieht alles, er hält seine Hand über dich, du musst es nur zulassen. Ich habe dir damals erwidert, dass ich mit Gott nicht viel am Hut habe. Heute weiß ich, du hattest recht. Und alle anderen auch. Ich schäme mich nicht zu sagen: Ja, es gibt einen Gott. Denn sonst könnte ich dies hier nicht schreiben: Danke euch allen dafür, dass ihr mir zur Seite gestanden habt!

An dich, meine liebe Mutter:

Dir gilt mein größter Dank, denn du warst von der ersten Minute an an meiner Seite. Ich habe oft die Verzweiflung in deinen Augen gesehen, denn du warst machtlos. Und trotzdem bist du jeden, wirklich jeden Tag bei Wind und Wetter, ob Schnee oder Eis, ob du krank warst oder nicht – all das spielte für dich keine Rolle – von Basel zu mir gefahren, um stundenlang nur am Bett zu sitzen und meine Hand zu halten. Auch während der zwei Jahre im Pflegeheim warst du fast jeden Tag da, hast mich gefüttert, wenn meine Hände vor lauter Anstrengung den Dienst versagten. Ich habe dir nie sagen können, wie viel Kraft du mir damit gegeben hast. Darum schreibe ich es hier. Du bist die beste Mutter, die man sich wünschen kann. Und dafür danke ich dir.

Die Lähmung hatte ich mit viel Willensanstrengung und Arbeit bewältigen können. Zu kämpfen habe ich heute noch mit ständig schwankenden Blutwerten. Grund dafür sind wahrscheinlich jahrelange falsche Behandlung bzw. zu niedrige Dosierung und teils falsche Medikamentengabe. Bemerkt habe ich dies an abruptem Gewichtsverlust von 10 kg innerhalb von 14 Tagen und ständigen massiven Kreislaufzusammenbrüchen mit Bewusstlosigkeit von bis zu zwei Stunden. Dies veranlasste mich, im Juli 2006 die Universitätsklinik zu wechseln. In einem anerkannten Wilson-Zentrum, wo ich mich wesentlich besser betreut fühle, wurde daraufhin ein akuter Kalium- und Kalziummangel festgestellt.

Bei einem Kontrollbesuch im Mai 2007 kam erstmalig das Thema Transplantation zur Sprache. Mit diesem Gedanken werde ich mich wohl auseinandersetzen müssen!

Die Ärzte des Wilson-Zentrums wollten auf Nummer sicher gehen und stellten die gesamte Medikation komplett um. Jetzt nehme ich Trientine; dies ist sehr teuer (500 Stück für rund 2 500 €) und muss zudem stets kühl gelagert werden. Temperaturen von über 5° Celsius lassen es zu einer geleeartigen Masse und somit unbrauchbar werden. Zudem muss es importiert werden, denn der Hersteller sitzt in England. Die Rezepte dafür müssen zwingend den Zusatz folgender Worte beinhalten: UNBEDINGT ABSOLUT LEBENSNOTWENDIG!, sonst weigern sich die Kassen, es zu bezahlen!

Zum anderen wurden die Voruntersuchungen für eine eventuell in Frage kommende Transplantation in die Wege geleitet. Das war verbunden mit einem stationären Aufenthalt in der Uni-Klinik. Zu aller Entsetzen wurde dabei eine Teilthrombose in der Pfortader festgestellt, so dass ein operativer Eingriff zu diesem Zeitpunkt ausgeschlossen war. Dies wurde Anfang September mit einem Schlag über den Haufen geworfen, denn meine Blutwerte wurden mit nahezu rasantem Tempo schlechter. Doch alles stellte sich dann als falscher Alarm heraus. Die Gründe dafür werde ich hier nicht nennen, nur so viel: auch Ärzte irren sich. Jetzt, nach fünf Monaten konsequenter Einnahme, Umstellung und Erhöhung von Trientine, zeichnet sich eine langsame Verbesserung der Blutwerte ab. Auch die Teilthrombose hat sich dank ständigem, regelmäßigem Heparinspritzen so weit zurückgebildet, dass diese Therapie Mitte Oktober eingestellt werden konnte.

Das Thema Lebertransplantation (LTX) steht jedoch nach wie vor im Raum, und ich muss alle fünf bis sechs Monate in die LTX-Sprechstunde! Auch setze ich mich intensiv mit diesem Thema auseinander, um psychisch relativ stabil jederzeit darauf vorbereitet zu sein.

Jörg Müller

Anmerkung der Herausgeberin:
Seit März 2008 ist Herr Müller transplantiert.

Morbus Wilson ... und sonst?

Gabriele Gerlach

Oktober 2007

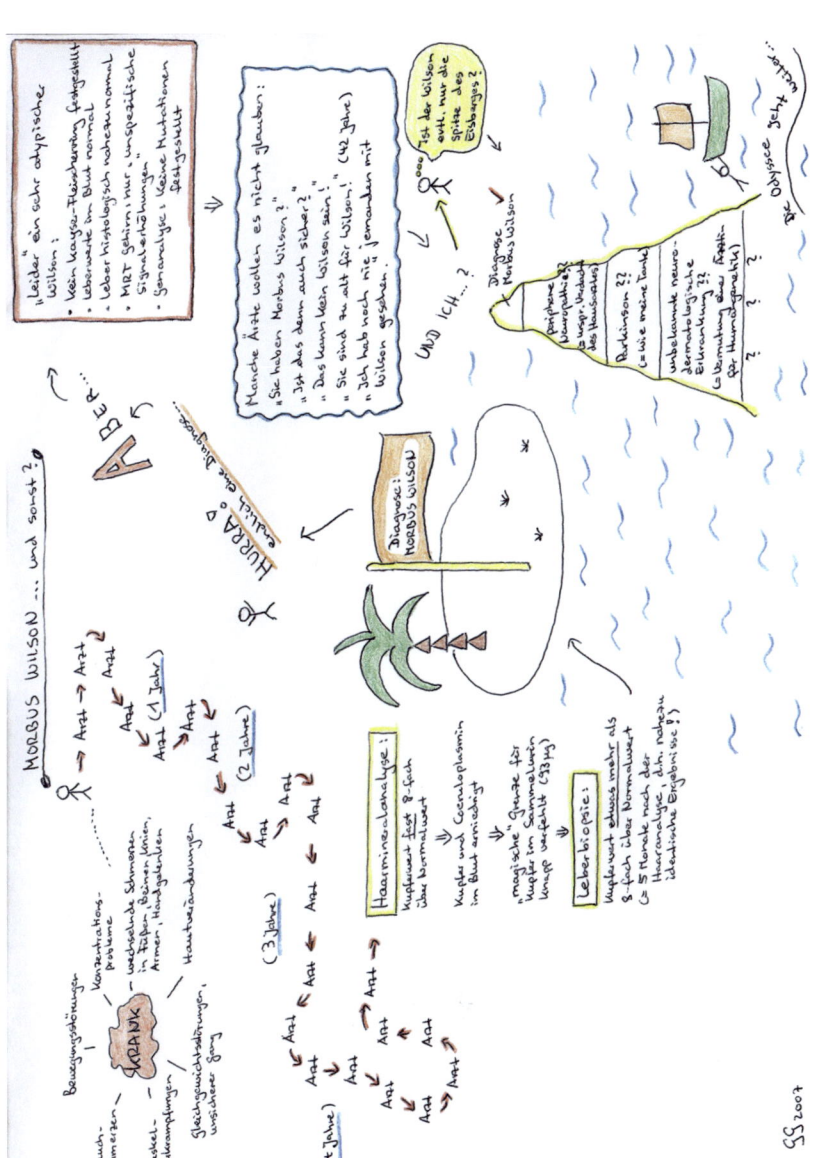

Anjas Anekdote

Eine wahre Geschichte, die ich neulich erlebte. Wirklich unglaublich!!!
Ich war in Neustadt bei einem neuen Zahnarzt. Der fragte mich nach
meinen Grunderkrankungen. Ich sagte ihm, dass ich Morbus Wilson
habe und wollte gerade erklären, was das ist. Da schaute er mich völlig
entgeistert an und fragte:»Was, Sie etwa auch?«

Es stellte sich heraus, dass es noch eine Wilson-Patientin in Neustadt gibt – gleich zwei Straßen weiter von mir.

Also gibt es in der kleinen Stadt Neustadt mit 55 000 Einwohnern in
unmittelbarer Nachbarschaft zwei Wilson-Patienten. Hier muss wohl
irgendwo ein Nest sein. Oder vielleicht eine Kupfermine. Wer weiß …

Anja Dellmann

Alles nur Einbildung?

Meine Geschichte beginnt, als ich in der 5. Klasse war. Ich saß im Unterricht, und plötzlich begann der Ringfinger meiner linken Hand zu zittern. Ich ignorierte es. Hin und wieder zitterte er, aber ich schenkte dem keine Beachtung, weil es immer nur kurz war und auch nicht wehtat.

Als ich mit 14 Jahren beim Augenarzt zu einer Routineuntersuchung war, entdeckte dieser einen »komischen Ring« in meinen Augen und bat mich, zu meinem Hausarzt zu gehen und mein Blut untersuchen zu lassen. Dies tat ich auch. Aber meine Blutwerte waren völlig in Ordnung.

Es vergingen ein paar Jahre. Ich war in der 13. Klasse und bereitete mich gerade auf die Abiturprüfungen vor. Meine Nervennahrung während dieser Zeit bestand fast ausschließlich aus Schokolade. Als es plötzlich wieder anfing – das Zittern. Aber diesmal war es nicht nur der Finger, sondern die ganze Hand. Ich musste die andere Hand nehmen, um die zitternde Hand ruhig zu stellen.

Ich litt schon seit längerem unter schrecklichen Kopfschmerzen. Ich ging zu meinem Hausarzt, und dieser diagnostizierte mir, dass die Kopfschmerzen und das Zittern vom Abiturstress kommen würden, und verordnete mir »Autogenes Training«. Ich machte brav mein »Autogenes Training«, aber die Kopfschmerzen wurden nicht besser, und das Händezittern trat immer häufiger auf.

Nachdem ein halbes Jahr ohne Besserung meiner Leiden vergangen war, ging ich zum nächsten Arzt – einem Neurologen. Dieser sah die Ursache meiner Beschwerden auch im Abiturstress. Inzwischen zitterten beide Hände immer sehr stark während dieser Anfälle. Hinzu kam, dass sich mein Schriftbild so drastisch verschlechtert hatte, dass einige Lehrer mir grundsätzlich in den Klausuren eine Notenstufe tiefer gaben, weil ich so unleserlich schrieb. Außerdem war meine Aussprache sehr verwaschen. Meine Zunge war so unglaublich schwer, dass ich sie kaum anheben konnte, um Worte zu formen. Ich konnte meine Zunge nicht mehr so bewegen, wie ich wollte.

Als meine Beschwerden (unkontrollierbares Zittern, Müdigkeit, andauernde Kopfschmerzen, Konzentrationsschwäche sowie meine verwaschene Aussprache) zunehmend stärker bis fast unerträglich wurden, ging ich erneut zu meinem Neurologen. Der berücksichtigte bei seiner Diagnose jedoch vorrangig das Zittern, welches er auf Alterszittern zurückführte, denn auch »junge Menschen könnten unter Alterszittern leiden« und meine Beschwerden würden sich legen, sobald ich mal »richtig ausschlafen und mehr Traubenzucker zu mir nehmen würde«. Ich war 19 Jahre alt! Zusätzlich war er der Meinung, dass ich eine Psychotherapie bräuchte, um gesund zu werden. Bildete ich mir dieses Zittern nur ein? Ich machte diese Psychotherapie, aber es wurde nicht besser, sondern schlimmer.

Es war mir nicht mehr möglich, meine Zitteranfälle zu vertuschen. Mittlerweile zitterten nicht nur die Hände, sondern auch die Arme mit. Es war mir furchtbar peinlich, dass ich andauernd wie wild mit den Armen und Händen herumfuchtelte, nicht mehr richtig sprechen und reagieren konnte. Und dann noch diese unerträglichen Kopfschmerzen! Das Zittern und die Probleme beim Sprechen waren mir sehr unangenehm, vor allem wenn es in der Öffentlichkeit passierte. Die Beschwerden wurden immer schlimmer und heftiger. Manchmal war es sogar so schlimm, dass mein Kreislauf mehrmals am Tag zusammenbrach. Es gab Tage, an denen ich mehrmals von der Toilette gefallen bin, zum einen, weil mein Kreislauf immer wieder zusammenbrach und ich das Bewusstsein verlor, zum anderen, weil ich meine Motorik überhaupt nicht mehr unter Kontrolle hatte.

Also ging ich zum nächsten Arzt. Dieser schrieb sofort eine Überweisung für ein MRT. Das Ergebnis der Untersuchung im MRT war: irgendwelche nicht definierbaren grauen Stellen im Gehirn. Ich musste sofort ins Krankenhaus.

Im Krankenhaus wurde Blut abgenommen – halt der übliche Schnickschnack. Am nächsten Tag sollte eine Lumbalpunktion (Entnahme von Gehirnwasser) gemacht werden. Die Ärzte hatten den Verdacht auf irgendeine Entzündung im Zentralen Nervensystem, die man im Liquor (Gehirnwasser) erkennen kann. Mein behandelnder Arzt im Krankenhaus war ein sehr junger gut aussehender Mann, bei dessen Anblick mein Herz jedes Mal ein bisschen schneller schlug und es ein wenig in meinem Bauch zu kribbeln begann. Dieser führte auch die Lumbalpunktion durch. Während der Untersuchung brach mein Kreislauf zusammen. Ich verlor das Bewusstsein. Als ich wieder zu mir kam, lag ich in den Armen dieses super gut aussehenden Mannes. Die Schwester hielt meine Beine nach oben, damit das Blut in meinen Kopf laufen konnte, und fragte den Arzt, ob er genug Gehirnwasser habe, um es zu untersuchen. Dieser antwortete, es würde nicht reichen. Und so wurde noch eine Punktion durchgeführt, bei der mein Kreislauf erneut zusammenbrach und ich das Bewusstsein verlor. Als ich wieder zu mir kam, lag ich abermals in den Armen des gut aussehenden Arztes.

Die nächsten zwei Tage hatte ich starke Kopfschmerzen und musste mich so oft übergeben, dass ich noch nicht mal in der Lage war, mir ohne Hilfe die Zähne zu putzen. Um den Flüssigkeitsverlust auszugleichen, bekam ich Infusionen. Das Ergebnis der Lumbalpunktion lautete: keine Entzündung im Zentralen Nervensystem.

So wurden weitere Tests gemacht. Es wurde jeden Tag Blut abgenommen, mein Urin wurde untersucht – immer ohne Ergebnis. Es wurden Drähte auf meinem Kopf festgemacht, und ich sollte mit diesen Drähten auf dem Kopf in einen Bildschirm mit Schachbrettmuster starren. Ganz entspannt sollte ich in den Monitor schauen. Leider ging das nicht so, wie ich wollte. Der gut aussehende Arzt saß während der Untersuchung neben mir, hielt meine Hand und sagte: »Entspannen Sie sich, sonst bekommen wir keine Ergebnisse.« Aber ich konnte nicht entspannen. Es ging einfach nicht. Mein Puls raste, das Herz schlug mir bis zum Hals und dreimal so schnell als normal und so laut, dass ich glaubte, er müsse es hören – auch ohne Stethoskop. Wie sollte ich da entspannen, in Gegenwart dieses umwerfenden Mannes? Letztendlich brach der Arzt den Test ab, weil er keine Ergebnisse brachte. Aber es wurden noch mehr Tests gemacht, noch mehr Blut abgenommen, noch mehr Urin untersucht …

Nach drei endlosen Wochen im Krankenhaus hatte der gut aussehende Arzt endlich eine Diagnose: Morbus Wilson. Die Diagnose belief sich auf meine Kupfermenge im 24-Stunden-Urin. Meine Augen wurden noch einmal untersucht, der Kayser-Fleischer-Kornealring bestätigte die Diagnose. Von diesem Zeitpunkt an war ich die Patientin im Krankenhaus, der am häufigsten und intensivsten in die Augen geschaut wurde – der Kayser-Fleischer-Kornealring ist bei mir mit bloßem Auge zu erkennen. Jeder kam an mein Bett, um diesen Ring zu sehen, vom Chef der Klinik bis zum Medizinstudenten – und alle waren begeistert! »Besser als im Lehrbuch!«, hörte ich sehr oft.

Ich musste noch drei weitere Wochen im Krankenhaus bleiben, bis die richtige Dosis der Tabletten gefunden war und der gut aussehende Arzt sich sicher war, dass ich meine Medikamente auch vertrage.

Allmählich gingen meine Beschwerden zurück. Die Kopfschmerzen wurden erträglicher, ich hatte meine Motorik wieder besser unter Kontrolle, und das Zittern wurde auch weniger. Ich reagierte anscheinend gut auf die Medikamente und konnte davon abgesehen ein fast normales Leben führen.

Einige Jahre später wurde ich schwanger. Ich machte mir große Sorgen, da so wenig über Morbus Wilson und dessen Behandlung in der Schwangerschaft bekannt war. Ich hatte Angst, meinem Kind durch die Einnahme meines Medikamentes zu schaden. Meine mich derzeit behandelnde Ärztin wollte die Verantwortung für die Behandlung während einer Schwangerschaft nicht übernehmen und überwies mich an die Uni-Klinik. Selbst dort wollte oder konnte niemand die Verantwortung übernehmen. Alle rieten mir ab, das Kind zu bekommen. Aber ich war glücklich über dieses kleine Wesen, was da in meinem Bauch heranwuchs, so dass ich mit meinem neuen behandelnden Arzt vereinbarte, die Dosis des D-Penicilamins während der Schwangerschaft und Stillzeit zu verringern. Neun Monate später brachte ich einen wunderbaren, gesunden Jungen zur Welt. Zwei Jahre später bekam ich einen weiteren gesunden Sohn.

Manchmal habe ich keine Lust, immer gegen die Nebenwirkungen des D-Penicilamins anzukämpfen. Die Geschmacksveränderungen gehen ja noch, aber die Übelkeit morgens ist schrecklich. Inzwischen sind die Symptome fast verschwunden. Manchmal, wenn ich sehr aufgeregt oder nervös bin, dann habe ich noch ein Händezittern oder Schwierigkeiten beim Sprechen, aber sonst geht es mir gut. Meine beiden Rabauken Lucas und Lennart und ich sind eine kleine glückliche Familie.

Danksagung

Ich möchte meinen beiden Söhnen Lucas und Lennart danken, dass sie mein Leben mit ihrem Lächeln verzaubern, ich danke ihnen dafür, dass sie sich immer was Neues ausdenken und mir nie langweilig wird mit ihnen. Ich danke euch dafür, dass es euch gibt.

Ich möchte Gesine Milde dafür danken, dass sie mir ganz viel über Morbus Wilson erzählt und immer an mein Gewissen appelliert hat, darauf zu achten, dass ich meine Tabletten vorschriftsmäßig nehme.

Ich möchte Andrea, Judith und Annika danken, dafür, dass sie für mich da sind.

Ich möchte meinen Ärzten danken, dafür, dass sie alles versuchen, meine Beschwerden zu verringern.

Ein besonders großer Dank geht an die Ärztin meiner Kinder für ihre Hilfe, Geduld und Zeit, die sie uns widmet.

Ohne euch hätte ich es nicht geschafft.

Heidi Engelke

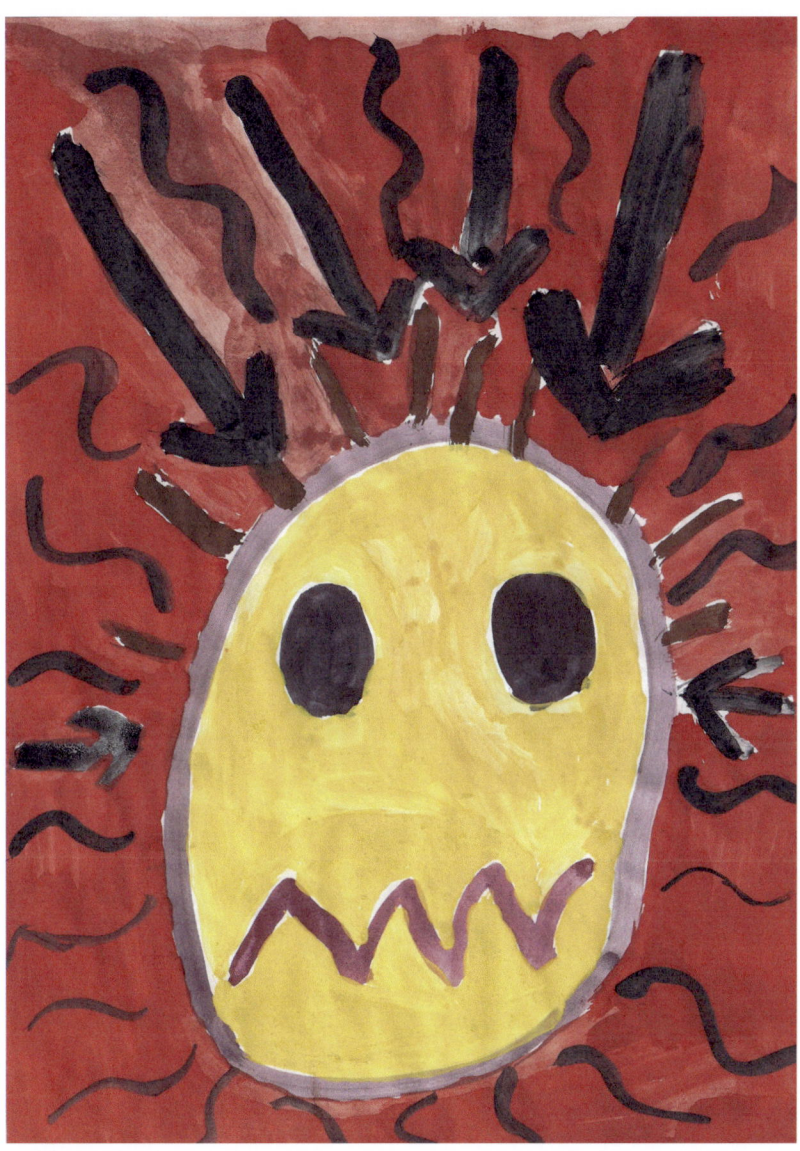

Heidi Engelke
2008

Diagnose schon im 5. Lebensjahr

Ich wurde am 28.09.1999 geboren, meine Entbindung dauerte gerade mal insgesamt zwei Stunden. Von da an war es meine Aufgabe, meine Mutter zu einem Nervenbündel zu machen, obwohl sie sich sehr auf mich freute. Der Grund dafür war, dass ich vom ersten Tag an ein sehr schlechter Schläfer war und viel schrie. Dazu war ich das erste Kind meiner Familie, da ist sowieso alles schwerer. Die ersten Monate machte ich die Nacht zum Tag. Auch im Kleinkindalter wachte ich etwa alle 90 Minuten auf, saß aufrecht im Bett und musste von meiner Mutter wieder zum Liegen gebracht werden. Mit etwa drei Jahren bekam ich meist vor Mitternacht heftige Schrei- und Panikattacken, in denen ich hasserfüllt, laut weinend und mit weit aufgerissenen Augen um mich trat und schlug. Von einem Moment auf den anderen war der Spuk vorbei, ich schlief sofort ein und wusste am nächsten Tag nichts davon. Meine Eltern haben dies einmal per Video aufgenommen und sind mit mir zu einem Kinderpsychologen gegangen, der dem Ganzen einen Namen gab: **Pavor nocturnus** oder auch **Nachtschreck**! Dieser sei ungefährlich und beträfe etwa 5 % der Kinder. Er befällt meist Kinder, die sehr aufgeschlossen, neugierig und intelligent sind. Der Psychologe riet zu einer Spieltherapie in seiner Praxis. Er wollte aber routinemäßig eventuelle körperliche Ursachen ausschließen und forderte bei meinem Hausarzt eine genaue Blutuntersuchung an. Dabei wurden erhöhte Transaminasenwerte festgestellt, die meinen Hausarzt etwas beunruhigten. Dazu kam, dass ich sehr oft an Bauchschmerzen litt. Er versprach meinen Eltern, die Ursache zu finden, und klemmte sich hinter das Telefon, um mit Laborärzten und anderen Fachärzten zu sprechen. Eine Ultraschall-Untersuchung meines Bauches zeigte eine leicht vergrößerte Leber. Bald hatte man eine Vermutung:

MORBUS WILSON

Wir wurden zu einem Kinderarzt mit diesem Fachgebiet überwiesen, der auf Grund eines D-Penicillamin-Tests und einer Leberpunktion die vermutete Diagnose bestätigte.

Da war ich gerade mal vier Jahre und neun Monate alt.

Nun ging es daran, mich zu therapieren. Ich bekam das Medikament D-Penicillamin, und mir wurde beim Hausarzt jede Woche Blut entnommen. Leider stiegen die Leberwerte daraufhin drastisch an. Es sah aus, als würde ich toxisch auf das Medikament reagieren. Doch der Facharzt blieb dabei, änderte jedoch die Dosis und beobachtete streng meine Werte.

Nach einigen Monaten stabilisierten sich die Werte, die Kupferausscheidung war zufriedenstellend, und die Abstände der Blutentnahmen konnten vergrößert werden. Die machten mir aber gar nichts aus. Ich wurde immer wieder von den Ärzten gelobt, mit welcher Gelassenheit ich mich stechen ließ. Mein kleiner Bruder war da viel ängstlicher. Aber er musste auch einmal dran glauben, da wir bei ihm eine Gen-Analyse machen ließen. Was waren wir glücklich, als feststand, dass er weder Morbus Wilson hatte, noch Überträger war. Da blieben uns viele Tränen erspart!

Inzwischen erinnern mich nur noch die zwei Tabletten am Tag an diese Krankheit, auch die Bauchschmerzen sind noch manchmal da. Aber meine Eltern sagen, wir müssen Gott danken, dass diese Krankheit bei mir so früh erkannt wurde und ich vor weiterem Schaden bewahrt blieb. Auch den Ärzten und dem Psychologen sind wir sehr dankbar für ihre Bemühungen.

Mama meint, so hätten diese Schreiattacken doch noch ihren Sinn gehabt. Wer weiß, wann sonst bei mir eine Blutuntersuchung gemacht worden wäre??

Rebecca Sausner, 18. Oktober 2007

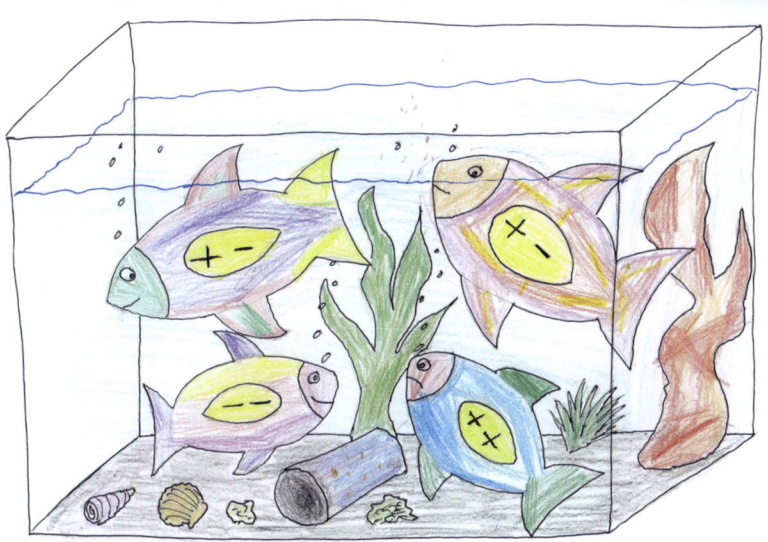

Unser Familien-Aquarium

Rebecca & Heidi Sausner

Oktober 2007

Das Bild ist eine Gemeinschaftsproduktion von mir und unserer acht-jährigen Tochter Rebecca, die die betroffene Morbus-Wilson-Patientin unserer Familie ist. Der Titel ist »Unser Familien-Aquarium«. Es zeigt unsere Familie, also meinen Mann Wolfgang und mich als Überträger des Morbus Wilson (ein positives und ein negatives Gen) sowie unsere Tochter Rebecca mit den beiden positiven Genen und unseren fünfjährigen Sohn Jonathan, der unbeschreibliches Glück hatte und weder Morbus Wilson hat, noch Überträger ist.

Bei Rebecca wurde die Krankheit mit etwa viereinhalb Jahren diagnostiziert, nachdem erhöhte Transaminasenwerte und eine vergrößerte Leber festgestellt wurden. Sie bekam von Anfang an D-Penicillamin und ist inzwischen gut eingestellt, sie erreicht fast normale Blutwerte. Aufgrund dieser Diagnose wurde auch der Rest der Familie untersucht und oben genannte Ergebnisse festgestellt.

Meine Familie half mir beim Gesundwerden

Mein Name ist Karen Weinhold, ich bin am 27.03.1963 in Wurzen bei Leipzig geboren und heute 44 Jahre alt. Die Diagnose Morbus Wilson wurde bei mir 1975 gestellt. Ich bin die Älteste von vier Geschwistern. Meine zwei Schwestern und mein Bruder sind gesund und besitzen keine Erbanlagen von Morbus Wilson. Meine Eltern haben beide den Gendefekt, was aber damals noch keiner ahnte.

Mit sechs Jahren bin ich in die Schule gekommen. In der 4. Klasse traten schon geringe Schreibschwierigkeiten auf. Meine Oma war die Erste, die bemerkte, dass ich anfing zu nuscheln. Dann begannen die schulischen Probleme, meine Leistungen ließen nach, weil meine Schrift immer unleserlicher wurde und ich in den Arbeiten nicht mehr so schnell schreiben konnte. Trotz Ehrgeiz konnte ich die Fragen nur noch mündlich beantworten. Physische Probleme häuften sich. Ich hatte oft Kopfschmerzen und ohne Grund Weinanfälle und wollte nicht mehr zur Schule gehen. Hinzu kamen Schmerzen in den Fersen, die sich beim Laufen bemerkbar machten, wodurch ich auch immer weniger am Sportunterricht teilnehmen konnte.

Aufgrund der mittlerweile gehäuften Symptome gingen meine Mutter und ich zum Kinderarzt, der uns sofort zu einem Neurologen überwies. Er vermutete Rheuma, was sich aber nicht bestätigte. Die Lehrer hielten Rücksprache mit meinen Eltern: Was bloß mit mir los sei? Ich war doch eine gute Schülerin! Als sich mein Gang so drastisch veränderte, meine Schrift kaum noch lesbar war und ich kaum noch sprechen und den Löffel nicht alleine zum Mund führen konnte, kam ich in ein Kinderkrankenhaus. Nach ungefähr drei Wochen Aufenthalt wurde dann eine Entzündung im Gehirn, verursacht durch den Masern-Virus, vermutet.

Danach kam ich auf eine psychiatrische Station einer großen Uni-Klinik. Dort waren all die Fälle, bei denen noch keine Diagnose feststand. Inzwischen verschlimmerte sich mein Gesundheitszustand. Ich konnte nur Tippelschritte machen, mein ganzer Körper vibrierte, mein Speichel lief. Ich konnte nicht mehr sprechen und musste gefüttert werden. Kau- und Schluckstörungen traten auf. Mittlerweile war der ganze Körper mit Kupfer vergiftet. Typisch für Morbus Wilson ist auch der Kayser-Fleischer-Ring im Auge (auch Kupferring genannt). Den konnte man bei mir schon mit bloßem Auge erkennen! Die Leber kann das Kupfer durch den Gendefekt ja nicht abbauen. Es hatte sich mittlerweile in den Organen und auch im Gehirn abgesetzt. Mein rechter Arm und meine Hand verkrümmten sich nach hinten auf den Rücken. Mein rechtes Bein und mein Fuß verformten sich waagerecht. Ich war rechtsseitig gelähmt und von da an auf den Rollstuhl angewiesen. Die vielen Punktionen und Blutuntersuchungen waren alle ohne Befund.

Nach vielen Monaten Ungewissheit erhielt mein Vati auf der Arbeit einen Anruf von einem Arzt aus der Klinik. Sie hatten die Diagnose gefunden: Morbus Wilson. Ich hörte förmlich, wie meiner Familie ein Stein vom Herzen fiel! Die Diagnose hatte ein Arzt gefunden, der sich in der DDR ausgiebig mit der Krankheit beschäftigte und in der Forschung tätig war. Ihm habe ich mein Leben zu verdanken! Denn wenn die Krankheit unerkannt bleibt, können die großen Mengen Kupfer im Körper erheblichen Schaden anrichten und führen definitiv zum Tode.

Da ich aber erst zwölf Jahre alt war, kam ich dann zu ihm in die Kinderklinik, dort bekam ich sofort Kaliumsulfit. Dieses Medikament bewirkt, dass das Kupfer schneller durch den Urin aus dem Körper ausgeschieden wird. Nach einigen Monaten ging es mir dann endlich ein bisschen besser. Inzwischen bekam ich täglich Unterwassermassage für meinen Arm und mein Bein, was sehr schmerzhaft war, aber doch zum Erfolg führte. Mit zehn Minuten Schulunterricht am Krankenbett lernte ich wieder langsam sprechen und schreiben. Ich freute mich sehr über jeden Fortschritt, den ich machte. Meine Lehrerin lobte mich, als ich drei Wörter hintereinander geschrieben hatte. Das Laufen wieder zu lernen, bereitete mir große Schwierigkeiten und Schmerzen. Es zog sich noch über Monate hin. Mit dem Schreiben dauerte es fast noch ein Jahr, bis ich es so einigermaßen wieder konnte. Arm- und Beinschiene unterstützten den Heilungsprozess. Meine Familie half mir beim Gesundwerden. Meine Eltern besuchten mich jeden Mittwoch und Sonntag, obwohl ich ja noch drei jüngere Geschwister hatte, die nicht mit auf das Klinikgelände durften. Ich sah sie deshalb nur auf

der Straße stehend von einem Fenster aus. Nach einem Jahr Klinikaufenthalt wurde ich am 24.3.1976 entlassen. Drei Tage vor meinem
13. Geburtstag. Dieses Datum werde ich wohl nie vergessen.

Ich war jedoch noch nicht ganz wiederhergestellt. Darum hieß es
dann zu Hause weiter üben, üben, üben. Da an einen weiteren Schulbesuch gar nicht zu denken war, bekam ich zwei Jahre Einzelunterricht
für 6. und 7. Klasse in den Fächern Mathematik, Deutsch, Biologie
und Erdkunde – ohne Zensuren. In die Schule konnte ich wegen der
Krankheit nur sechseinhalb Jahre gehen. Und deshalb habe ich auch
keinen Schulabschluss. Eine Ausbildung zu machen, war unvorstellbar
für mich. Nach unzähligen Behördengängen und Ärger mit den Äm-
tern, den meine Eltern hatten, bekam ich in Colditz eine Beschäftigung
für drei Stunden täglich in der Bücherei. Seit meinem 18. Lebensjahr
bekomme ich Invalidenrente. Im Jahre 1985 heiratete ich und wohne
seitdem in Grimma bei Leipzig. Wir haben zwei Kinder: Patrick ist
22 Jahre, Katharina 17 Jahre alt. Sie haben beide die Erbanlagen für
Morbus Wilson, sind aber beide gesund! Meine Familie unterstützt
mich, wo sie nur kann. Ich nehme seit 1976 D-Penicillamin, heute
heißt es Metalcaptase. Bei mir schlägt es gut an, obwohl es viele Nebenwirkungen hat. Deswegen fahre ich auch jedes Jahr zur stationären
Kontrolluntersuchung in eine Morbus-Wilson-Fachklinik.

Wenn man sich an die Anweisungen der Ärzte hält und eine kom-
petente Klinik gefunden hat, die Tabletten ein Leben lang regelmäßig
einnimmt, kann man lernen, mit der Krankheit gut umzugehen!

Karen Weinhold

Einleitung zum Bild:

Ich finde die Idee [ein Bild über Morbus Wilson zu malen] sehr gut, weil Kunst eine Art der Auseinandersetzung mit dem Leben, eine Art Lebensbewältigung darstellt.

Bilder sind auch der Spiegel unseres Lebensgefühls. Das hat sich durch die »Entdeckung« des Morbus Wilson 1998 als Ursache der fortgeschrittenen Leberzirrhose bei mir nun vollkommen gewandelt. Durch die wiedergewonnene Lebenskraft, die ich der Diagnostik und der Behandlung des Morbus Wilson verdanke, habe ich auch ein neues Lebensgefühl entwickelt. Während ich vor dem »Coming-out« immer bemüht war, den Anforderungen, die das Leben an mich stellt, gerecht zu werden, und dafür meine ganze Kraft brauchte, so kann ich jetzt meine Aufgaben überschauen. Ich habe Kraft und Lust, auch darüber hinaus zu planen und zu erleben, was mir Spaß macht: Theater, Konzert, Kino, Wandern, Urlaub ...

Dies also zur Vorgeschichte und zur Begründung, weshalb ich ein Bild aus dem Jahr 1996 sende: Morbus Wilson ist für mich jetzt in den Hintergrund gerückt. Ich wüsste nicht, wie ich das Bild – ohne oberflächlich zu sein – gestalten sollte.

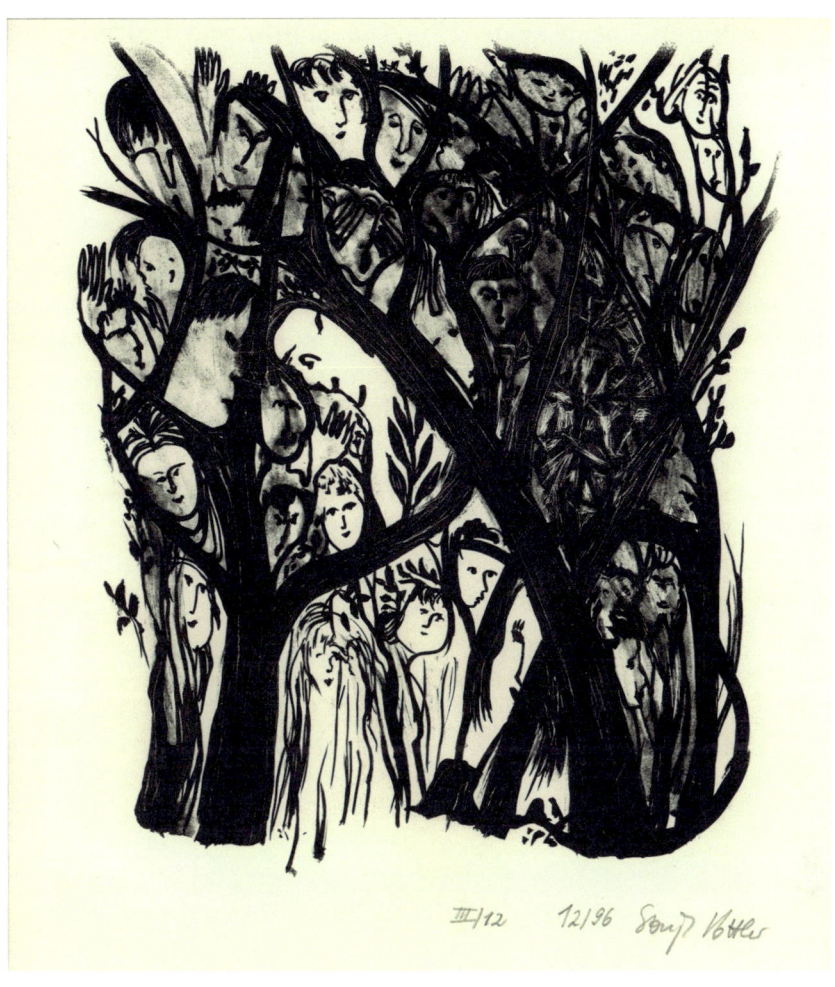

Sonja Rottler
1996

Welche Anforderungen stellte/stellt das Leben an mich?

Ich bin Mutter zweier Kinder: Susanne (1981 im zweiten Jahr meines
Pädagogik-Studiums geboren) und Thomas (1986 geboren). Im Jahr

1996 waren also meine Kinder 10 und 15 Jahre alt und brauchten ihre Mutter.

Von Beruf bin ich Lehrerin für Kunst und Deutsch – ein sowohl physisch als auch psychisch anstrengender Beruf. Ich begegne vielen Menschen, denen ich etwas zu sagen habe und die mir etwas zu sagen haben.

Die etwas düster wirkende Lithographie von 1996 spiegelt das wider, das Lebendige, Facettenreiche, teils Heitere, aber auch Bedrohliche dieser Begegnungen. Bedrohlich, weil ich manchmal das Gefühl hatte, dass mir alles über dem Kopf zusammenwächst, dass ich das nicht mehr bewältigen kann. Das Gefühl schwindender Lebenskraft war für mich eine prägende Erfahrung.

1996 wusste ich noch nichts über Morbus Wilson. 1994 war meine Schwester gestorben, wie ich später erfuhr: an Morbus Wilson. Manchmal fühlt man etwas, bevor man es weiß. Ich glaube, das spiegelt sich auch im Bild.

Der Scharlatan

Kaum zu glauben, aber wahr:

Ohne einen gewissen Herrn, den ich für einen Scharlatan halte, hätte ich heute keine Wilson-Diagnose!

Stell dir vor, du hast ein ganzes Sammelsurium an unterschiedlichen Beschwerden. Und beim Treppabgehen hast du mit deinen 40 Jahren Schwierigkeiten wie eine alte Frau.

Manchmal hast du das Gefühl, als ob dein ganzer Körper unaufhaltsam zerfallen würde.

Aber alle Ärzte sagen dir: »Du bist gesund. Das muss psychisch sein!«

Nur dein Hausarzt hält noch zu dir und will dir helfen.

Irgendwann ist er auf der richtigen Spur. Er denkt an Wilson, obwohl deine Leberwerte bestens sind. Du schaust im Internet nach, was das für eine Krankheit ist. Ja, da könntest du (fast) alle deine Probleme unterbringen. Dann ist das Ergebnis der Blutuntersuchung da: Kupfer und Coeruloplasmin unter dem Normwert – und dein Arzt mustert dich bei Wilson wieder aus. Du hast keinen Grund, an seinen Worten zu zweifeln. Klingt ja auch logisch: Man würde erhöhte Werte erwarten, um eine Kupfervergiftung zu bekommen.

Also wieder eine Sackgasse, und wir müssen wieder ganz von vorne anfangen. Alle in Frage kommenden Fachärzte haben wir schon durch. Was nun?

In dieser Situation hat mein Vater in einem Kurhotel, wo meine Eltern öfters Urlaub machten, – ohne mich zu fragen – einen Termin für mich vereinbart. Denn der Herr, der sie zu ihrer Zufriedenheit mit Reiki behandelt hatte, behauptete, auch Diagnostik machen zu können. Er habe einen Doktortitel der Metaphysik, wie mein Vater anerkennend berichtete. Ich war zwar skeptisch, aber warum eigentlich nicht? Wenn man nicht weiter weiß, greift man nach jedem Strohhalm.

Die Untersuchung begann damit, dass ich meine Hand auf Metallnoppen legen musste, die in Form einer Hand angeordnet waren. Meine Hand war zu klein, um mit allen Noppen der vorgezeichneten

Hand Kontakt halten zu können. Aber das sei egal, meinte der Herr, den ich nun einfach mal den »Scharlatan« nenne.

Jedenfalls erschien am Computer eine Gestalt, die mein Körper sein sollte. Darin dominierte die Farbe gelb. Ich sei also ein gelber Typ, was mit gewissen Charaktereigenschaften verbunden sei (die übrigens allesamt positiv klangen).

An den Stellen, die ich ihm vorher als schmerzend geschildert hatte, waren rote Flecken zu sehen. Diese würden weggehen, wenn ich mich der von ihm angebotenen kostspieligen Behandlung unterziehen würde.

Die Flecken würden Blockaden im Körper anzeigen, die man durch leichten Druck mit einem dünnen Metallstab auf bestimmte Punkte am Körper wegbekommen könne (natürlich erst nach circa acht bis zehn Behandlungsterminen).

Während er mit dem PC beschäftigt war, um mir anhand einiger hübscher Kurven und Diagramme zu zeigen, was sich durch die Behandlung verbessern würde, versuchte ich mir alles einzuprägen, was auf der Platte mit den Handnoppen stand. Nach dem Gerät wollte ich mal im Internet suchen.

Bei der anschließenden »Untersuchung« auf einer Liege demonstrierte er mir gleich, wie die Behandlung ablaufen würde, einfach und schmerzfrei.

Als er bei den Füßen angekommen war, behauptete er plötzlich, er könne an meinen Füßen spüren, dass ich ein »Kupferproblem« habe. Ich war im ersten Moment verblüfft, aber das hielt nur einige Sekunden an. Da hatte ihm mein Vater wohl zu viel erzählt! Mein Misstrauen wuchs, aber ich versuchte, es mir nicht allzu sehr anmerken zu lassen.

Mein Vater war jedenfalls sehr gespannt, ob mir der »Doktor der Metaphysik« helfen kann, und holte mich nach der Untersuchung ab.

Während er den Herrn intensiv nach seiner Meinung befragte, nutzte ich die Zeit, die an der Wand hängende Doktorurkunde näher anzuschauen. »Doktor der Metaphysik (ULC)« stand da. ULC – nie gehört. Klang nach ulcerus und damit schon irgendwie medizinisch …

Zu Hause angekommen, machte ich mich gleich an die Recherche im Internet.

Zunächst suchte ich nach dem Gerät mit den Noppen. Das war einfach. Der Hersteller erhob keinerlei Anspruch auf irgendeinen diagnostischen, medizinischen oder sonstigen Nutzen. Er stellte lediglich die enorme Wirtschaftlichkeit des Geräts dar. Kaum Kosten und ein ansehnlicher Betrag, den man von seinen Kunden verlangen könne. Von der in Aussicht gestellten Einnahmehöhe pro Anwendung können unsere Kassenärzte nur träumen. Es ist sogar eine Version für verschiedene Handgrößen erhältlich. Aber so etwas braucht mein »Scharlatan« ja gar nicht.

Stattdessen hat er eine schön gestaltete Visitenkarte und auch eine Internetseite. Das ist interessant. Sein Lebenslauf klingt auf den ersten Blick gut: Arbeit mit Kindern und in einer Reha-Klinik. Aber wenn man genauer hinschaut, merkt man, dass er keinerlei abgeschlossene Ausbildung hat. Seine Kenntnisse hat er sich offenbar selbst angeeignet, eine medizinisch-therapeutische Prüfung kann er wohl nicht vorweisen.

Bleibt nur der Doktortitel, der ihm nach eigenen Angaben für seine Verdienste verliehen wurde.

Doktor der Metaphysik – was ist das eigentlich?

Nun, mit Physik hat es jedenfalls nichts zu tun, schon eher mit Philosophie. Offenbar ein etwas umstrittener Teilbereich der Philosophie. Ich würde sagen, es ist wohl irgendetwas Diffuses zwischen Himmel und Erde – Dinge, die nicht wahrnehmbar sind, sondern in den Bereich der Spekulationen fallen (so meine Erkenntnisse aus dem Internet), wenn ich es richtig verstanden habe.

Der Zusatz ULC steht nach meinen Recherchen für »Universal Life Church«. Dies ist eine Organisation in den USA, die Doktortitel zu Preisen verkauft, die sich jeder leisten kann. Man kann sich den gewünschten Doktortitel bequem im Internet bestellen und bekommt die Urkunde dann zugesandt. Das einzige, was man dafür tun muss, ist pro forma eine eigene Kirche zu gründen (deren Ziele egal sind). Das kostet 35 €. Dann kann man aus verschiedenen Doktortiteln wählen, ab einem Preis von 5 €. Hinzu kommen nur noch die Versandgebühren. Man muss lediglich kurz begründen, weshalb man der Meinung ist, einen Doktortitel zu verdienen (z. B. weil man sich eine Zeit lang mit einem bestimmten Thema befasst hat). Eine inhaltliche Prüfung findet offenbar nicht statt.

Zwei Wochen nach der »Untersuchung« kam dann der angekündigte Untersuchungsbericht. Er war einem »Arztbrief« nachempfunden, enthielt allerdings auffällig viele Rechtschreib- bzw. Tippfehler.

Er bestand aus zwei Teilen. Zum einen das Ergebnis der »Aura-Aufnahme«. Hier konnte ich im Einzelnen nachlesen, was es bedeutet, ein »gelber« Typ zu sein. Es las sich wie eine Persönlichkeitsanalyse (die teilweise jedoch total daneben lag …).

Trotz meines Misstrauens gegenüber dem »Scharlatan« weckte der zweite Teil des Briefes mein Interesse. Vor Beginn der »Behandlung« sollte ich noch einige Punkte vom Arzt abklären lassen, u. a. die Galle sowie »Westphal-Strümpel-Psendoskerose«.

Mit dieser Schreibweise gab es keine Treffer im Internet. Aber ich gab nicht so schnell auf und versuchte es unter Pseudosklerose. Wenn man dann dem Herrn Strümpell noch ein zweites »l« spendierte, landete man auf einer Seite der Berliner Charité.

Ich traute meinen Augen kaum: Westphal-Strümpell-Pseudosklerose war ein anderer Name für die neurologisch betonte Form des Morbus Wilson, die meist erst im Erwachsenenalter auftritt. Obwohl ich meine Recherchen zu Morbus Wilson eigentlich schon länger abgeschlossen hatte, las ich weiter. Da stand doch tatsächlich, dass bei Morbus Wilson Kupfer und Coeruloplasmin im Blut erniedrigt seien.

Meine erste Reaktion war Entsetzen über die – wie ich meinte – fehlerhafte Darstellung. Und das ausgerechnet auf einer offiziellen Seite der Charité! Nicht zu fassen!

Trotzdem ließ mich das Thema nicht mehr los. Ich stieg wieder in die Recherche zu Wilson ein und las auch auf anderen Seiten von erniedrigten Werten.

Die Suche nach konkreten Zahlen gestaltete sich jedoch mühsam – bis ich auf eine eindeutige Darstellung der Uni Mainz stieß.

Nun war ich total aufgeregt. Wie sollte ich das meinem Arzt beibringen?

Schließlich fand ich noch zwei weitere gute Seiten, die meine neuen Erkenntnisse stützten, nämlich von der Online-Fortbildung der Ärztekammer Nordrhein und von der Deutschen Neurologischen Gesellschaft. Das müsste reichen, und ich schickte meinem Arzt kurzerhand die Links per Mail.

Als ich hierauf nach einigen Tagen noch keine Reaktion erhalten hatte, rief ich meinen Arzt in der Telefonsprechstunde an. Er hatte zwar meine Mail gelesen, aber noch keine Zeit für die Links gehabt.

Meinen Wunsch nach Überweisung in die Wilson-Sprechstunde der Uni-Klinik (die ich zwischenzeitlich ausfindig gemacht hatte), lehnte er zu diesem Zeitpunkt ab. Er ging ja noch davon aus, dass ich keinen Wilson haben könne, und meinte, sich vor seinen Kollegen zu blamieren, wenn er mich mit meinen normalen Leberwerten ins Krankenhaus schicken würde.

Aber meine Links waren überzeugend, und nach einiger Zeit erhielt ich von meinem Arzt eine Dankesmail für meine intelligente Recherche.

Die weiteren Untersuchungen führten dann tatsächlich zur Diagnose »Morbus Wilson«.

Tja, so verrückt kann das Leben sein:

Ausgerechnet der Arzt, den ich so sehr schätze, hätte mich beinahe um die Diagnose gebracht, an der er schon so dicht dran war. Während ein »Scharlatan«, von dem ich gar nichts halte, indirekt zur Diagnose beigetragen hat.

Fazit: Kein Arzt weiß alles. Darum sollte man sich als Patient selbst gut informieren, um gemeinsam mit dem Arzt seine gesundheitlichen Probleme in den Griff zu bekommen.

Anonym

Die Veröffentlichung erfolgt anonym, weil ich nicht möchte, dass meine anderen Ärzte Rückschlüsse ziehen können, wer da meine Blutwerte falsch beurteilt hat.

Denn ich habe allen Grund, meinem Arzt dankbar zu sein. Kein anderer hat jemals so viel Mühe, Geduld und Zeit investiert, um mir zu helfen. Für mich wird er immer derjenige sein, dem ich meine Diagnose zu verdanken habe. Denn ohne seine Vorarbeit hätte auch der »Scharlatan« wohl kaum an meinen Füßen spüren können, dass ich ein »Kupferproblem« habe …

Irgendwann wird auch mir wieder
die Sonne lachen, ein Licht, ein Stern aufgehen

Wir waren sechs Geschwister. Davon sind zwei gestorben, zwei sind nur Träger von Morbus Wilson, und zwei leben mit dem Morbus Wilson, mehr schlecht als recht.

Unser Bruder ist am 22.11.1963 an Morbus Wilson gestorben. Leider hat man erst nach seinem Tode festgestellt, woran er gestorben ist. Etwa sechs Monate später hat man uns Geschwister ins Krankenhaus gerufen, weil so ein gewisser Verdacht bestand, der sich dann auch bestätigt hat ... Also, Träger von Morbus Wilson sind wir alle, nur drei davon etwas mehr als der Rest. Der Arzt hat uns zweierlei Tabletten verordnet. Die waren vielleicht von der Wirkung her nicht schlecht, nur schlecht zum Einnehmen: einmal trank ich nur ein paar Schluck Bier hinterher und habe nach 15 Minuten geglaubt, mich zerreißt's! Das tat ich seitdem nie mehr wieder. Eine Sorte davon brachte uns üblen Mundgeruch mit: immer, wenn sich die Kapsel öffnete, kam er wie eine Bombe hochgeschossen und verbreitete sich wie eine Stinkbombe. Das war mir zu peinsam, eine Zumutung für meine Mitarbeiter, Freunde und -innen. So setzte ich sie eigenhändig einfach ab ... Mir ging es deswegen nicht schlechter. Wurde regelmäßig noch fünf Jahre lang untersucht. Dann ist die Sache für uns als erledigt abgelegt worden.

Ich habe dann mit 19 Jahren meine Frau kennengelernt. Habe mit 21 ein Haus gebaut, eine Familie gegründet. Und dann mit 24 Jahren buchstäblich den Löffel abgegeben. Oder das Handtuch geschmissen. Wie man's nimmt, ist es verkehrt ... Bin am 7.5.1975 in die nächstgelegene Medizinische Uni-Klinik gefahren worden mit dem Taxi, wurde nach sieben Wochen wieder entlassen, dann aber wieder zurückgerufen, weil ich so dicke Füße bekam, dass es nicht mehr auszuhalten war. Entlassen wurde ich damals am 22.12.1975 als hundertprozentiger Pflegefall nach Hause zu Frau und Tochter. Sie war damals gerade mal drei Jahre alt, inzwischen ist sie 35 Jahre alt, aber wir haben seit 22 Jahren null Kontakt. Das wird sich auch in Zukunft nicht ändern.

Am 7.8.1976 ist dann unsere zweite Schwester an Morbus Wilson gestorben. Bei mir tat sich bis zu dem Zeitpunkt gar nichts, denn gerade Anfang 1976 ist die Medizinische Uni-Klinik umgezogen, dabei wurden meine Akten verschlampt. Erst nachdem meine um fünf Jahre jüngere Schwester in dieser Klinik verstorben war, hat man sich an mich erinnert: »Ja da war doch mal der kleine Micha – wie geht es dem? Was macht der?« Von da an ging es wieder langsam bergauf. Ich wurde zwar nur ambulant von der Uni-Klinik betreut, bekam aber immerhin Krankengymnastik und Logopädie verordnet. Mir ging es bis Juni 1977 schon wieder so gut, dass man mich alleine im Marschschritt hinter der Musikkapelle herlaufen ließ. Anfang 1978 war ich dann schon wieder so weit fit, dass ich bei meinen Eltern das Holz für den Winter herrichtete.

Im Herbst 1978 kam es dann zum Bruch zwischen meiner Frau und mir. Sie hat mich bei Nacht und Nebel am 19. November von der Polizei abholen lassen. Weil die Herrschaften von der örtlichen Polizeistation sich mit mir nicht unterhalten konnten, haben sie mich kurzerhand in das Bezirkskrankenhaus eingewiesen und gleich zu drei Monaten Sicherheitsverwahrung verdammt. Mann, war ich sauer! Ich habe mir erst eine Schreibmaschine von der Station bringen lassen, nach fünf Tagen bekam ich dann von meiner Mutter eine eigene gebracht. So saß ich dann die ersten zwölf Tage nur da und schrieb Briefe an Gott und die Welt. Nach 14 Tagen besuchte mich der Amtsrichter. Der nahm sich einige Abschriften meiner Briefe mit und merkte natürlich sofort, dass ich hier am falschen Platz untergebracht war. Er setzte dann meine Mutter als meine Pflegeperson ein, so wurden aus drei Monaten gerade mal vier Wochen, die ich versehentlich weggesperrt war.

Im Februar 1979 war die erste Verhandlung in Sachen D. vs. D. wegen Ehescheidungskrieg, den wir am 3.10.1979 ohne Begräbnis des Kriegsbeils beendet haben. Ich war dann inzwischen im August schon zu meiner ersten Pilgerfahrt nach Lourdes unterwegs. Diese erste Zugwallfahrt hat mir so viel geholfen, dass ich für mich einen Eid drauf geleistet habe: alle Jahre einmal nach Lourdes fahren, um dort anderen Menschen zu helfen. Bis 2004 habe ich den Eid gehalten. War 25-mal dort, allerdings bin ich seit 1994 immer in Begleitung meiner langjährigen Lebensgefährtin Gabriele losgezogen. Ja schade, dass sie nicht mehr da ist. Sie war auch schwerbehindert, saß im Rollstuhl, aber sie hat mir Kraft und Arbeit gegeben. Sie fehlt mir sehr, als Mensch, als Freund, als gebender Treiber. Sie hat mich im Februar 2006 verlassen und ist am 2.6.2006 verstorben. Seitdem krebse ich mehr schlecht als recht durch die Tage. Versuche oft mit Gewalt den Anschluss nicht zu verpassen, aber bis jetzt noch ohne Erfolg. Mir macht aber auch nichts mehr Freude oder Spaß … Alles, was ich früher mit Gabriele gern gemacht habe, kann ich mir nicht leisten mit den paar Kröten, die mir monatlich übrig bleiben.

Nichtsdestotrotz: das Leben geht weiter, und irgendwann wird auch mir wieder die Sonne lachen, ein Licht, ein Stern aufgehen …

D. M.

Die Farbfelder sollen die verschiedenen Phasen meiner Gefühlszu-stände vor und nach der Diagnose »Morbus Wilson« symbolisieren. Die Größe der einzelnen Felder soll die Dauer des jeweiligen Gefühls-zustands zeigen.

Das schwarze Feld steht für Hoffnungslosigkeit und die Verzweiflung bis zu dem Zeitpunkt, an dem die Krankheit erkannt wurde.

Der gelbe Bereich symbolisiert den Zeitpunkt nach der Diagnose und soll die Erleichterung zeigen, als ich endlich eine Erklärung für das Erlebte hatte.

Das grüne Feld steht für die Hoffnung auf eine Besserung des Zu-stands sowie die Hoffnung auf ein besseres Leben und eine bessere Zukunft.

Das blaue Feld steht für die Zeit, in der die Krankheit in den Hinter-grund trat, weil ich medikamentös gut eingestellt war und mich auf andere Dinge konzentrieren konnte, z. B. meine Ausbildung.

Das rote Feld steht für die Zeitperiode, ab der die Nebenwirkungen der Medikamente begannen.

Das äußerste gelbe Feld steht für die Gewissheit, trotz der Nebenwir-kungen Ziele erreicht zu haben, und die Hoffnung, auch in Zukunft weitestgehend so leben zu können, wie ich es möchte, in Bezug auf gesundheitliche Probleme und Nebenwirkungen.

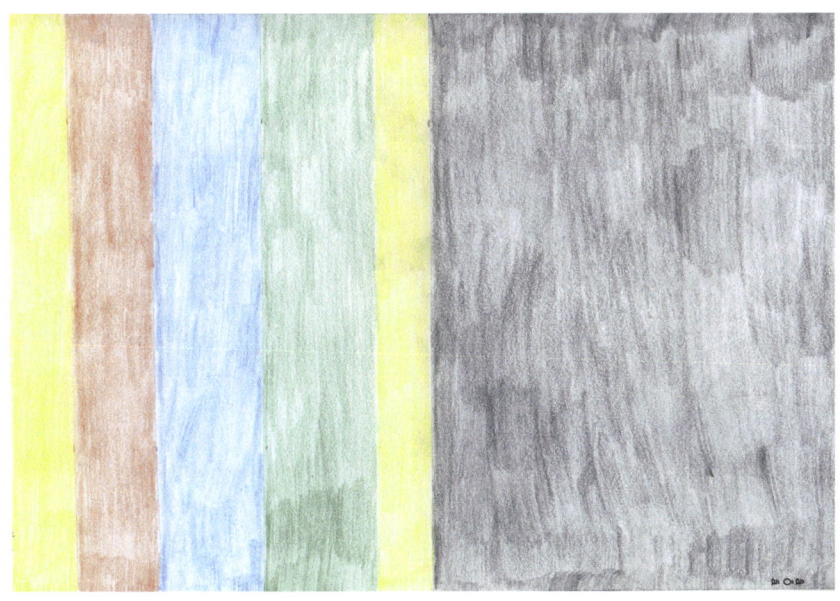

Morbus Wilson

Anonym
September 2007

Geduld und Leidensweg = Diagnose Morbus Wilson

Bei meiner Einstellungsuntersuchung zur Ausbildung als Kinderkrankenschwester stellte man hohe Transaminasen fest. Zur Abklärung des Krankheitsbildes wurde eine Ultraschalluntersuchung des Bauchraums veranlasst. Feststellung: Hepatosplenomegalie, also: Leber- und Milzvergrößerung.

Als Ursache sah man eine zurückliegende Ebstein-Barr-Virus-Infektion an. Daher schienen Blutwertveränderungen, insbesondere Leberwerte, Leber- und Milzvergrößerung im normalen Rahmen.

Also kein Grund zur Sorge, aber Kontrolluntersuchungen durchführen lassen. Gesagt, getan. Nach einem halben Jahr waren die Blut- und Leberwerte weiterhin massiv erhöht und der Sonographiebefund unverändert.

Es musste also die Meinung eines Hämatologen, Onkologen und Arztes für Innere Medizin eingeholt werden. Wochen und Monate vergingen mit unendlichen Blutkontrollen und Sonographien des Bauchraums. Stets wiederkehrendes Ergebnis: Befunde unverändert.

Mehr Unwissen und Ratlosigkeit füllten die Zeit. Schließlich veranlasste der Arzt für Inneres eine Leberpunktion und Biopsie. Diagnose: Fettleber.

Darüber hinaus erbrachte eine Knochenmarkpunktion keinen Befund. Dreieinhalb Jahre verliefen ohne ärztliche Resultate und Hilfe.

So half mir nur noch meine Eigeninitiative. Also suchte ich die Lebersprechstunde in der nächstgelegenen Uni-Klinik auf. Schon bei meiner ersten äußeren Beurteilung musste dem Arzt etwas Außergewöhnliches aufgefallen sein, denn eine Hornhautablagerung (goldbraun-grüne Pigmentation) führte ihn auf den richtigen diagnostischen Weg. Die Augenuntersuchung mittels Spaltlampe hatte einen Kayser-Fleischer-Kornealring zur Diagnose. Folgerichtig führte der Arzt eine gründliche Sonographie in Richtung seiner Verdachtsdiagnose durch. Im Arztbrief wurde später ein MRT des Bauchraums dringend empfohlen. Resultat: Enorme Veränderung des Leberparenchyms (Leberzirrhose). Weitergehende diagnostische Abklärung angeraten.

Der Rat führte zur nächsten gründlichen Untersuchung im Krankenhaus. Unmittelbare Blutentnahme, Sonographie des Bauchraums, Laparoskopie und Biopsie der Leber führten zur endgültigen Diagnose Morbus Wilson.

M. Stubner

Morbus W..as???

Ich hatte lange darüber nachgedacht, nachdem die Aufforderung von Gesine Milde gekommen war, ob ich einen eigenen Artikel zu den persönlichen Erfahrungen mit dem Morbus Wilson schreiben soll. Eigentlich hat man ja keine Zeit, es geht einem ja nicht sooo schlecht, und man will ja auch nicht wirklich wieder an die Vorgeschichte zurückdenken. Denn was ich seit meiner Mitgliedschaft im Morbus-Wilson-Verein festgestellt habe, ist die Tatsache, dass dies bei den meisten »Kollegen« ähnlich ungerichtet und zufallsgetrieben abgelaufen ist wie bei mir.

Schließlich ließ ich mich bei unserem Vereinstreffen 2007 in Regensburg davon überzeugen, auch einen Beitrag zu verfassen.

Meine Geschichte fängt zwar nicht mit »Es war einmal …« an, aber wenn ich zurückdenke, gab es bereits einige Fingerzeige, bevor die Krankheit meinen Zustand so beeinflusste, dass akuter Handlungsbedarf gegeben war.

Eigentlich waren meine Leberwerte schon zu hoch, als ich 16 oder 17 war, aber halt nicht dramatisch, eigentlich haben sie sich über die Jahre nicht gebessert, eigentlich wurde ich in die Kategorie trinkfester Student einsortiert, eigentlich wurde ich langsam aber sicher immer müder und weniger leistungsfähig – aber es gab nie den Wachmacher, der zu einer konsequenten Diagnosestellung geführt hätte. Erst als es fast zu spät war, erkannte ein sehr engagierter Chefarzt am örtlichen Krankenhaus, dass es sich um eine seltene Stoffwechselkrankheit handeln muss – nämlich den Morbus Wilson.

Nach mehreren Wochen Krankenhausaufenthalt hatte ich mit allen Arten von Diagnoseergebnis gerechnet, aber sicher nicht damit. Ein Morbus W..as?, von dem bisher weder ich noch sonst jemand aus meiner Familie oder meinem Freundeskreis je etwas gehört hatte, Fachleute eingeschlossen.

Dieser Erkenntnis stand ich zuerst vollkommen ratlos gegenüber, und auch mein Facharzt musste sich zuerst in Büchern und Zeitschriften über eine sinnvolle Behandlung informieren.

Schließlich schrieben wir das Jahr 1988, wir befanden uns also noch in der Steinzeit der elektronischen Medien. Zu dieser Zeit wurden ja Briefe noch auf Papier geschrieben, auch Artikel mussten noch aus echten Büchern und Zeitschriften gelesen und kopiert werden, und Mails und Internetchats gab es nur in Science-Fiction-Filmen und Romanen. Aber auch damals war es durchaus möglich, sich zu informieren, es dauerte eben nur länger und war etwas umständlicher. Die benötigten Infos musste man halt per Fernleihe über die Uni-Bibliotheken besorgen, und dann konnte ich mich mit meiner Krankheit richtig vertraut machen, um aus einem unbekannten einen bekannten Begleiter zu machen.

Dies war allerdings mit einigen Irritationen verbunden und ein langer Weg, der wohl bis heute noch nicht ganz zu Ende ist.

Das Kennenlernen begann zunächst damit, dass ich mich vor der Diagnose nicht gut, nach Beginn der Metalcaptase-Behandlung aber richtig schlecht fühlte. Meine Leistungsfähigkeit ging komplett in den Keller, regelmäßig gab es Spontanblutungen aus der Nase oder des Zahnfleisches, so dass ich fast jeden Morgen aussah, als ob ich einen Boxkampf hinter mir hatte.

Auch schwebte immer noch das Fragezeichen einer Lebertransplantation im Raum – zu der Zeit ein Risiko und auch nur an wenigen Kliniken in Deutschland praktiziert. Dazu hatte ich einen Untersuchungstermin in einer Uni-Klinik mit der Diagnose, dass eine Transplantation noch nicht direkt akut wäre, aber dies bei jungen Menschen meist sehr schnell erforderlich werden kann – ein perfekter moralischer Aufbau also.

Nachdem während der Metalcaptase-Behandlung auch noch Probleme mit der Merkfähigkeit und dem Erinnerungsvermögen auftraten, war ich wirklich froh, dass ich diese Nebenwirkungen bereits aus der Fachliteratur kannte und dort geschrieben war, dass dies nur vorübergehend ist – dies war auch – Gott sei Dank – der Fall. Allerdings habe ich nun eine ungefähre Vorstellung, wie es bei Alzheimer sein muss, wenn man innerhalb von einer Sekunde nicht mehr weiß, was man tun wollte. Aber auch dies wurde überstanden, ebenso nahmen die Spontanblutungen ab, im gleichen Maße, wie sich die Leber- und Blutwerte besserten.

Dann folgte die nächste Klippe, die es zu umsteuern gab: Metalcaptase setzte meinen Nieren so zu, dass die Behandlung abgesetzt werden
musste; und dann ging die Suche von Neuem los. Zuerst mit Kaliumsulfid – einem üblen Zeug, das nach faulen Eiern und totem Hund
riecht und schmeckt und leider auch fast wirkungslos ist in Verbindung mit Zink. Allerdings war diese Kombination wenig praktikabel,
so dass mein Facharzt schließlich zu Trientine wechselte. Damals noch
schwer beschaffbar in England und sündhaft teuer.

Um hier mehr zu diesem Medikament zu erfahren, nahm ich Kontakt zu Professor Walshe in London auf, dem wir Morbus-Wilson-Patienten viel zu verdanken haben. Er war nicht nur maßgeblich an der
Entwicklung der Metalcaptase-Behandlung beteiligt, er hat auch Trientine als Medikament etabliert und vieles über die Historie von Morbus-Wilson-Patienten gesammelt und ausgewertet. Ich habe ihn auch
persönlich 1998 besucht – damals hatte er in London Sprechstunden,
obwohl er zu dieser Zeit bereits in Rente war. Dieser Besuch und die
durchgeführten Untersuchungen und Befunde haben mein Vertrauen
in die Trientine-Behandlung deutlich gestärkt, und bislang konnte ich
noch keine negativen Effekte feststellen.

Ich denke, ich habe nun genug über meine eigene Historie des Morbus Wilson berichtet, und möchte auch anderen »Kollegen« Raum für
ihre Geschichten und Berichte lassen.

Günter Herth, 1. November 2007

Wichtig war, dass ich
meine Krankheit angenommen und akzeptiert hatte

Im Jahre 1971 im Alter von 25 Jahren traten die ersten Symptome von Morbus Wilson bei mir auf. Ich leistete damals meinen Grundwehrdienst anstatt bei der Bundeswehr bei der bayerischen Bereitschaftspolizei in Würzburg ab.

Bei einem Schreibmaschinenkurs mussten wir die zu schreibenden Texte abwechselnd laut vorlesen. Nachdem ich gelesen hatte, gab mir die Schreibmaschinenlehrerin den guten Rat, doch laut lesen zu üben, da meine Aussprache undeutlich und verwaschen klänge. Mir wurde zum ersten Mal bewusst, dass irgendetwas mit mir nicht stimmte. Die Grundausbildung bei der Bereitschaftspolizei endete im März 1971. Bevor ich meinen Dienst als Polizeianwärter antrat, wollte ich am 15. April meine damals 19-jährige Verlobte heiraten, die ich drei Jahre zuvor kennengelernt hatte. Meine späteren Schwiegereltern, meine Eltern und auch wir, meine Braut und ich, wollten von einem Facharzt klären lassen, was mir fehle. Wir konsultierten einen Neurologen, der mich untersuchte und meinte, wir könnten ruhigen Gewissens heiraten. Trotzdem riet er mir, mich mal richtig durchchecken zu lassen, und gab mir für den 19. April 1971, vier Tage nach unserer Hochzeit, einen Überweisungstermin für die stationäre Aufnahme in der nächstgelegenen Neurologischen Universitätsklinik. Der schönste Tag im Leben eines jungen Paares wurde leider überschattet von einem bevorstehenden Krankenhausaufenthalt. Ich ahnte und spürte, dass dunkle Wolken über unsere junge Ehe heraufziehen würden, was dann auch bittere Wirklichkeit wurde.

Während des dreiwöchigen Krankenhausaufenthalts wurde ich von Kopf bis Fuß untersucht. Unter anderem wurde eine lumbale Rückenmarkspunktion durchgeführt, die äußerst schmerzhaft ist und bei der hinterher fürchterliche Kopfschmerzen auftreten, weil die Luft, die bei diesem Vorgang ins Hirn gepumpt wird, sich nur sehr langsam wieder verteilt. Diagnose wurde keine gestellt! Man vermutete eventuell einen Hirntumor. Deswegen sollte ich beim Auftreten heftiger Kopfschmerzen sofort wiederkommen. Ich wurde nach Hause entlassen, aber bis auf weiteres krankgeschrieben, so dass ich meinen Dienst bei der Polizei nicht aufnehmen konnte. Mein Hausarzt verabreichte mir mehrere Wochen Spritzen, die irgendwelche Aufbaupräparate enthalten sollten, welche aber nichts bewirkten. Mein gesundheitlicher Zustand wurde immer schlechter. Zu den Sprachschwierigkeiten gesellten sich Gehunsicherheiten, Gleichgewichtsstörungen und ganz allgemeine motorische Störungen, z. B. mit den Händen, oder auch vermehrter Speichelfluss beim Kauen. Da mir die Schulmedizin nicht hatte helfen können, wandten wir uns an verschiedene Heilpraktiker. Ein Wunderheiler versuchte es mit Hypnose, was sich als totaler Reinfall erwies, da ich zu den Menschen gehöre, die sich nicht hypnotisieren lassen. Ein anderer Heilpraktiker verschrieb mir verschiedene Tropfen, die ich einnehmen sollte – Wirkung gleich Null.

Wir wohnten damals im Dachgeschoss des Hauses meiner Schwiegereltern. Ich zog mich immer mehr zurück, ging den Leuten aus dem Weg, um nicht mit ihnen reden zu müssen, weil mir dies ja so schwer fiel. Den entscheidenden Hinweis für die Entdeckung meiner Krankheit bekam mein Schwiegervater im Gespräch mit einem Bekannten, bei dem auch über meine Krankheit gesprochen wurde. Anfang August 1971 wurde ich in einer weiter entfernt liegenden Neurologischen Uni-Klinik aufgenommen. Nach drei Tagen hatte eine junge Ärztin die richtige Diagnose erstellt – Morbus Wilson. Man sollte meinen, dass ich jetzt erleichtert und froh gewesen sein müsste, denn bekanntlich ist die richtige Diagnose die halbe Therapie. Aber das Gegenteil war der Fall. Bis zu diesem Zeitpunkt hatte ich noch nie etwas von dieser Krankheit gehört. Eine Stoffwechselerkrankung sollte das sein, bei der sich Kupfer im Körper ansammelt, welches durch die Einnahme von Tabletten über den Urin ausgeschwemmt würde. Das konnte und wollte ich damals einfach nicht glauben. Im Gegenteil, ich dachte, sie wollten mich mit den vielen Tabletten fertig machen, sozusagen ruhig stellen. Auch verursachten die eingenommenen Medikamente Kaliumsulfid und Metalcaptase anfangs ein unangenehmes Magenzwicken. Kaliumsulfid, ein in eine rote Gelantinekapsel verpacktes Pulver, erzeugte, falls die Kapsel vor dem Verschlucken mal aufging, einen abscheulichen Geschmack im Mund. Dieses Medikament wird schon lange nicht mehr zur Therapie verwendet.

Peinlich war es mir auch, alle paar Tage 24-Stunden-Urin sammeln zu müssen. Dazu muss man wissen: Die Klinik, in der ich lag, war ein uraltes Gebäude, durch das sich auf der einen Seite finstere lange Gänge zogen. Auf der anderen Seite befanden sich die Krankenzimmer, die mit mindestens fünf Krankenbetten und im großen Saal – in dem vor allem Intensivpatienten betreut wurden – sogar mit über zwanzig Krankenbetten belegt waren. Weiter gab es Zimmer für das Pflegepersonal, Ärztezimmer und Einzelzimmer für Privatpatienten. Auf dem ganzen Stockwerk gab es nur eine große Toilettenanlage, so dass ich mit meiner zwei Liter großen Urinflasche immer an allen Leuten, die sich gerade im Gang aufhielten, vorbei musste. Auf die Idee, dass man die Urinflasche auch in eine Plastiktüte hätte stecken können, kam ich seinerzeit nicht.

Es vergingen Tage und Wochen – an meinem Zustand änderte sich jedoch nichts. Vielleicht auch, weil ich die Medikamente nicht regelmäßig einnahm. Das Sprechen fiel mir immer schwerer, so dass ich wie ein Sturzbetrunkener nur noch lallen konnte. Ich kam mir vor wie ein Gefangener im eigenen Körper, dem man die Zunge abgeschnitten hatte. Die Gedanken klar und deutlich formuliert – aber nicht in der Lage, sie nach außen über die Sprache weiterzugeben. Aus diesem Dilemma heraus ist die fixe Idee entstanden, dass die ganze Welt versucht, mich zum Sprechen zu bewegen. Diese Wahnvorstellung suggerierte mir, dass durch irgendein plötzliches Ereignis bzw. eine geistige Explosion durch den Druck von außen, z. B. durch die Medien, mir die Sprache wiedergegeben wird. Hierzu kam der Ich-bezogene Wahn.

Im Fernsehen lief z. B. eine Westernszene, in der einer den anderen mit dem Messer an der Kehle bedroht und sagt: »Sprich, du Hund, sonst löse ich dir die Zunge mit diesem Messer.«

Ich habe damals allen Ernstes geglaubt, die machen das »extra wegen mir«, um mich zum Sprechen zu bringen. Überhaupt war der Ausdruck »extra wegen mir« das geflügelte Wort der damaligen Zeit und meiner damaligen Verfassung. Das alte Krankenhaus lag in einem wunderschönen Park mit uralten Bäumen, an denen auch Vogelhäuschen aufgehängt waren, die mit Drähten verbunden waren. In ihnen vermutete ich Abhöranlagen, die »extra wegen mir« installiert worden waren, um mich zum Sprechen zu bewegen. Später durfte ich dann zu den Wochenenden nach Hause geholt werden. 150 Kilometer einfach – und Sonntagnachmittag wurde ich wieder zurückgebracht, »in die Hölle«, wie ich mich damals ausdrückte. Einmal hat sich beim Rückweg in die Stadt ein Riesenstau gebildet. Natürlich »extra wegen mir« inszeniert, um mich zum Sprechen zu nötigen. In dem Krankenhaus waren im Obergeschoss die neurologischen, im Erdgeschoss die psychiatrischen Fälle untergebracht, wo die Fenster teilweise vergittert waren. Im November wurde in der Inneren Medizin bei mir eine Leberbiopsie vorgenommen. Als ich wieder zurück in die Neurologie kam, wurde ich in den schon erwähnten großen Saal mit den Schwerkranken verlegt – zur Beobachtung und zur besseren Versorgung, wie man mir erklärte. Die ganze Nacht hat einer gestöhnt: »Aus is! Aus is!«. Auf die Frage vom Pfleger, was aus sei, hat er nur geantwortet: »Aus is!«. Der Mann ist eine Woche später gestorben.

Das düstere alte Gemäuer, die ganze Umgebung, das Getrenntsein von meiner jungen Frau und die Stagnation bei meinem Krankheitszustand führten mich in eine tiefe Resignation. Körperliche Schmerzen hatte ich fast keine – schlimmer waren die seelischen! Weil ich schon so lange in der Klinik war, habe ich immer wieder neue Patienten kommen und gehen sehen, was mich zusätzlich deprimierte. Deshalb wurde ich zusammen mit psychisch Kranken in die Beschäftigungstherapie gesteckt.

Es gab aber auch Lichtblicke im düsteren Klinikalltag: Zwei Mitpatienten, der eine im Rollstuhl, der ungefähr so lange wie ich in der Klinik war, und der andere – durch seine Krankheit jahrelang ans Bett gefesselt – und ein Pfleger machten mir immer wieder Mut und sprachen mir Trost zu.

Endlich im Februar des nächsten Jahres, also 1972, kam der Tag der Entlassung. Ich stand mit gepackten Koffern im Gang, da sagte die kleine quirlige Putzfrau, die ich jetzt schon ein gutes halbes Jahr kannte, zu ihrer Kollegin:»Dass se den hamlossen, versteh ich net, bei dem is do no gor nix besser worn!« (Hochdeutsch:»Dass sie den heimlassen, verstehe ich nicht, bei dem ist doch noch gar nichts besser geworden!«).

Was natürlich nicht stimmte, wenngleich es auf den ersten Blick nicht gleich zu erkennen war. Wichtig war, dass ich meine Krankheit angenommen und akzeptiert hatte und auch die dazugehörigen Medikamente, denn ich spürte jetzt, dass sie tatsächlich Wirkung zeigten. Die schwere Zunge wurde allmählich leichter, wenn auch noch meilenweit von der Normalität entfernt. Die euphorische Stimmung, die mich jetzt erfasste, ließ mich wieder den Kontakt zu anderen Menschen suchen, auch um die wieder gewonnene Sprache zu proben und zu testen. Aus dem Polizeidienst wurde ich aufgrund der langen Erkrankung entlassen (noch keine Verbeamtung). So schlug ich mich in den nächsten zwei Jahren mit verschiedenen Jobs durch, bis ich am 15. Januar 1974 in die Firma eintrat, für die ich heute noch tätig bin. Während meiner Ausbildungs- bzw. Umschulungszeit zum Industriekaufmann wurden mir jedoch aufgrund meiner Sprachbehinderung, die damals noch deutlich ausgeprägt war, immer wieder Grenzen aufgezeigt. So musste ich in der Berufsschule kein Referat halten, und der Lehrer erwähnte mir gegenüber kein Wort, warum und wieso. Im betrieblichen Durchlauf der einzelnen Abteilungen hieß es: »Dich stecken wir erst mal ins Magazin, dann musst du nicht so viel reden!« Obwohl ich einerseits für die Rücksichtnahme dankbar war, waren dies doch anderseits Nadelstiche für meine Seele. Übrigens habe ich die Prüfung mit »sehr gut« und Auszeichnung (Notenschnitt: 1,5) abgeschlossen. So war ich dann viele Jahre im Lohnbüro tätig, weil hier die externen Kontakte nicht so groß sind wie beispielsweise im Ein- oder Verkauf. Obwohl ich wegen meiner Erkrankung manche Einschränkungen, manchmal sogar Demütigungen hinnehmen musste, habe ich vieles erreicht, was ich mir vorgenommen habe, manches natürlich auch nicht.

Die Erhaltungsdosis von 900 mg D-Penicillamin (Metalcaptase) am Tag, ohne dabei auf besonders kupferarme Diät zu achten, vertrage ich seit über 35 Jahren praktisch ohne Nebenwirkungen problemlos gut.

Zum Schluss noch ein Wort zu sportlichen Betätigungen. Bei einem der jährlichen Morbus-Wilson-Treffen – das Jahr weiß ich nicht mehr – hat ein Professor in seinem Vortrag erklärt, dass Joggen für Morbus-Wilson-Patienten im Allgemeinen nicht ratsam sei. Ich habe erst mit 56 Jahren mit dem Joggen begonnen, bin inzwischen 61 Jahre alt und laufe fast täglich bei jedem Wetter mindestens vier Kilometer, manchmal auch mehr, und ich muss sagen, ich vermisse etwas, wenn ich es mal nicht tue.

Helmut Eppler

Mein Morbus Wilson und ich

Ich war etwa 20 Jahre alt, als der Morbus Wilson mich auf sein Vorhandensein aufmerksam machte. Beim Schminken fielen sie mir auf, die braunen Ringe, die sich in der Hornhaut meiner strahlend blauen Augen gebildet hatten. Etwas verwundert darüber schenkte ich dieser Entdeckung jedoch keine weitere Beachtung, nicht ahnend, welche Bedeutung sie für mein Leben haben sollte. Die Augenringe bekamen Gesellschaft: einen Tremor an den Händen und am Kopf. Da dieser Tremor nur in Stresssituationen auftrat, bestand für mich weiterhin kein Anlass, einen Arzt aufzusuchen.

Mittlerweile waren neun Jahre vergangen, ich war 29. Während eines Urlaubs am Gardasee tränten und juckten meine Augen so stark, dass ich auf der Heimreise in München einen Augenarzt aufsuchte. Ich erwartete ein schnelles Rezept für eine Linderung versprechende Augensalbe, doch zu meinem Erschrecken schenkte dieser Augenarzt meinen braunen Augenringen seine ganze Aufmerksamkeit. Mit der Verdachtsdiagnose Morbus Wilson und dem dringenden Rat einer schnellen Klärung verließ ich die Praxis. Von da an kreisten meine Gedanken nur noch um Morbus Wilson. Von einer Krankheit mit diesem Namen hatte ich noch nie gehört. Die Informationen, die ich in einem medizinischen Lexikon darüber fand, ließen meine Gedanken erst recht nicht zur Ruhe kommen. Ich hatte große Angst.

Dem Rat des Augenarztes folgend, begab ich mich zu Hause in Hamburg sofort in ärztliche Behandlung. Ein sechswöchiger Klinikaufenthalt brachte Gewissheit: Ich war am Morbus Wilson erkrankt. Mit drei Medikamenten, D-Penicillamin sowie Therapie unterstützend Kaliumsulfid und Biometalle, einem gestörten Geschmacksempfinden für Süß, der Auflage einer strengen kupferarmen Diät einschließlich demineralisiertem Trinkwasser aus der Apotheke wurde ich, mit nicht weniger Ängsten als zuvor, aus der Klinik entlassen. Zum Abschied fragte ich meinen Arzt, ob ich, wenn ich zu Hause nicht klarkommen würde, in die Klinik zurückkehren kann. Er versprach es.

Das war 1981, inzwischen sind 26 Jahre vergangen. Mein Morbus Wilson meint es bisher gut mit mir. Blickt man mir in die Augen, sucht man vergeblich nach den Kayser-Fleischer-Kornealringen. Der Tremor an Händen und Kopf ist kaum noch wahrnehmbar. Der Honig war mir bald wieder zu süß und ist es noch immer. Bis auf wenige Ausnahmen esse ich, was mir schmeckt. Das Wasser für die Zubereitung von Speisen und Getränken kommt aus der Leitung.

Nach 21 Jahren erfolgte 2002 nach Nebenwirkungen eine Therapieumstellung von D-Penicillamin auf Zinkacetat, nach anfänglichen Magenbeschwerden mittlerweile ohne Probleme.

Und übermorgen, am 3. Juli 2007, wird meine gesunde Tochter 16 Jahre alt.

Ihr, meinem Mann, meinen Ärzten und nicht zuletzt dem Morbus-Wilson-Verein in Rosenheim verdanke ich, dass es mir mit meinem Morbus Wilson inzwischen gut geht. Ich schenke ihm jetzt die Beachtung, die ihm gebührt.

Barbara Beuers, Juli 2007

Morbus Wilson I

Barbara Beuers
August 2007

Morbus Wilson II

Barbara Beuers
August 2007

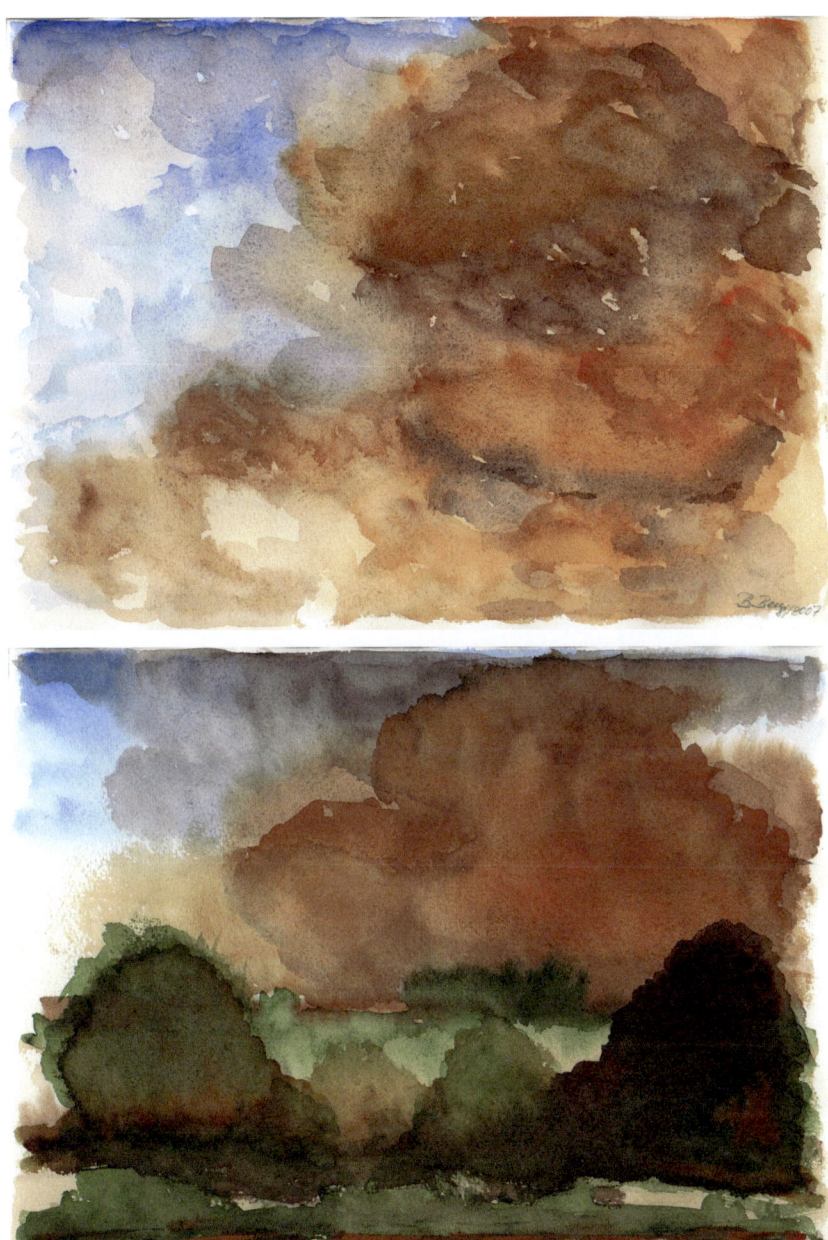

Durchblick

Morbus Wilson betreut

Zu Prof. Dr. med. Dietrich Feist

Prof. Dr. med. Dietrich Feist widmet sich dem Morbus Wilson seit
40 Jahren. Als Hepatologe der Kinderklinik der Universität Heidelberg
gründete er 1969 die Heidelberger Arbeitsgruppe »Morbus Wilson«
und betreute in seiner Zeit als Oberarzt rund 250 Wilson-Patienten.
Die Anregung zur Spezialisierung auf diese Erkrankung bekam er von
Frau Privatdozentin Dr. E. Schmid-Rüter, einer Spezialistin für angeborene Stoffwechselkrankheiten, die die erste Heidelberger Wilson-
Familie in der Kinderklinik mit großem Engagement behandelte.

Durch Prof. Feists aktive Beteiligung an der Gründung des Morbus
Wilson e.V. konnte der Verein mit gleich 72 Mitgliedern ins Leben gerufen werden.

Heute, emeritiert, steht er noch immer seinen ehemaligen Patienten
und anderen Ratsuchenden zur Verfügung und hat mit seinem Beitrag
für das Kupfer-Kaleidoskop begonnen, seinen bedeutungsvollen Erfahrungsschatz im Bereich Morbus Wilson schriftlich festzuhalten.

Morbus Wilson:
Verfehlte, fast verfehlte und Fehl-Diagnosen

Vorbemerkungen

Es ist verständlich, dass für den Wilson-Patienten seine Krankheit zu den besonders wichtigen gehört, weil er durch die Einnahme eines entkupfernden Medikaments jeden Tag mehrmals an sie erinnert wird. Und wenn er dann noch bedenkt, dass der Verein Morbus Wilson allein in Deutschland über 590 Mitglieder zählt, kann er den Eindruck gewinnen, dass der Morbus Wilson eine sehr häufige Krankheit ist, die eigentlich jeder Arzt kennen und erkennen sollte.

Deshalb erscheint es vielen Patienten unerklärlich, warum bei ihnen die Diagnose erst sehr spät und oft nur durch einen glücklichen Zufall gestellt wurde.

Dieses diagnostische Versagen lässt sich aber in vielen, wenn auch nicht in allen Fällen entschuldigen, wenn man berücksichtigt, wie sich der gegenwärtige Stand der Kenntnisse über den Morbus Wilson entwickelt hat:

So wurde das Vollbild der Erkrankung mit neurologischer Symptomatik und begleitender Leberzirrhose zwar schon 1912 von dem Londoner Neurologen S. A. K. Wilson beschrieben, es dauerte aber noch 40 Jahre bis zur Entdeckung der zugrunde liegenden Störung des Kupferstoffwechsels und der Entwicklung einer lebensrettenden Dauertherapie mit Penicillamin durch den britischen Forscher Walshe 1956. Deshalb wird der Morbus Wilson im Handbuch der Inneren Medizin aus dem Jahr 1955 – dem Beginn meines Medizinstudiums! – noch mit folgenden Sätzen beschrieben: »Die Gesamtzahl der bis jetzt mitgeteilten Fälle liegt bei 300. Dennoch wissen wir über den zugrunde liegenden Störungsmechanismus weit weniger als bei manchen anderen Anomalien.« Und der Abschnitt Therapie wird mit folgendem Satz eingeleitet: »Trotz der Heranziehung unseres ganzen Arzneischatzes war es bis vor kurzem nicht gelungen, den geradezu gesetzmäßigen Ablauf des Leidens zu unterbrechen.« (Schreier 1955)

Da es Anfang der fünfziger Jahre also weder eine Behandlung noch Methoden zur Frühdiagnose des Morbus Wilson gab, konnte man damals von Allgemeinärzten nicht erwarten, dass sie die Krankheit kennen und erkennen. Fälle, die allein mit Lebersymptomen verliefen, wurden, da es noch keine Labormethoden zum Nachweis des gestörten Kupferstoffwechsels gab, wenn überhaupt, dann erst bei der Obduktion diagnostiziert.

Diese Situation änderte sich grundlegend und fast zeitgleich mit der Einführung der Penicillamin-Behandlung. So entdeckten 1952/53 zwei Arbeitsgruppen, dass bei mehr als 95 % der Wilson-Patienten das Kupfertransportprotein Coeruloplasmin im Blut erniedrigt ist. Auch die schon 1922 von den Kieler Neurologen Siemerling und Oloff geäußerte Vermutung, dass die Erkrankung auf einer Kupferspeicherung der Leber beruht, konnte 1954 von Cartwright und Mitarbeitern durch die Entdeckung bestätigt werden, dass beim Morbus Wilson die Ausscheidung von überschüssigem Kupfer aus der Leberzelle in die Galle stark vermindert ist. Stattdessen wird ein Teil, der aber zur Entkupferung des Organismus zu klein ist, über die Niere in den Urin ausgeschieden. 1960 beschrieb der deutsche Internist Lange (Gummersbach), dass durch die Behandlung mit Penicillamin beim manifesten Morbus Wilson eine erhebliche Besserung der Leber- bzw. Nervensymptome erreicht werden kann; und 1968 wiesen schließlich Scheinberg und Sternlieb (New York) nach, dass bei Behandlungsbeginn vor dem Auftreten erster Symptome die Entwicklung der manifesten Erkrankung völlig verhütet werden kann, wenn eine entkupfernde Behandlung lebenslang durchgeführt wird. Etwa seit 1960 gibt es überall verfügbare Labormethoden, mit denen der Morbus Wilson auch schon vor dem Auftreten von Symptomen sicher diagnostiziert werden kann, wenn man nur an die Krankheit denkt. Seither ist eine immer noch zunehmende Zahl von Artikeln in der medizinischen Literatur erschienen und der Morbus Wilson wird ausführlich in den Lehr- und Handbüchern von Innerer Medizin, Neurologie und Kinderheilkunde dargestellt. Auch haben Wilson-Spezialisten aus den Fächern Gastroenterologie und Hepatologie sowie Neurologie und kinderärztlicher Gastroenterologie-Hepatologie weltweit Wilson-Zentren gegründet, in denen sie zum Teil mehrere hundert Patienten betreuen.

Besonders die Spezialisten aus diesen Zentren sind eifrig bemüht, durch Vorträge auf Fortbildungstagungen und Publikationen in medizinischen Zeitschriften, die auch für den Allgemeinarzt zugänglich sind, Grundkenntnisse über den Morbus Wilson mit dem Ziel zu verbreiten, dass jeder Arzt bei allen Leber- und/oder Nervensymptomen, deren Ursache ungeklärt ist, an den Morbus Wilson denkt und eine gezielte Diagnostik veranlasst.

Dass leider auch bei dieser Sachlage die Diagnose selbst von »Spezialisten« manchmal gar nicht oder zu spät gestellt wird, zeigen die folgenden Fallbeispiele.

Verfehlte Diagnose mit tödlichem Verlauf

Fall 1:

F. G., weiblich, geboren 1968, gestorben 1984 im Alter von 16 Jahren an Leberversagen.

Der Fall dieser Patientin wurde unserer Heidelberger Arbeitsgruppe »Morbus Wilson«[1] bekannt, als ihre Schwester nach dem Tod der Patientin bei uns zum Radiokupfertest vorgestellt wurde. Bei der Schwester konnten wir durch umfangreiche Diagnostik einen Morbus Wilson sicher ausschließen.

Krankengeschichte:

Das Mädchen wurde zum ersten Mal im Alter von elf Jahren bei Prof. U., dem Chefarzt einer Städtischen Kinderklinik, wegen Kopfschmerzen vorgestellt. Dabei ergab die orientierende Labordiagnostik leicht krankhaft erhöhte Leberwerte im Blut, z. B. GPT 58 U/l (bei Normalwerten < 20 U/l). Da sich dieser Befund nicht deuten ließ, wurde die Patientin drei Monate später in der gleichen Kinderklinik vier Wochen stationär durchuntersucht. Bei dieser Gelegenheit wurden die wichtigsten infektiösen Ursachen einer Leberentzündung (= Hepatitis) ausgeschlossen. Die GPT war jedoch inzwischen auf 99 U/l angestiegen. Da an eine nicht-infektiöse Ursache der offenkundigen Lebererkrankung nicht gedacht wurde, konnte keine Diagnose gestellt werden.

Zwei Monate später wurde eine Ultraschalluntersuchung der Bauchorgane durchgeführt. Da diese eine deutliche Lebervergrößerung zeigte, wurde als nächste Maßnahme eine Leberbiopsie empfohlen.

Die im Mai 1980 in der gleichen Kinderklinik als so genannte Laparoskopie durchgeführte Lebernadelbiopsie ergab zwar bei der visuellen Beurteilung der Leberoberfläche keinen Hinweis auf eine

1 Mitglieder der Arbeitsgruppe:
Prof. Dr. med. D. Feist, Univ.-Kinderklinik Heidelberg
Dr. rer. nat. H. Wesch, Deutsches Krebsforschungszentrum Heidelberg
Dipl. Ing. A. Bindl, Deutsches Krebsforschungszentrum Heidelberg

Zirrhose, der histologische Befund (= Beurteilung einer Leberbiopsie im Mikroskop) zeigte jedoch eine so ausgeprägte Leberverfettung mit Fibrose, dass der beurteilende Pathologe in erster Linie an eine Fettstoffwechselkrankheit dachte und deshalb eine entsprechende Ausschlussdiagnostik anregte. Diese wurde dann auch durchgeführt und brachte – erwartungsgemäß – kein Ergebnis. An dieser Stelle muss man die Frage stellen, ob der Pathologe, der ein international anerkannter Leberspezialist war, hätte bedenken müssen, dass der histologische Befund einer Leberverfettung mit Fibrose bei einem Kind in erster Linie auf einen Morbus Wilson hinweist. Immerhin war dieser Zusammenhang seit der ersten Beschreibung durch Anderson und Popper 1960 in dem weit verbreiteten *American Journal of Pathology* nicht nur länger als 20 Jahre bekannt, sondern auch von vielen Klinikern und Pathologen bestätigt worden.

Die Nachuntersuchungen bei Prof. U. im Juli 1981 und Mai 1982 ergaben keine wesentliche Änderung der schon früher erhobenen Laborbefunde. Im Brief an den Hausarzt vom 21.5.82 lautet die klinische Befundbeschreibung: »Kräftiges, 13 Jahre altes Mädchen, Leber am Rippenbogen (also keine tastbare Vergrößerung!), Milz nicht tastbar, guter Allgemeinzustand.« Bei der Auflistung der Laborbefunde findet sich zum ersten Mal in diesem, von Prof. U. selbst unterschriebenen Brief die Feststellung: »Kupfer 50 µg % und Coeruloplasmin mit 6 mg % erniedrigt.« Obwohl diese beiden Befunde im Zusammenhang mit dem bisherigen Verlauf einen Morbus Wilson beweisen, steht in der zusammenfassenden Beurteilung: »Aufgrund der erhobenen Befunde ergibt sich kein wesentlich neuer Gesichtspunkt.«

Warum Prof. U., ein ausgewiesener Stoffwechselspezialist, zu diesem Zeitpunkt den Morbus Wilson immer noch nicht erkannt hat, erscheint unerklärlich. Dass auch dem Hausarzt die Brisanz des erniedrigten Kupfer- und Coeruloplasminspiegels nicht aufgefallen ist, scheint eher verständlich, da er als Allgemeinmediziner nicht mit allen Laborkonstellationen ausgefallener Krankheiten vertraut sein muss. Da der Hausarzt offenbar mit den bis dahin vergeblichen Versuchen, eine Diagnose zu stellen, unzufrieden war, überwies er die inzwischen 15 Jahre alte Patientin im Oktober 1983 in eine der bekanntesten deut-

schen Leberkliniken (für Erwachsene!). Dort wurde die Leberbiopsie
wiederholt und ebenfalls von einem sehr bekannten Leberpathologen
beurteilt. Die Leberhistologie ergab den gleichen Befund wie die Biopsie im Mai 1980. Da die Patientin offenbar inzwischen übergewichtig
war, wurde eine Fettleberhepatitis diagnostiziert. Diese heutzutage bei
übergewichtigen Jugendlichen immer häufiger werdende Krankheit
lässt sich in der Leberhistologie von der Leberverfettung bei Morbus
Wilson im Kindesalter oft nicht unterscheiden. Es ist nicht bekannt, ob
die früheren Befundberichte in dieser Klinik vorgelegt wurden oder
ob man sie nicht gründlich studiert hat. Jedenfalls wurde der Morbus
Wilson wieder nicht diagnostiziert.

Anfang November 1984, also mit 16 Jahren, erkrankte die Patientin
an den Symptomen Übelkeit, Erbrechen, Gewichtsabnahme und Gelbsucht. Wegen ihres Alters wurde sie deshalb Mitte November nicht wie
früher in der Kinderklinik, sondern in der Medizinischen Klinik ihres
Heimatkrankenhauses aufgenommen. Dort wurde aufgrund der Fa-
milienvorgeschichte und der in den alten Arztbriefen beschriebenen
Labor- und Leberbiopsie-Befunde sofort die Diagnose akutes Leberversagen infolge eines Morbus Wilson gestellt. Trotz intensiver kon-
servativer Therapiemaßnahmen starb die Patientin fünf Tage nach ihrer Einlieferung. Eine Lebertransplantation aus höchster Dringlichkeit
(high urgency-LTX) stand damals in der Bundesrepublik noch nicht
zur Verfügung. Bei der Obduktion konnte der Morbus Wilson durch
folgende Befunde gesichert werden:

Kupfergehalt der Leber: 902 µg/g Trockengewicht (Norm < 40 µg/g).
Kleinknotige Zirrhose mit ausgedehnten Nekrosen und grobtropfiger
Verfettung der Leber. Klinisch war noch eine massive Kupferausscheidung im Urin von 4900 µg/l gefunden worden und das Gesamtbilirubin im Serum war mit 70 µg/dl extrem erhöht (siehe Fußnote 14).

Fall 2:

I. S., männlich, geboren 1959, gestorben 1993 im Alter von 33 Jahren an Herz-Kreislauf-Versagen bei langjähriger schwerer Nerven-Symptomatik.

Der Fall dieses Patienten wurde unserer Arbeitsgruppe ebenfalls erst bekannt, als nach seinem Tod sein Sohn zur Abklärung des Verdachts auf Morbus Wilson vorgestellt wurde.

Krankengeschichte:

Der Patient stammt aus einem kleinen Ort in einem vorwiegend durch Landwirtschaft geprägten Gebiet, aus dem wir einzelne Wilson-Patienten kennen. Nach Schulbesuch und Wehrdienst bei einer Panzer-Einheit erlernte er das Schlosserhandwerk. Er sei immer ein guter Schüler gewesen, habe Sport getrieben (Ski, Jogging) und im örtlichen Musikverein Saxophon gespielt. Seit 1974 arbeitete er in einer Metallbaufirma hauptsächlich als Schweißer im Kesselbau. Er war Nichtraucher und trank keinen Alkohol. 1986 hatte er geheiratet, 1987 wurde sein einziges Kind geboren. Seine Frau stammt aus der gleichen Gegend. Blutsverwandtschaft ist nicht bekannt.

Nachdem der Patient im Mai 1988, also mit 29 Jahren, über mehrere Tage Schweißarbeiten im Inneren eines Kessels durchgeführt hatte, erkrankte er an einem quälenden Husten, der auf keine Behandlung ansprach[2]. Gleichzeitig entwickelte er vermehrten Speichelfluss sowie Zittern von Armen und Beinen. Seiner Frau fiel auf, dass er langsam und antriebslos und auch die Sprache undeutlich und langsam geworden war. In der Zeit zwischen August 1988 und August 1989 wurde der Patient verschiedenen Ärzten, z. B. Hals-Nasen-Ohren-Arzt, Lungenfacharzt bzw. Fachklinik, Labormediziner und Arbeitsmediziner, vorgestellt. Eine klare Diagnose konnte in dieser Zeit nicht gestellt werden. Einige Ärzte dachten an eine so genannte Schweißerlunge, von anderen wurde der Verdacht auf eine chronische Vergiftung im Zusammenhang mit den Schweißarbeiten im Mai 1988 geäußert. Die

---

2   Bei einem Treffen der Regionalgruppe Südwest des Vereins Morbus Wilson bestätigten alle anwesenden Patienten mit neurologischem Verlauf, dass sie am Beginn der Symptomatik unter einem unbeeinflussbaren Husten gelitten hatten.

vom Patienten und seinen Arbeitskollegen favorisierte Vergiftungstheorie führte zur Begutachtung durch einen von seiner Gewerkschaft
bestellten Neurologen. Dieser bewertete die Erkrankung als chronische
Kohlenmonoxidvergiftung durch Gase, die bei den Schweißarbeiten
im Inneren eines Containers entstanden sein sollten und beantragte
die Anerkennung bzw. Berentung als Berufskrankheit. Der Berufsgenossenschaft, die bei Anerkennung als Berufskrankheit die Kosten der
Rente hätte tragen müssen, erschien diese Erklärung unglaubwürdig.
Sie beauftragte deshalb den Leiter eines Arbeitsmedizinischen Universitätsinstituts mit einer Fachbegutachtung aus arbeitsmedizinischer
Sicht. Zusätzlich wurde der Patient im September 1989 erstmals von
einem niedergelassenen Neurologen untersucht, der folgende Diagnose stellte: »Hyperkinetischer Parkinsonismus, psychomotorische Antriebsminderung und cerebrale (= hirnbedingte) Leistungseinschränkung bei computertomographisch nachgewiesener Hirnatrophie.«
Von diesem Neurologen wurde stationäre Abklärung empfohlen, die
im November 1989 in einer Universitätsnervenklinik erfolgte. Von
dort wurde der Patient mit der Diagnose entlassen: »Schwere Multisystemdegeneration vom Typ der thalamischen Atrophie.«[3] Später wurde
von einer aus den mir vorliegenden Unterlagen nicht erkennbaren
Seite bei dieser Klinik angefragt, ob es sich um einen Morbus Wilson
handeln könnte. Die Antwort der Klinik lautete, »daß der Kupfer- und
Coeruloplasminspiegel im Serum im Normbereich gelegen hätten, so
dass kein Anhalt für einen Morbus Wilson bestehe. Auch fehlen die
für dieses Krankheitsbild typischen Veränderungen der Leberwerte
als auch die normalerweise bilddiagnostisch nachweisbaren pathologischen Veränderungen in Putamen und Pallidum.«[4]

Aus dieser Beurteilung ergibt sich leider, dass die behandelnden
Neurologen in dieser Universitätsnervenklinik offenbar zu wenig Erfahrung mit dem Morbus Wilson hatten, da ihre Schlussfolgerung in
folgenden Punkten voreilig oder falsch war:

---

3   Der Thalamus besteht aus mehreren Basalganglienkernen.
4   Putamen und Pallidum bilden zusammen den so genannten Linsenkern
(= Nucleus lenticularis), dessen Degeneration Wilson veranlasste, die von ihm
entdeckte Krankheit Hepatolentikuläre Degeneration zu nennen.

1) Es gibt sehr wohl Wilson-Fälle mit normalen Serumspiegeln von Kupfer und Coeruloplasmin. Da die gemessenen Werte nicht dokumentiert sind, lässt sich nicht sagen, ob sie wirklich normal waren. So ergeben sich nach eigener Erfahrung bei der Bestimmung von Coeruloplasmin mit der heute üblichen immunologischen Methode manchmal »normale Werte«, wenn man den Normalbereich zugrunde legt, der für die früher übliche enzymatische Bestimmungsmethode zutrifft.

2) Den Ärzten war auch nicht bekannt, dass die Leberwerte in der Regel wieder normal sind, wenn der Morbus Wilson aus dem hepatischen (= die Leber betreffenden) in das neurologische Stadium übergegangen ist.

3) Es ist zwar richtig, dass die Degeneration von Putamen und Pallidum, also des so genannten Linsenkerns, so typisch für den Morbus Wilson ist, dass sie in den Namen der Krankheit eingegangen ist. Im Gegensatz zur Behauptung der Neurologen ist aber die von ihnen kernspintomographisch nachgewiesene »Erweiterung der Liquorräume und Signalanhebung im Thalamus« ebenfalls ein typischer Befund beim Morbus Wilson (Starosta-Rubinstein et al. 1987).

Da der Morbus Wilson mit sehr unterschiedlicher Symptomatik verlaufen kann, fordern alle Experten, dass man bei begründetem Verdacht auch folgende Untersuchungen durchführen soll:

• Fahndung nach dem Kayser-Fleischer-Kornealring;

• Bestimmung der Kupferausscheidung im 24-Stunden-Urin;

• bei weiter bestehender Unklarheit Leberbiopsie mit histologischer Untersuchung und quantitativ biochemischer Messung der Kupferkonzentration in der Leber.

Es ist unverständlich, warum diese Untersuchungen nicht durchgeführt wurden, zumal die Ursache der Multisystemdegeneration unklar geblieben war. Offenbar hatte der Patient das Pech, in dieser recht großen Klinik nur von Ärzten untersucht zu werden, die keine Erfahrung mit dem Morbus Wilson hatten. Es ist aber auch folgende Erklärung möglich: Wie schon erwähnt, hatte sich der von der Gewerkschaft bestellte Neurologe auf die Diagnose Kohlenmonoxidvergiftung festgelegt. Diese hatte der von der Berufsgenossenschaft bestellte Arbeitsmediziner in seinem Gutachten vom September 1990 abgelehnt. Diese Ablehnung stieß sowohl bei dem Gewerkschaftsneurologen als auch bei dem Patienten und seiner Familie auf Widerspruch. Es kam dann zu einem teilweise sehr heftigen Meinungsaustausch zwischen den Gutachtern der beiden Seiten. Schließlich wurde in einer Gewerkschaftszeitung auf einer ganzen Seite ein Artikel über den Patienten mit dem Titel veröffentlicht:

Vom blühenden Leben zum Pflegefall

Vergiftet bei der Arbeit: 33-jähriger Schweißer muss
seit über 2 Jahren künstlich ernährt werden

Dieser Artikel enthält zwei Fotos, die den Patienten mit Frau und Kind zeigen. Das erste, vor Erkrankungsbeginn aufgenommene Bild ist ein typisches Familienfoto, auf dem alle lächeln. Es ist unterschrieben: »Glückliche Tage vor CO-Vergiftung«. Auf dem zweiten Foto sieht man einen Mann in Enthirnungsstarre, d. h. mit überstrecktem Körper, weit aufgerissenen Augen und offen stehendem Mund. In der Legende zu dem Bild steht: »Er kann nicht einmal mehr sprechen.« Es folgt die Namensangabe. In dem Artikel selbst wird dem Arbeitsmediziner unter Nennung seines Namens vorgeworfen, dass er an dem großen materiellen und ideellen Schaden der Familie schuld sei, da er sich geweigert habe, die »klassisch verlaufende Kohlenmonoxidvergiftung« (!) als Berufskrankheit anzuerkennen.

Um die Vergiftungstheorie zu beweisen oder zu widerlegen, veranlasste die Berufsgenossenschaft im September 1991 ihren technischen Aufsichtsdienst zu überprüfen, ob an dem Arbeitsplatz unter den seinerzeit vorliegenden Bedingungen überhaupt Kohlenmonoxid oder andere giftige Zersetzungsprodukte auftraten. Bei dieser Untersuchung war die Freisetzung kleiner Mengen von Kohlenmonoxid zwar nicht ganz auszuschließen, für das bei dem Patienten vorliegende Krankheitsbild hätte er jedoch mehrfach sehr hohen Kohlenmonoxidkonzentrationen ausgesetzt sein müssen. Wie in einem weiteren Gutachten eines anderen Arbeitsmedizinischen Universitätsinstituts richtig festgestellt wurde, hätte im Falle einer Kohlenmonoxidvergiftung die neurologische Symptomatik nach der Versetzung des Patienten auf einen ungefährlichen Arbeitsplatz nicht fortschreiten dürfen. Im Gegensatz zu dieser Erwartung verschlechterte sich die neurologische Symptomatik in der Folgezeit so rapide, dass eine im Januar 1990 eingeleitete Rehabilitationskur nach wenigen Tagen abgebrochen werden musste, da der Patient sich nicht mehr aktiv bewegen konnte. Im August 1990 wurde der Patient wegen Bewusstlosigkeit erneut in der neurologischen Universitätsklinik aufgenommen, die bei ihm ein knappes Jahr vorher die ursächlich unklare Multisystemdegeneration diagnostiziert hatte. Aus den mir vorliegenden Unterlagen geht nicht hervor, ob bei diesem Anlass noch einmal an den Morbus Wilson gedacht und eine entsprechende Diagnostik vorgenommen wurde. Offenbar wurde der Patient als hoffnungsloser Fall angesehen und deshalb zunächst in ein Psychiatrisches Landeskrankenhaus und zwei Jahre später von dort in ein Pflegeheim in der Nähe seines Heimatortes verlegt. Dort starb er ein Jahr später, nachdem er alle Symptome des Endstadiums eines Morbus Wilson, wie der Unfähigkeit sich zu bewegen, zu sprechen, zu schlucken und andere mehr entwickelt hatte.

Bei der Obduktion konnte schließlich der Morbus Wilson durch folgende Befunde bewiesen werden:

1) Es fand sich eine Leberzirrhose, die – wie es für den Morbus Wilson typisch ist – während des Lebens nicht aufgefallen war.

2) Der Kupfergehalt der Leber war mit 830 µg/g Trockengewicht stark erhöht (Norm < 50 µg/g Trockengewicht).

3) Im Gehirn wurden Degenerationsherde in solchen Arealen gefunden, in denen sie beim Morbus Wilson zu erwarten sind.

Im März 1994 wurde der Sohn des Patienten in der Univ.-Kinderklinik Heidelberg auf Morbus Wilson untersucht.

Unter der Annahme, dass Herr S. an einem homozygoten[5] Morbus Wilson gelitten hatte und verstorben war, musste sein Sohn eine

---

5 Nur Homozygotie, d. h. Vorhandensein von zwei Erbanlagen, führt zum Morbus Wilson.

einzelne Anlage für den Morbus Wilson von ihm geerbt haben, also heterozygoter Genträger sein. Obwohl Genträger grundsätzlich nicht erkranken, können einzelne Parameter des Kupferstoffwechsels bei ihnen in gleicher Weise »krankhaft« verändert sein wie bei Wilson-Patienten. In der Tat fanden sich bei dem fast siebenjährigen Jungen folgende »Wilson-typische« Befunde:

- Erniedrigung des Coeruloplasmins auf 12 mg/dl (Norm > 20 mg/dl)

- Erniedrigung des Serumkupfers auf 30 µg/dl (Norm > 70 µg/dl)

- leichte Erhöhung des Leberkupfers auf 272 µg/g Trockengewicht (bei Heterozygotie 50–250 µg/g Trockengewicht möglich)

Wären diese Befunde ohne Berücksichtigung der Familiensituation erhoben worden, dann hätten sie (wie bei Fall 4) leicht zur Fehldiagnose Morbus Wilson führen können. Insbesondere die Erhöhung des Leberkupfers > 250 µg/g Trockengewicht ist bei Heterozygotie ungewöhnlich, wenn auch nicht unmöglich. Ein Morbus Wilson ließ sich aber schließlich durch folgende Zusatzuntersuchungen mit großer Wahrscheinlichkeit ausschließen:

- Kupferausscheidung im Urin 50 µg/Tag (Norm bis 50 µg/Tag)

- in der Leberbiopsie normaler histologischer Befund, insbesondere keine Verfettung und Fibrose (wie bei Fall 1 und 3)

- unter Penicillamin-Belastung mit 3 × 300 mg an drei folgenden Tagen kein Anstieg der Kupferausscheidung im Urin über 500 µg/Tag[6]

Außerdem konnten im Radiokupfertest bei der Mutter sowohl Homozygotie als auch Heterozygotie für das Wilson-Gen ausgeschlossen werden. Bei dem Sohn war die Coeruloplasminsynthese im Radiokupfertest so stark vermindert, dass eine sichere Unterscheidung zwischen Homozygotie und Heterozygotie für das Wilson-Gen nicht möglich war. Gleichgültig, ob man das Kind nun für einen Wilson-Patienten oder nur heterozygoten Anlageträger hält, das vom Vater vererbte Wil-

---

6   Die Penicillamin-Belastung ist eine sehr störanfällige Untersuchung. Deshalb dürfen ihre Ergebnisse nur bewertet werden, wenn sie zu anderen Befunden passen.

son-Gen hat auch bei ihm einen so deutlichen Einfluss auf den Kupfer-stoffwechsel, dass aus den Untersuchungsergebnissen des Kindes sich ein weiterer Beweis für den Morbus Wilson beim Vater ergibt.

In den mir vorliegenden Unterlagen befindet sich eine von der Familie des Patienten verfasste Krankheitsbeschreibung. Aus dieser geht hervor, dass sich die Familie gegen alle Untersuchungen gewehrt hat, die eventuell die Vergiftungstheorie widerlegt hätten. So hatte selbst der Neurologe, der die Kohlenmonoxidvergiftung diagnostiziert und hartnäckig verteidigt hat, empfohlen, nach einem Kayser-Fleischer-Ring zu suchen. Ob diese Untersuchung stattgefunden hat, geht aus den Unterlagen nicht hervor. Wie sehr sich die Patienten-Vertreter verrannt hatten, zeigen auch folgende Aktionen:

In der Hoffnung, die Diagnose Kohlenmonoxidvergiftung und damit die Anerkennung als berentungsfähige Berufskrankheit bestätigt zu bekommen, erwirkte die Familie im November 1992 ein drittes arbeitsmedizinisches Gutachten von einem zweiten auswärtigen Universitätsinstitut. Da auch dieses abschlägig beschieden wurde, wandten sie sich anschließend an den Beschwerdeausschuss ihrer Landesregierung. Daraufhin beauftragte das Sozialministerium die Berufsgenossenschaft »angesichts der Schwere und der Besonderheit des Falles, diese Angelegenheit noch einmal intensiv von Grund auf neu zu überprüfen und dabei auch neue ärztliche Untersuchungen einzubeziehen«. Da einerseits drei übereinstimmende arbeitsmedizinische Gutachten, andererseits zwei divergierende neurologische Diagnosen vorlagen, wäre es im Sinne dieser ministeriellen Empfehlung logisch gewesen, wegen des vermuteten Morbus Wilson den Patienten in einer Neurologischen Klinik untersuchen zu lassen, die Erfahrung mit dem Morbus Wilson hat. Warum das nicht geschehen ist, wissen wir nicht. Möglicherweise wollte man dem Patienten wegen seines hoffnungslosen Zustandes keine belastende Diagnostik mehr zumuten.

Fast verfehlte Diagnose

Trotz der Fortschritte in der Diagnostik wird nach dem Eindruck vieler Experten der Morbus Wilson in den meisten Fällen zu spät erkannt. So fand Walshe, der Entdecker der Penicillamin- und Trientine-Behandlung, dass unter seinen 137 Patienten mit neurologischer Manifestation nur 33 % frühzeitig diagnostiziert worden waren. Bei der Mehrzahl war die Diagnose durchschnittlich erst 12,8 Monate nach Beginn der Symptomatik gestellt worden (Walshe und Yealland 1995). Fall 3 ist ein Beispiel dafür, dass trotz frühzeitiger Erhebung Wilson-typischer Labor- und Leberbiopsiebefunde bei einem sechsjährigen Jungen die Diagnose erst nach dem Auftreten von neurologischen Symptomen im Alter von 14 Jahren gestellt wurde, also acht Jahre später.

Fall 3:

C. T., männlich, geboren 1987.

Erste Wilson-Befunde August 1993: niedriges Coeruloplasmin;

Leberbiopsie Mai 1994: massive Verfettung, Fibrose, Lochkerne (= Glykogenablagerung in den Leberzellkernen), Entzündung in den Portalfeldern.

Diagnose November 2001: typische neurologische Symptome, Kayser-Fleischer-Ring beidseitig, Leberwerte normalisiert.

Krankengeschichte:

Einziges Kind einer aus Rumänien stammenden Familie. Keine Blutsverwandtschaft.

Bei einem Labor-Checkup vor einer HNO-ärztlichen Operation wurden im Juli 1993 zufällig folgende erhöhte Leberwerte gefunden: GOT 83 und GPT 124 U/l (Norm jeweils < 30 U/l). Deshalb wurde der Junge nach dem Eingriff zur Abklärung dieser Befunde ambulant in der Univ.-Kinderklinik seiner Heimatstadt untersucht. Schon bei dieser Untersuchung wurden gemäß den heute gegebenen Empfehlungen auch das Coeruloplasmin und Kupfer im Serum bestimmt. Dabei fand sich ein deutlich erniedrigter Coeruloplasminwert von 15 mg/dl

(Norm > 20 mg/dl). Auch das Serumkupfer war nach internationalem Standard mit 63 μg/dl eigentlich zu niedrig, wurde aber bei Berücksichtigung der klinikinternen Normwerte als noch normal bewertet. Deshalb wurde bereits damals ein Morbus Wilson in Betracht gezogen, in der abschließenden Beurteilung aber mit folgender Aussage verworfen: »Es konnte somit die Ursache der mit einer Leberzellschädigung einhergehenden Erkrankung nicht geklärt werden!«

Bei einer Kontrolluntersuchung im Oktober 1993, also nach sechs Wochen, fand man eine leichte Besserungstendenz der Laborwerte, aber keine Normalisierung. So waren die GOT auf 52 und die GPT auf 87 U/l abgefallen und das Coeruloplasmin auf 19 mg/dl angestiegen. Da man immer noch an den Morbus Wilson dachte, wurde der Junge in der Univ.-Augenklinik vorgestellt. Da dort kein Kayser-Fleischer-Ring gefunden wurde, hielt man nach einem gastroenterologischen Konsil den Morbus Wilson für ausgeschlossen. Da sich die Befunde nach Meinung des gastroenterologischen Oberarztes der Klinik nur als »Ausdruck einer Hepatopathie unklarer Ursache« deuten ließen, wurden regelmäßige Kontrolluntersuchungen in der Univ.-Kinderklinik vereinbart. »Sollte sich dabei keine Besserung oder sogar eine Verschlechterung der Werte zeigen, so ist dann die weitere Abklärung mittels Leberbiopsie zwingend indiziert.«

Bei der ersten Kontrolluntersuchung im Februar 1994 waren die Transaminasen erneut auf folgende Werte angestiegen: GOT 106 und GPT 170 U/l. Deshalb wurde im Mai 1994 eine Leberbiopsie durchgeführt. Diese ergab den für einen hepatischen Morbus Wilson typischen histologischen Befund einer massiven Leberverfettung mit Fibrose, so genannten Lochkernen[7] und portaler Entzündung. Für den Kenner der Materie wäre der Morbus Wilson spätestens an dieser Stelle gesichert gewesen. Da der pathologisch-anatomische Befundbericht nicht vorliegt, ist mir nicht bekannt, ob der Kliniker auf dem Einsendeschein die Frage gestellt hat, ob ein Morbus Wilson vorliegen könne oder ob dem Pathologen die vor mehr als 40 Jahren beschriebenen, für den

---

7   Lochkerne sind Leberzellkerne, in denen Glykogen gespeichert ist. Dieses kommt normalerweise nur im Cytoplasma der Leberzellen vor. Lochkerne sind ein häufiger Begleitbefund des Morbus Wilson. Ihre Bedeutung für die Krankheit ist unbekannt.

Morbus Wilson charakteristischen Leberbefunde nicht geläufig waren. Anscheinend war es die Beschreibung der Lochkerne, die die behandelnden Ärzte auf einen diagnostischen Irrweg führte. So bewerteten sie diese offenbar als Hinweis auf eine Glykogenspeicherkrankheit. Wohl aus diesem Grund ließen sie in einem Speziallabor die Aktivität der Glykogen abbauenden Enzyme in den Erythrozyten (= rote Blutkörperchen) und Leukozyten (= weiße Blutkörperchen) bestimmen. Dabei fand man sowohl bei dem Patienten als auch bei seinem Vater eine deutliche Verminderung des Enzyms Phosphorylase A und B in den Leukozyten und der Phosphorylase-Kinase in den Erythrozyten. Dieser Befund wurde als deutlicher Hinweis auf eine Glykogenose Typ VIa gedeutet. Dass diese Diagnose falsch war, wäre leicht zu erkennen gewesen, wenn man auf folgende, bei allen Leberglykogenosen obligaten Befunde geachtet hätte:

1) Bei allen Typen ist nach dem Säuglingsalter die Leber so massiv vergrößert, dass der Bauch stark vorgewölbt ist. Ein solcher Befund war bei dem Patienten weder klinisch noch im Ultraschall festgestellt worden.

2) Alle Patienten mit Leberglykogenosen sind minderwüchsig. Im Gegensatz dazu lag das Wachstum des Patienten zunächst im mittleren Normbereich seiner Altersstufe. Später entwickelte er einen für den Morbus Wilson typischen Hochwuchs.

3) Bei den Glykogenosen ist das Glykogen nicht in den Kernen, sondern im Zytoplasma der Leberzellen gespeichert. In den Erythrozyten des Patienten war dagegen kein Glykogen nachweisbar und im Zytoplasma der Leberzellen schien es nicht vermehrt zu sein.

In den folgenden sechs Jahren wurden in der Allgemeinambulanz der Univ.-Kinderklinik durchschnittlich ein- bis zweimal jährlich Kontrolluntersuchungen vorgenommen. Die Diagnose »Glykogenose VIa« wurde dabei nicht mehr in Frage gestellt. In dieser Zeit waren die Transaminasen langsam rückläufig. So wurden im März 2000 zum ersten Mal folgende Normalwerte gefunden: GOT 21, GPT 33 und GGT 34 U/l. Klinisch war der Junge bis dahin unauffällig geblieben.

Die Körperlänge lag inzwischen über der 97. Perzentile seiner Altersstufe, d. h. es bestand also ein deutlicher Hochwuchs.

Ab Mai 2001 fielen ständiges Räuspern und Husten auf (siehe Fall 2). Dieses wurde auf eine Hausstaub-Allergie zurückgeführt. Im Arztbrief über die Untersuchung vom 11.05.2001 steht wörtlich: »unauffälliger neurologischer Befund«. Nach Angabe der Eltern war aber schon seit Anfang des Jahres 2001 eine Verschlechterung der Sprache aufgefallen. Diese wurde jedoch auf eine Zahnregulierungsapparatur, die der Patient Anfang des Jahres 2001 erhalten hatte, zurückgeführt. Deshalb wurde die Apparatur vor dem Schulbeginn im September 2001 wieder entfernt. Es kam jedoch zu keiner Verbesserung der Sprachstörung, sondern es entwickelten sich ab Oktober 2001 vermehrter Speichelfluss, Knacken des Kiefergelenks und eine Gangstörung, die zur Vorstellung bei einem Neurologen veranlassten. Unabhängig von diesen neuen Symptomen war den Eltern und dem Zahnarzt schon lange eine eigenartig verdrehte Haltung von Händen, Fingern und Rumpf aufgefallen (so genannte Dystonie). Unter der Verdachtsdiagnose Multiple Sklerose wurde eine Kernspintomographie des Gehirns durchgeführt. Diese ergab eine Erweiterung der äußeren und inneren Liquorräume im Sinne einer Hirnatrophie. Deshalb wurde der Junge dieses Mal gezielt in die Neuropädiatrische Abteilung der örtlichen Univ.-Kinderklinik überwiesen. Im Gegensatz zur bis dahin betreuenden Allgemeinambulanz dachte man dort sofort an den Morbus Wilson. Diese Diagnose konnte rasch durch folgende Befunde gesichert werden:

1) Nachweis eines Kayser-Fleischer-Kornealrings

2) Nachweis einer erhöhten Kupferausscheidung von 510 µg/24h im Spontanurin (Norm < 40 µg/24h)

3) Anstieg der Kupferausscheidung im Urin auf 850 µg/24h nach Gabe von 2 × 150 mg Penicillamin

4) Bestätigung der Erniedrigung des Coeruloplasmins auf 10 mg/dl und des Kupfers im Serum auf 50 µg/dl

Wie es für das neurologische Stadium des Morbus Wilson typisch ist, waren die Leberwerte normal geblieben: GOT 25, GPT 16 und GGT 29 U/l.

Ab November 2001 wurde der Patient mit Penicillamin behandelt. Um eine prinzipiell mögliche Verschlechterung der neurologischen Befunde oder ernste Nebenwirkungen der Therapie rechtzeitig zu erkennen, wurden sehr engmaschige Kontrolluntersuchungen durchgeführt. Dabei zeigte sich nach dem Eindruck des Vaters schon nach wenigen Tagen, dass das Gangbild flüssiger und die Sprache besser geworden war. Dagegen hatte die Handdystonie beidseits zugenommen. Obwohl der Patient mit 2 × 150 mg/Tag eine sehr niedrige Penicillamin-Dosis erhielt, war nach zwei Wochen die Kupferausscheidung im Urin auf 1 000 µg/24h angestiegen. Vier Wochen nach Therapiebeginn wurde die Penicillamin-Dosis auf 2 × 300 mg/Tag erhöht. Kurz danach soll eine Makrohämaturie (= erhebliche Ausscheidung von Blut im Urin), tubuläre Proteinurie[8] und Verschlechterung der neurologischen Symptome aufgetreten sein. Da man diese Symptome als schwere Nebenwirkungen des Penicillamins deutete, wurde ab Januar 2002 auf das Zinkpräparat Galzin umgestellt. Unter dieser Therapie haben sich im Verlauf der letzten sechs Jahre die meisten Symptome gebessert oder zurück gebildet. Der Patient treibt Sport und hat nach bestandenem Abitur mit dem Studium der Volkswirtschaftslehre begonnen.

---

8   Tubuli sind Strukturen in der Niere, die beim Morbus Wilson ebenfalls durch Kupfereinlagerung geschädigt werden können. Eine Proteinurie (= erhöhte Eiweißausscheidung im Urin) durch Schädigung der Tubuli ist deshalb meist nicht durch Penicillamin bedingt.

Fehldiagnosen

Durch die vielen inzwischen vorliegenden Veröffentlichungen über den Morbus Wilson ist dieser bei kinderärztlichen und internistischen Hepatologen und Neurologen so bekannt geworden, dass er zunehmend bei anderen Erkrankungen, die mit Störungen des Kupferstoffwechsels assoziiert sind, fehldiagnostiziert wird. So konnten Walshe und Yealland bei 52 von 189 Patienten, die ihnen wegen eines neurologischen Morbus Wilson überwiesen worden waren, die Diagnose nicht bestätigen. Unter den Leberkrankheiten sind es vor allem die mit chronischer Cholestase (= Gallestauung) verlaufenden, die nahezu regelmäßig eine vermehrte Kupferspeicherung in der Leber aufweisen, die oft auch zu erhöhter Kupferausscheidung im Urin führt. Im Gegensatz zum Morbus Wilson können Kinder mit vererbten Cholestase-Syndromen schon im Kleinkindalter einen Kayser-Fleischer-Kornealring haben. Es gibt jedoch auch typische Unterschiede in der Konstellation der Laborbefunde, die dem Kundigen ermöglichen, zwischen Morbus Wilson und chronischer Cholestase zu differenzieren:

1) Im Gegensatz zum Morbus Wilson ist bei den Cholestasen der Kupfer- und Coeruloplasminspiegel im Blut nicht erniedrigt, sondern meist erhöht.

2) Die Leberwerte GOT, GPT und GGT zeigen ein so genanntes cholestatisches Muster. Bei diesem ist die GGT stärker erhöht als die GOT bzw. GPT.

Da die Behandlung von Cholestase-Patienten mit Penicillamin einerseits relativ wenig nützt, andererseits aber häufiger als beim Morbus Wilson zu Nebenwirkungen führt, sollen hier zwei fehldiagnostizierte Fälle besprochen werden.

Fall 4:

T. U., männlich, geboren 1982. Fehldiagnose Morbus Wilson 1991, also mit neun Jahren. Verdachtsdiagnose Primär sklerosierende Cholangitis 1995, also mit 13 Jahren.

Krankengeschichte:

Erstes von zwei Kindern einer deutschen Familie. Keine Blutsverwandtschaft.

Der Junge sei bis Februar 1991 immer gesund gewesen. Damals wegen heftiger Durchfälle bei erhöhten Leberwerten und Vergrößerung von Leber und Milz Aufnahme in einer städtischen Kinderklinik. Werte bei der Aufnahme: GOT mit 68 U/l leicht erhöht, GPT mit 134 U/l deutlich erhöht, GGT mit 156 U/l stark erhöht, also cholestatisches Muster. Da in der Folgezeit keine Besserung dieser Werte eintrat, wurde er fünf Monate später zur Abklärung in einer Univ.-Kinderklinik aufgenommen. Die dort durchgeführte Leberbiopsie ergab im Juli 1991 in einem »Forschungszentrum für Umwelt und Gesundheit« einen erhöhten Wert des Leberkupfers von 77 µg/g Feuchtgewicht (Norm 2–3 µg/g Feuchtgewicht)[9].

Der Befundbericht des Instituts lautete deshalb: »Morbus-Wilson-Verdacht durch Cu-Wert gestützt«. Dagegen erschien dem Pathologischen Institut der gleichen Universität der histologische Befund der Leberbiopsie nicht Wilson-verdächtig, da er nur geringe Entzündungszeichen in den Portalfeldern, aber keine Verfettung, Fibrose oder Lochkerne aufwies. Im Gegensatz zu den Fällen 1 und 3 war also diesen Pathologen das histologische Bild der Leber im Frühstadium des Morbus Wilson bekannt. Die pathologisch-anatomische Beurteilung lautete deshalb: »Veränderungen, wie sie im präzirrhotischen Stadium des Morbus Wilson beschrieben werden, sind nicht zu sehen,

---

9 In der internationalen Wilson-Forschung wird heutzutage der Gewichtsanteil von Kupfer am Lebergewicht auf das Gewicht des ausgetrockneten Organs bezogen, weil das so genannte Feuchtgewicht wegen des unterschiedlichen Flüssigkeitsgehaltes einer frischen Leberbiopsie stärker schwankt und deshalb schlechter genormt werden kann. Einige Forscher, so auch Walshe, beziehen sich immer noch auf das Feuchtgewicht. 1 µg/g Feuchtgewicht entspricht etwa 5 µg/g Trockengewicht.

sodaß lichtmikroskopisch die Verdachtsdiagnose dieser Erkrankung nicht gestützt werden kann.« Zusätzlich zu den immer noch erhöhten Leberenzymen fand man in dieser Klinik eine deutlich erhöhte Kupferausscheidung von 133 µg/Tag im Urin (Norm < 40 µg/Tag). Im Gegensatz zum erwarteten Wilson-typischen Verlauf stieg aber die Kupferausscheidung unter der Penicillamin-Behandlung nur unwesentlich an. Außerdem waren Coeruloplasmin mit 33 mg/dl und Serumkupfer mit 114 µg/dl normal. Da es aber Wilson-Fälle mit normalem Coeruloplasmin und Serumkupfer gibt, insbesondere wenn die Leberenzyme im Blut deutlich erhöht sind, erweckten diese Ergebnisse (auch bei mir!) keine Zweifel an der Diagnose Morbus Wilson. Fehlender Anstieg der Kupferausscheidung im Urin ist bei vielen Wilson-Patienten ein Hinweis darauf, dass sie die Therapie mit Penicillamin (oder auch Trientine) nicht korrekt einhalten. Auch hier gilt die Einschränkung von Fußnote 6.

Die oben genannten Untersuchungen und ihre Ergebnisse zeigen, dass die betreuenden Ärzte dieses Patienten im Gegensatz zu den behandelnden Ärzten der Patienten 1 und 3 alle ihnen zur Verfügung stehenden diagnostischen Möglichkeiten ausgeschöpft haben, um die Diagnose Morbus Wilson zu sichern oder auszuschließen. Da sie die Diskrepanz zwischen der biochemisch nachgewiesenen Kupferspeicherung und dem histologischen Leberbefund nicht erklären konnten, wandten sie sich schließlich an mich bzw. unsere Heidelberger Arbeitsgruppe Morbus Wilson. Bei ihrem Anruf zehn Wochen nach Behandlungsbeginn schilderten sie mir die Ergebnisse der bis dahin durchgeführten Untersuchungen. Aufgrund dieser Schilderung hatte ich keine Zweifel an der Diagnose Morbus Wilson. Dennoch schlug ich zur definitiven Sicherung vor, bei den Eltern und der Schwester des Patienten den in unserer Heidelberger Arbeitsgruppe etablierten Radiokupfertest durchführen zu lassen. Durch diesen hätte geklärt werden können, ob die Eltern heterozygote Wilson-Genträger sind und ob die Schwester eventuell asymptomatisch erkrankt ist. Die Untersuchung des Patienten selbst wäre in dieser Zeit deshalb nicht sinnvoll gewesen, da der Radiokupfertest unter laufender Penicillamin-Behandlung kein verwertbares Ergebnis liefert. Hierzu hätte die Behandlung mindestens vier Wochen abgesetzt sein müssen. Dieses Vorgehen erschien

uns aber wegen der Gefahr eines akuten Leberversagens im therapie-
freien Intervall zu riskant. Leider hat die Familie unser Angebot nicht
angenommen. Wir haben dann von dem Patienten eineinhalb Jahre
nichts mehr gehört.

Nach dieser Zeit, im März 1993, rief die betreuende Ärztin aus der
Univ.-Kinderklinik an und berichtete, dass sich in den vergangenen
eindreiviertel Jahren trotz der Penicillamin-Behandlung die Leber-
enzymwerte nicht gebessert hatten. So betrugen sie am 17.02.1993:
GOT 63, GPT 132 und GGT 177 U/l. Es lag also, wie schon bei Behandlungsbeginn, ein cholestatisches Muster vor. Leider weiß ich
nicht mehr, ob man mich bei den früheren Gesprächen auf diese Konstellation hingewiesen hatte oder ob ich sie nicht erkannt hatte. Da
auch die Kupferausscheidung im Urin in der Zeit seit Behandlungsbeginn nicht, wie beim Morbus Wilson zu erwarten gewesen wäre,
über 500 µg/Tag angestiegen war, erschien die Diagnose plötzlich
sehr unwahrscheinlich. Inzwischen hatte sich eine Mikrohämaturie
(= geringe Blutausscheidung im Urin) entwickelt und im Ultraschall
fand man Hinweise auf eine Glomerulonephritis[10]. Da diese Befunde
typisch für eine Penicillamin-bedingte Nierenschädigung sind, wurde
auch unter dem Aspekt der unwahrscheinlich gewordenen Diagnose
Morbus Wilson die Penicillamin-Behandlung abgesetzt. Da aber die
weiter bestehende Erhöhung der Leberenzyme im Serum bewies, dass
eine andere aktive Lebererkrankung vorliegen musste, erschien eine
Kontrollbiopsie dringend geboten.

Diese wurde im März 1993, also etwa 21 Monate nach Beginn der
Penicillamin-Therapie, durchgeführt. Die von unserer Arbeitsgruppe
durchgeführte Messung des Leberkupfers ergab mit 18 µg/g Trockengewicht einen im unteren Bereich der Norm liegenden Wert. Die Penicillamin-Therapie hatte also zu einer so weitgehenden Entkupferung
der Leber geführt, wie sie beim Morbus Wilson in dieser Altersstufe
praktisch nie zu ereichen ist. Schließlich konnte der Morbus Wilson

---

10 Glomerula sind Strukturen in der Niere am Anfang des Urinbildungssystems.
Nephritis = Nierenentzündung. Im Gegensatz zu den Tubuli entsteht eine Entzündung
der Glomerula beim Morbus Wilson nicht durch Kupferspeicherung, sondern ist
meist Folge einer Penicillamin-Nebenwirkung.

auch von zwei mit der Erkrankung vertrauten Pathologen histologisch ausgeschlossen werden. Diese beschrieben übereinstimmend das Bild einer gering ausgeprägten chronischen reaktiven Hepatitis mit diskreter periportaler[11] Fibrose ohne zirrhotischen Umbau. Wegen der Vieldeutigkeit dieses Befundes wäre zum Ausschluss eines Cholestase-Syndroms eine Darstellung der Gallenwege mit Kontrastmittel entweder als so genannte ERCP (= endoskopisch retrograde Cholangio-Pankreaticographie) oder PTC (= percutane transhepatische Cholangiographie) nötig gewesen. Beide Eingriffe sind invasiv und können bei Kindern nur von sehr erfahrenen Gastroenterologen in Narkose durchgeführt werden. Da die Eltern aber wegen des unerwarteten Verlaufes zu der behandelnden Univ.-Kinderklinik kein Vertrauen mehr hatten – meines Erachtens unberechtigt – verweigerten sie jede weitere Diagnostik und Behandlung. Stattdessen beauftragten sie im Oktober 1993, also acht Monate nach dem Nachweis der Nierenschädigung, einen Rechtsanwalt, die behandelnden Ärzte der Univ.-Kinderklinik wegen Fehldiagnose und falscher Behandlung auf Schadenersatz zu verklagen. Obwohl nicht überprüft wurde, ob die Nierenschädigung zu dieser Zeit noch bestand, behauptete der Anwalt in seiner Klageschrift, dass »bei der Laboruntersuchung 1991 ein schwerer Fehler unterlaufen sei und daß der Patient durch die Fehldiagnose Morbus Wilson einen konkreten« Schaden erlitten hat«. Außerdem beklagte der Anwalt, dass »die Durchführung einer 2. Biopsie überflüssig und deshalb nicht zu rechtfertigen war«. Er führte weiterhin aus, »daß der Junge durch die Fehldiagnose gezwungen wurde, sich kupferarm zu ernähren«, was nach seiner Meinung »eine einschneidende Einschränkung für ein Kind darstellt, wenn es auf sämtliche Nahrungsmittel, die kakaohaltig sind, verzichten muß«. Mit der Absicht, eventuell eine außergerichtliche Klärung zu erzielen, wurde diese Klage der Gutachterkommission für Fragen ärztlicher Haftpflicht bei der zuständigen Landesärztekammer vorgelegt. Weil ich von dieser als Gutachter bestellt wurde, erhielt ich zum ersten Mal die gesamten Krankenunterlagen des Patienten. Erst durch gründliches Studium dieser Unterlagen war

---

11 Veränderungen in der Gewebsstruktur der Leber um das Portalfeld herum; typisch für Erkrankungen mit Gallenstau.

erkennbar, dass es sich nicht um einen Morbus Wilson, sondern um eine chronische cholestatische Lebererkrankung handelte. Ich konnte also die Behauptung des Anwalts als richtig bestätigen, dass der Morbus Wilson eine Fehldiagnose war. Wegen der in der Natur der Sache liegenden Befund-Überschneidungen konnte man aber nach meiner Meinung den Ärzten einer Klinik, die mit beiden Krankheitsgruppen keine ausreichende Erfahrung hatten, kein schuldhaftes Verhalten bei der Diagnostik vorwerfen. Der Vorwurf, dass die Penicillamin-Therapie im vorliegenden Fall eine falsche Behandlung war, ließ sich durch aktuelle Studienergebnisse und Übersichtsartikel in hepatologischen Standardwerken leicht widerlegen (Wiedmann 1989). Trotzdem ist die Behandlung von cholestatischen Lebererkrankungen mit Penicillamin inzwischen aus folgenden Gründen weitgehend verlassen:

1) Durch die Ausschwemmung von Kupfer wird beispielsweise bei der Primär biliären Zirrhose (PBC)[12] der Krankheitsverlauf zwar kurzfristig gebessert, aber die Überlebensrate nicht erhöht.

2) Etwa 20 bis 30 % der mit Penicillamin behandelten Cholestase-Patienten entwickeln Nebenwirkungen, besonders Hautausschläge und Proteinurie, während diese nur bei etwa 5 % der Wilson-Kranken vorkommen.

3) Seit 1985 steht mit der wasserlöslichen Gallensäure Ursodesoxycholsäure (UDCA) ein praktisch ungiftiges Medikament zur Verfügung, mit dem fast alle Cholestase-Syndrome hoch wirksam behandelt werden können. Neue Studien legen sogar nahe, dass bei frühzeitigem Behandlungsbeginn mit UDCA ein zirrhotischer Umbau der Leber rückgängig gemacht werden kann.

Durch mein Gutachten gelang es, die Eltern des Patienten zur Rücknahme ihrer Klage zu bewegen. Schließlich waren sie auch bereit, den Jungen bei mir in der Heidelberger Univ.-Kinderklinik vorzustellen. Bei dieser Untersuchung im Juni 1995, also zweieinviertel Jahre nach Absetzen der Penicillamin-Therapie und mehr als vier Jahre nach

---

12 Die PBC ist die häufigste erworbene Cholestase-Erkrankung bei Erwachsenen. Sie kommt bei Kindern noch nicht vor. Mehr als 80 % sind Frauen über 40 Jahre.

der ersten Feststellung pathologischer Leberwerte, hatte sich an der cholestatischen Befundkonstellation nichts geändert. So ergab sich im Einzelnen: GGT 157, GOT 81 und GPT 134 U/l, also ein cholestatisches Muster. Auch ließ sich als ein für Cholestase sprechender Befund ein mit 59 mg/dl stark erhöhtes Coeruloplasmin (Norm: 20 bis 47 mg/dl) nachweisen. Damit erschien der Morbus Wilson als Ursache der früher festgestellten Kupferspeicherung endgültig ausgeschlossen. Obwohl der inzwischen 13-jährige Junge beschwerdefrei war und eine kräftige Muskulatur aufwies, sprachen folgende Befunde für eine chronische, zur Zirrhose tendierende Leberkrankheit: Leber 5 cm unter dem Rippenbogen und derb, Milz 1 cm unter dem linken Rippenbogen, also so genannte Hepatosplenomegalie (Vergrößerung von Leber und Milz), ein Spider-Naevus (Lebersternchen bzw. Gefäßspinne in der Haut) auf dem rechten Kleinfinger. Leider verweigerten die Eltern wieder die zur Klassifizierung des Cholestase-Syndroms erforderliche ERCP. Die heute als nicht-invasive Alternative mögliche Magnetresonanz-Cholangiographie (MRC) stand damals noch nicht zur Verfügung. Vom klinischen Bild her erschien mir als wahrscheinlichste Ursache der Cholestase eine Primär sklerosierende Cholangitis (PSC)[13] vorzuliegen. Bei dieser Erkrankung kommt es etwa vier bis sechs Wochen nach Beginn der Behandlung mit Ursodesoxycholsäure zur Normalisierung der vorher oft über Jahre erhöhten Leberenzyme im Serum. In der Tat hatten sich bei dem Patienten nach sechs Wochen Behandlung mit 2 × 250 mg UDCA die Leberenzyme erstmals mit folgenden Werten fast normalisiert: GOT 30, GPT 44, GGT 38 U/l.

Es bleibt nachzutragen, dass der histologische Befund der beiden Leberbiopsien zu einer PSC passt, diese aber nicht beweist. Diese Vieldeutigkeit ist damit erklärbar, dass die ausgeprägten und typischen Veränderungen der PSC in den Portalfeldern nicht gleichmäßig, sondern herdförmig verteilt sind. Sie können deshalb in dem

---

13 Die PSC ist eine seltene chronische, zu einer Zirrhose führende Entzündung der Gallenwege innerhalb und außerhalb der Leber. Sie betrifft überwiegend Männer zwischen 20 und 40 Jahren, wird aber in zunehmendem Maße auch bei Kindern entdeckt. Ihre Ursache ist unbekannt, die Pathogenese spicht aber für eine gestörte Immunreaktion (Feist & Lörcher 2006/2007).

nur 1,2 mm breiten Gewebszylinder einer Nadelbiopsie fehlen oder nur als Anschnitt vorhanden sein. Da Pathologen mit ihrer Befundbeschreibung oft die Verantwortung für eingreifende therapeutische Maßnahmen übernehmen müssen, beschreiben sie dann, wenn sie keine sichere Diagnose stellen können, nur das, was sie im Mikroskop sehen. Schließlich haben wir bei der Untersuchung in Heidelberg im Juni 1995 auch eine ausführliche Nierenfunktionsdiagnostik durchgeführt. Diese ergab, dass die wahrscheinlich durch das Penicillamin verursachte Schädigung der Glomerula inzwischen völlig ausgeheilt war. Damit war auch die Schadenersatzklage wegen angeblich falscher Behandlung endgültig hinfällig geworden. Leider wurden wir über den weiteren Verlauf nicht informiert.

Fall 5

U. U., weiblich, geboren 1982. Fehldiagnose Morbus Wilson April 1996, also mit 13 ¼ Jahren. Korrigierte Diagnose Primär sklerosierende Cholangitis sechs Monate später. Ausschließlich Befall der intrahepatischen Gallengänge = so genannte small-duct-Cholangitis.

Krankengeschichte

Das bis dahin weitgehend beschwerdefreie Mädchen wurde im Oktober 1995 wegen einer Gelbsucht in eine große kommmunale Kinderklinik eingewiesen. Da die Gelbsucht einer so genannten unkonjugierten Hyperbilirubinämie[14] (Vermehrung des Gallenfarbstoffes im Blut) entsprach, war eine Hämolyse (= Zerfall der roten Blutkörperchen) als Ursache wahrscheinlicher als eine Leber- oder Gallenwegserkrankung. Trotzdem konnten schon bei der Aufnahmeuntersuchung eine deutliche Vergrößerung der Milz und eine tastbare Verhärtung der nicht vergrößerten Leber festgestellt werden. Die Labordiagnostik ergab erhöhte Leberenzyme mit cholestatischem Muster: GOT 40, GPT 56 und GGT 74 U/l. Bei einer Erhöhung des Gesamtbilirubins auf 2,3 mg/dl

14 Erklärung des Begriffs Hyperbilirubinämie: Bilirubin = Gallefarbstoff. Hyperbilirubinämie (= Ikterus bzw. Gelbsucht) bedeutet Erhöhung des Bilirubins im Blut über 1,2 mg/dl bzw. 17 µmol/l. Das Gesamtbilirubin im Blut besteht aus dem konjugierten (= direktes B.) und unkonjugierten (= indirektes B.) Bilirubin. Das unkonjugierte (= locker an Albumin gebundene) Bilirubin entsteht aus dem beim Zerfall von roten Blutkörperchen freigesetzten Blutfarbstoff. Es ist nicht wasserlöslich, so dass es nicht im Urin erscheint. Es wird unter normalen Bedingungen in der Leberzelle rasch mit Glucuronsäure verbunden (= konjugiert) und in dieser Form über Galle und Urin ausgeschieden. Dort führt es zur Gelbfärbung. Da auch bei schweren Formen des Leberversagens die Fähigkeit der Leberzelle zur Bilirubinkonjugation meist noch erhalten ist, liegt beim Ikterus als Folge eines Leberschadens oder einer Gallestauung (= Cholestase) eine Gelbsucht mit überwiegender Erhöhung des konjugierten Bilirubins im Serum vor. Dagegen ist beim Ikterus durch vermehrten Zerfall roter Blutkörperchen (so genannte Hämolyse) vorwiegend das indirekte Bilirubin im Serum erhöht. Im Gegensatz zum Leberversagen bei fulminanter Virushepatitis führt beim Morbus Wilson das aus den Leberzellen ins Blut abgegebene Speicherkupfer zusätzlich zur Zerstörung der Erythrozytenmembran und damit zu einer Hämolyse. Daraus resultiert eine gemischte konjugiert-unkonjugierte Hyperbilirubinämie mit meist extrem hohen Werten des Gesamtbilirubins.

(Norm < 1,1 mg/dl) war das konjugierte Bilirubin mit 0,4 mg/dl in der Norm. Bei der Oberbauchsonographie fand man multiple Gallenblasensteine. Die üblichen Hepatitisformen und wichtigsten hämolytischen Erkrankungen wurden ausgeschlossen.

Über Verlauf und eventuelle Therapie in den nächsten sechs Monaten liegen mir keine Berichte mehr vor, da die Krankenakte einschließlich der in ihr abgehefteten Arztbriefe der einweisenden Klinik inzwischen durch einen Brand im Archiv der Univ.-Kinderklinik Heidelberg vernichtet worden ist. Aus diesem Grund ist auch unbekannt, warum die Patientin im April 1996 erneut in ihrer Heimatklinik aufgenommen wurde. Die im Rahmen der Diagnostik gemessene Kupferausscheidung im Urin ergab mit 408 µg/Tag einen Wilson-verdächtigen Wert. Dieser war unter (oder nach?) 72 Stunden Penicillamin-Gabe auf 770 µg/Tag angestiegen. Deshalb wurde eine Leberbiopsie durchgeführt und mit der Fragestellung »Morbus Wilson?« einem mit dieser Krankheit vertrauten Pathologen zur Beurteilung gegeben. Dieser fand einen noch inkompletten zirrhotischen Umbau, und er wies histochemisch (nicht quantitativ biochemisch!) eine vermehrte Kupferspeicherung in den Leberzellen nach[15]. Aufgrund dieser Befunde hielt der Pathologe den Morbus Wilson für die wahrscheinlichste Diagnose. Da wir mit dieser Klinik seit mehreren Jahren zahlreiche Wilson-Patienten gemeinsam betreut hatten, erschien den Kollegen diese Befundkonstellation untypisch. Deshalb legten sie mir die bis dato erhobenen Befunde vor. Aufgrund der gerade erst bei Fall 4 gemachten Erfahrung erschien uns auch hier eine Primär sklerosierende Cholangitis als wahrscheinlichste Diagnose. Wie schon bei Fall 4 schlugen wir der Familie vor, den Morbus Wilson durch den Radiokupfertest ausschließen oder nachweisen zu lassen. Diese Untersuchung wurde dann im Juli 1996 von unserer Heidelberger Arbeitsgruppe durchgeführt. Mit dieser Untersuchung

---

15 Es ist unter den Wilson-Experten unumstritten, dass die histochemischen Färbeverfahren zum Kupfernachweis in der Leber unzuverlässig sind. Für den quantitativ biochemischen Kupfernachweis braucht man jedoch einen zweiten, unfixierten Biopsiezylinder, d. h. es müssen zwei Leberstückchen entnommen oder ein genügend großer Zylinder geteilt werden (= generelle Empfehlung bei Biopsien, wenn Ursache der Leberkrankheit unbekannt ist).

ließ sich bei dem Mädchen ein Morbus Wilson und bei den Eltern Heterozygotie für das Wilson-Gen sicher ausschließen. Da die Eltern die als nächsten Schritt vorgeschlagene ERCP vorerst verweigerten, wurde analog zu Fall 4 im Juli 1996 die Behandlung mit Ursodesoxycholsäure begonnen. Diese führte auch bei dieser Patientin zu rascher Normalisierung der Leberenzyme im Blut und zu einer deutlichen Besserung des Allgemeinbefindens. Wegen des unerwartet erfreulichen Verlaufes genehmigten die vorher sehr skeptischen Eltern im Oktober 1996 die ERCP zusammen mit einer Kontrollbiopsie der Leber. Dabei fand sich überraschenderweise in der ERCP kein Anhalt für eine Primär sklerosierende Cholangitis der extrahepatischen (= außerhalb der Leber gelegenen) Gallenwege. Da sich die intrahepatischen Gallenwege nicht mit Kontrastmittel füllten, konnten sie nicht beurteilt werden. Die fehlende Füllung der intrahepatischen Gallengänge kann durch zu geringen Druck bei der Injektion des Kontrastmittels entstehen, aber auch ein Hinweis auf eine isolierte PSC der intrahepatischen Gänge sein. Da die Leberbiopsie dieses Mal das typische histologische Bild einer PSC zeigte, war die Diagnose intrahepatische PSC trotz des negativen ERCP-Befundes gesichert. Im August 1999 konnte schließlich bei einer Nachuntersuchung mittels MRCP die isolierte intrahepatische PSC auch mit einem bildgebenden Verfahren nachgewiesen werden. Die quantitativ biochemische Bestimmung des Leberkupfers in der Biopsie vom Oktober 1996 ergab mit 143 µg/g Trockengewicht einen Wert, der zwar über der Norm lag, für einen Morbus Wilson aber nicht genügend erhöht war. Die weitere Entwicklung bei dieser Patientin ist höchst erfreulich. Bei der letzten Kontrolluntersuchung im April 2004, also fast acht Jahre nach Beginn der Dauertherapie mit Ursodesoxycholsäure, war die Milzvergrößerung nicht mehr tastbar. Die Leberwerte waren schon seit vier Jahren wie folgt normalisiert: GOT 12, GPT 13 und GGT 8 U/l. Auch das Bilirubin war mit 1,3 mg/dl normal. Die Patientin studiert Finanzökonomie und spielt Tischtennis als Leistungssport. In der letzten Magendarmspiegelung ließen sich nur noch Oesophagus- und Fundusvarizen (= Krampfadern der Speiseröhre und des Magens) Grad I nachweisen, die nicht blutungsgefährdet erschienen.

Schlussfolgerungen

Fast 100 Jahre nach der Erstbeschreibung des Morbus Wilson ist das größte Problem immer noch, dass die Diagnose zu spät oder gar nicht gestellt wird. Andererseits erweisen sich, seitdem die Krankheit relativ bekannt geworden ist, auch scheinbar gesicherte Fälle oft als Fehldiagnose. Deshalb sollten möglichst alle Patienten mit vermuteter oder gesicherter Diagnose Morbus Wilson nicht nur durch ihre Ärzte vor Ort, sondern auch von einem Wilson-Zentrum betreut werden. Wo solche Zentren sind, kann man vom Verein Morbus Wilson erfahren.

Prof. Dr. med. Dietrich Feist

Literatur

Anderson PJ, Popper H. Changes in hepatic structure in Wilson's disease. *American Journal of Pathology* 1960; 36: 483–491.

Bearn AG. Genetic and biochemical aspects of Wilson's disease. *American Journal of Medicine* 1953; 15: 442–449. (= zweiter Beschreiber des Coeruloplasmin-Mangels bei Morbus Wilson)

Cartwright GE, Hodges RE, Gubler CJ, Mahoney, JP, Daum K, Wintrobe MM, Bean WB. Studies on copper metabolism. XIII. Hepatolenticular degeneration. *The Journal of Clinical Investigation* 1954; 33: 1487–1501.

Feist D, Lörcher U. Primär sklerosierende Cholangitis im Kindesalter. *Pädiatrische Praxis* 2006/2007; 69: 279–290.

Lange J, Hager H. Über die Wilsonsche Krankheit. Zugleich ein Beitrag zur Penicillamin-Therapie. *Zeitschrift für Kinderheilkunde* 1960; 84: 125–136.

Scheinberg IH, Gitlin D. Deficiency of ceruloplasmin in patients with hepatolenticular degeneration (Wilson's disease). *Science* 1952; 116: 484–485.

Schreier, K. Die hepatolentikuläre Degeneration (Wilsonsche Krankheit). In v. Bergmann G, Frey W, Schwiegk H (Hrg.). *Handbuch der inneren Medizin*. 4. Aufl. 1955, 7: 826–844. Springer: Berlin-Göttingen-Heidelberg.

Siemerling E, Oloff H. Pseudosklerose (Westphal-Strümpell) mit Cornealring (Kayser-Fleischer) und doppelseitiger Scheinkatarakt, die nur bei seitlicher Beleuchtung sichtbar ist und die der nach Verletzung durch Kupfersplitter entstehenden Katarakt ähnlich ist. *Klinische Wochenschrift* 1922; 1: 1087–1089.

Starosta-Rubinstein S, Young AB, Kluin K, Hill GM, Aisen AM, Gabrielsen T, Brewer GJ. Clinical assessment of 31 patients with Wilson's disease. Correlations with structural changes on MRI. *Archive of Neurology* 1987; 44: 365–370.

Sternlieb I, Scheinberg IH. Prevention of Wilson's disease in asymptomatic patients. *The New England Journal of Medicine* 1968; 278: 352–359.

Walshe, JM. Penicillamine, a new oral therapy for Wilson's disease. *American Journal of Medicine* 1956; 21: 487–495.

Walshe JM, Yealland M. Not Wilson's disease: a review of misdiagnosed cases. *Quartely Journal of Medicine* 1995; 88: 55–59.

Wiedmann KH (Hrg.). *Therapeutische Probleme bei chronischen Lebererkrankungen*. Springer: Berlin-Heidelberg, 1989.

Wilson, SAK. Progressive lenticular degeneration. A familial nervous disease associated with cirrhosis of the liver. *Brain* 1912; 34: 295–509.

Überblick

Morbus Wilson erklärt

Morbus Wilson für den Laien erklärt

Im folgenden Abschnitt finden Sie zwei fiktive Erzählungen, die die Erkrankung Morbus Wilson für den Laien verständlich erklären. Beide Texte entstanden im Rahmen des 1. Morbus-Wilson-Schreibwettbewerbs für Medizinstudenten im Jahre 2008 und wurden vom Morbus Wilson e.V. mit dem ersten und zweiten Preis ausgezeichnet. Ziel des Wettbewerbs war es, die Auseinandersetzung von Medizinstudenten mit dem Krankheitsbild des Morbus Wilson – über die kurze Erwähnung in einer medizinischen Vorlesung hinaus – zu fördern und das Bewusstsein für die erschwerte Diagnose dieser seltenen Erkrankung zu schärfen. Es beteiligten sich insgesamt 50 angehende Mediziner aus insgesamt 24 Universitäten des ganzen Bundesgebiets und verfassten Beiträge zum Thema »Klinische Erscheinungsformen und Diagnosestellung des Morbus Wilson«.

Wilbur Somnos und sein Anagramm

»Dieses eigenartige Grinsen macht mich einfach fertig«, denke ich mir, als ich am Samstagmorgen um 6:13 Uhr auf meine Uhr sehe und mir nicht sicher bin, ob ich meinen Oberarzt aus dem Bett klingeln soll. Vor gut einer halben Stunde wurde ich aus dem Schlaf gerissen, als mein Telefon klingelte. Schwester Barbara: »Hey Ryan, es tut mir leid, dich wecken zu müssen, aber es ist gerade ein junger Mann eingeliefert worden, der Blut erbrochen hat. Kommst du in die Notaufnahme?« Da ich nun mal Dienst habe, blieb mir nichts anderes übrig, als in die Notaufnahme zu gehen. Auf dem Weg hinüber dachte ich mir schon, dass es sich bestimmt um eine Mallory-Weiss-Läsion handelt, bei der nach verstärktem Alkoholkonsum bei wiederholtem Erbrechen die Schleimhaut der Speiseröhre durch die Magensäure verletzt wird und anfängt zu bluten. Als ich die Tür zum Untersuchungszimmer öffnete und den jungen Mann begrüßte, bemerkte ich schon auf den ersten Blick ein eigenartiges Grinsen, was ich zusammen mit der Alkoholfahne erst einmal als Betrunkenheit abtat und dachte: »Toll, ich darf nicht schlafen, weil du über die Stränge schlagen musstest. Und als Dank grinst du mich auch noch so scheel hier an.« Da ich meinen Job aber gerne mache, war mein Missmut schnell verflogen und ich schämte mich ein wenig für meine Gedanken. Auf meine Frage hin, welche Beschwerden er denn habe, antwortete er mit leicht verwaschener Sprache: »Also, nun pass'n Se mal auf Herr Doktor. Isch bin heut achzehn Jahre alt geword'n und das hab'n meine Jungs un isch erst ma richtich gefeiert – verstehste?« Ich gratulierte ihm zum Geburtstag und erfuhr durch weiteres Nachfragen, dass die Jungs zum Einstieg einige Flaschen Wodka, Whisky und Co. geleert hatten, um danach in eine nahe gelegene Diskothek zu fahren, wobei er selber angab, gar nicht viel getrunken zu haben. Dort angekommen, musste sich Wilbur Somnos – so heißt der junge Mann – aber direkt mehrfach übergeben, wobei beim sechsten und letzten Mal das Erbrochene blutig aussah. Aufs Tiefste verunsichert, riefen die Jungs dann den Notdienst an, der Wilbur ins Krankenhaus brachte. So saß er nun vor mir auf der Untersuchungsliege, während ich ihm schon einmal Blut abnahm und er mir von seiner Party ausschweifend berichtete. Meine Frage nach irgendwelchen bekannten Vorerkrankungen verneinte er, so dass ich dazu überging, ihn körperlich zu untersuchen. Außer, dass er ein wenig blass war, stutzte ich nur ein wenig, als ich die Leber tastete, da sie sich eher plump und derber anfühlte, als das für gewöhnlich der Fall sein sollte. Da aber zunächst einmal das Bluterbrechen im Vordergrund stand, wollte ich mich erst darauf konzentrieren und erklärte Wilbur: »Ich würde gerne eine Magenspiegelung bei dir machen, um mich zu vergewissern, woher das Blut kommt, welches du erbrochen hast.« Nun hatte ich in meiner Assistenzarztzeit schon viele Magenspiegelungen selbst gemacht und auch unter Anleitung meines Oberarztes schon einige Blutungen stillen dürfen, so dass ich mir schon zutrauen würde, das auch bei Wilbur hinzukriegen. Allerdings ist er ja nun relativ jung – wenn dann etwas schieflaufen sollte und ich dann meinen Oberarzt anrufen müsste, würde es auch fünfzehn Minuten dauern, bis er vor Ort wäre.

Während ich noch überlege, was ich nun tun sollte, klingelt das Telefon. Es ist das Labor und es meldet, dass die Werte, welche ich abgenommen habe, alle soweit in Ordnung seien – nur die Leberwerte seien ein wenig erhöht, und auch das Hämoglobin, welches den Sauerstoff in den roten Blutkörperchen durch unseren Körper transportiert, sei erniedrigt, was ein Zeichen für eine Blutung ist. Da aber die Blutgerinnung in Ordnung ist, der Patient soweit stabil ist und ja auch nicht mehr erbrochen hat, entschließe ich mich, meinen Oberarzt schlafen zu lassen und selbst die Magenspielung durchzuführen. Obwohl Wilbur immer noch sehr bedusselt ist und irgendwelches Zeug vor sich hinbrabbelt, kann ich ihn davon überzeugen, dass die Magenspiegelung notwendig ist und vorsichtshalber gemacht werden sollte. Der Anfang der Magenspiegelung gestaltet sich ganz problemlos, und ich komme in der Speiseröhre gut voran. Ab etwa der Hälfte sehe ich aber relativ zarte Venen aus der Wand hervorspringen, von denen eine kurz vor dem Mageneingang leicht lädiert ist, aber mit einem Blutkoagel verschlossen ist. Um auf Nummer sicher zu gehen und eine erneute Blutung zu verhindern, umspritze ich dieses Gebiet mit einer Substanz, die zu einem Zusammenziehen des Gewebes führt und somit eine weitere Blutung verhindert. Im Magen und Dünndarm selbst ist alles soweit unauffällig, so dass die Vene als Blutungsquelle der heißeste Kandidat ist und vorläufig erst einmal ruhig gestellt ist. Das Vorhandensein der Venen selbst ist aber irgendwie komisch. Bekannt sind diese Art von Venen bei Alkoholikern, bei denen die Leber mit sehr viel Bindegewebe umgebaut wird, so dass die Gefäße eingeengt werden und die große Menge Blut, die für gewöhnlich durch die Leber fließt, nun auf anderen Wegen zum Herz zurückfließen muss. Ein sehr häufiger Weg ist dabei über die Speiseröhre. Da Wilbur aber gerade erst einmal 18 Jahre alt ist, kann er in dieser kurzen Zeit kaum so viel Alkohol getrunken haben, dass diese Veränderungen durch einen über vermehrten Alkoholkonsum erklärbaren Umbau der Leber zu erklären wären.

Während ich den Befund schreibe und mir die vielen zur Dokumentation gemachten Fotos der Spiegelung anschaue, denke ich darüber nach, wie der bindegewebige Umbau bei dem Patienten, der inzwischen auf der Station liegt, zustande gekommen sein könnte, da ich die Leber ja auch schon als eher derb getastet habe. Als mir plötzlich eine Hand auf die Schulter schlägt, fahre ich erschrocken hoch und drehe mich um. Vor mir steht grinsend mein Oberarzt Ron: »Mensch Ryan, habe ich heute gut geschlafen. Wie war denn die Nacht bei dir?« Da mich sein Grinsen sofort an Wilburs erinnert und dieser auch die einzige neue Aufnahme war, berichte ich dem Oberarzt, was ich bisher herausgefunden habe. Da der Patient auch erst einmal ausnüchtern muss und die morgendliche Routine noch auf uns wartet, entschließen wir uns, den Patienten vor dem Mittagessen noch einmal in Ruhe anzusehen, um dann zu besprechen, wie es mit ihm weitergehen soll.

Als die Routine dann abgearbeitet ist, kann ich eigentlich nach Hause gehen. Da ich aber spüre, dass Wilburs Fall ganz interessant sein könnte, bleibe ich und treffe mich wie vereinbart mit meinem Oberarzt vor Wilburs Zimmer. »Die Laborwerte sprechen eher gegen eine Hepatitis, die durch Viren verursacht wurde, da die Leberwerte nicht ausreichend genug erhöht sind, oder?«, frage ich vorsichtig. »Jawohl, da hast du recht und auch Alkoholschäden durch chronischen Missbrauch hattest du aufgrund des Alters des Patienten ja schon ausgeschlossen. Auch ein akuter Schaden durch Alkohol kommt nicht in Frage, da der bindegewebige Umbau der Leber schon einige Jahre in

Anspruch nimmt. Das heißt, was wäre nun deine Arbeitshypothese?«
»Das Einzige, was mir spontan noch einfällt, sind eine Autoimmunhepatitis oder irgendwelche Speicherkrankheiten, wobei bei Ersterer
das körpereigene Immunsystem Leberzellen zerstört und bei Letzteren
Stoffe in die Leber eingelagert werden und dann die eigentliche Leber-
arbeit behindern.« »Na, das hört sich ja schon ganz gut an. Sehen wir
uns den jungen Mann doch mal näher an – wie hieß er doch gleich?«
»Wilbur Somnos.«

Als wir das Zimmer betreten, kommt Wilbur gerade von der Toilette. Während er zum Bett hinübergeht – obwohl schlurfen es wohl
besser beschreibt –, begrüßen wir ihn. Kurz vor seinem Bett stolpert
er plötzlich. Zu seinem Glück geschieht dies nah vor seinem Bett, so
dass er auf dieses fällt. »So ein Mist. Es passiert mir in letzter Zeit ungewöhnlich häufig, dass ich über meine eigenen Füße falle. Auch fühle
ich mich insgesamt in letzter Zeit eher müde und schwach.« Während
er dieses sagt, habe ich das Gefühl, dass seine Stimme immer noch ein
wenig verwaschen klingt. Während Ron, mein Oberarzt, Wilbur noch
einmal über den gestrigen Verlauf des Abends befragt, schaue ich mir
Wilbur etwas genauer an. Dabei fällt mir auf, dass seine Hände leicht
zittern, obwohl sie ruhig auf seinem Bett liegen. Darauf angesprochen,
ob das vielleicht eine Folge des Alkoholkonsums von gestern sei, antwortet er: »Nein, das habe ich seit vielleicht einem Monat und das stört
gewaltig, da ich für mein Leben gern Modelle zusammenbaue und
eine ruhige Hand dabei echt wichtig ist.« Auch das verkrampfte Lächeln fällt mir erneut auf, welches der Situation irgendwie nicht angemessen erscheint – irgendwie komisch. Als wir in der weiteren Befra-
gung erfahren, dass er heute noch nichts gegessen habe, entschließen
wir uns kurzerhand, ihn mit in den Ultraschalluntersuchungsraum
zu nehmen, um einen Blick auf seine Leber zu werfen. Auf dem Weg
dorthin erklären wir Wilbur, was wir gestern bei der Magenspiegelung
in der Speiseröhre gesehen haben und dass dieses eigentlich nur durch
Veränderungen in der Leber zu erklären sei. Während Ron mit der
Ultraschalluntersuchung beginnt, nehme ich noch einmal Blut bei
Wilbur ab, um den Verlauf der Werte zu beobachten, und melde zudem eine Untersuchung an, die nach Antikörpern sucht, die unsere
Verdachtsdiagnose einer Autoimmunhepatitis entweder bestätigen

oder widerlegen wird. Die Ultraschalluntersuchung zeigt das Bild einer beginnenden Leberzirrhose, was heißt, dass Wilburs Leber durch eine chronische Entzündung bindegewebig umgebaut wird und somit nicht nur ihre Form sondern auch ihre Funktion verändert. Auf Wilburs Nachfrage hin erklären wir ihm, was wir gefunden haben und wie es nun weitergehen soll. Leicht verängstigt sitzt er mit weit aufgerissen Augen vor uns und fragt, wie schlimm es denn sei, so dass Ron beginnt, ihn zu beruhigen. Er erklärt Wilbur, dass alles wieder gut wird, sobald wir die Ursache erkannt haben. Da ich meine, in Wilburs weit aufgerissenen Augen eine leichte Gelbfärbung zu erkennen, melde ich, bevor ich nach Hause gehe, noch einige Laborwerte nach, die uns zeigen würden, wie es um die Funktion der Leber steht.

Nach einem ausgiebigen Mittagsschlaf sitze ich nun an meinem Schreibtisch und blättere in einigen Büchern, um mich noch etwas über die Speicherkrankheiten zu belesen, die ebenfalls zu einem bindegewebigen Umbau der Leber führen. Spontan sind mir zum einen die Hämochromatose und der Morbus Wilson eingefallen. Bei der Hämochromatose nimmt der Körper zu viel Eisen auf, welches sich dann in den verschiedenen Organen ablagert, allen voran in der Leber. Beim Morbus Wilson handelt es sich hingegen um eine Ausscheidungsstörung von Kupfer, so dass sich vermehrt Kupfer im Körper ansammelt, welches sich in Leber und Gehirn ablagert. Nachdem ich beide Krankheitsbilder nachgelesen habe, erscheint mir der Morbus Wilson wahrscheinlicher zu sein, falls es wirklich eine der beiden Erkrankungen sein sollte, denn die neurologischen Auffälligkeiten, die Wilbur an den Tag legt – die verwaschene Sprache, das leichte Zittern der Hände, die Probleme beim Gehen, aber auch das ständige Grinsen, welches mich nun nicht mehr störte – zu den häufigen Erscheinungen beim Morbus Wilson gehören. Da ich aber die Laborergebnisse erst morgen früh erfahren werde, mache ich mir noch einen schönen Nachmittag.

Als ich am nächsten Morgen in die Klinik komme, möchte ich natürlich erst einmal wissen, ob sich meine Nachforschungen gelohnt haben, und werfe einen Blick in Wilburs Akte. Tatsächlich hat das Labor keine erhöhten Antikörperwerte gefunden, so dass die Autoimmunhepatitis als Diagnose wegfällt. Die Funktion der Leber ist soweit ganz in Ordnung. Zwar sind einige Werte leicht erhöht, aber nichts, was dramatisch wäre. Nachdem ich meine Routinearbeiten erledigt habe und alle meine anderen Patienten soweit versorgt sind, gehe ich zu Wilbur ins Zimmer, um ihm die neuesten Ergebnisse zu berichten. Nochmals nehme ich ihm Blut ab, verspreche ihm aber, dass es das letzte Mal sei, wenn mein Verdacht richtig sei. »Also, ich vermute, dass du eine Krankheit namens Morbus Wilson hast, wobei Morbus nur das lateinische Wort für Krankheit ist und Herr Wilson die Krankheit zum ersten Mal beschrieben hat. Ich erkläre dir später, wenn ich richtig liege, was genau dabei passiert, aber grob gesagt, handelt es sich dabei um ein Ausscheidungsproblem des Körpers, wobei er das Kupfer, welches er mit der Nahrung aufnimmt, nicht mehr richtig loswird. Dieses Kupfer lagert sich dann charakteristischerweise an verschiedenen Stellen im Körper ab, unter anderem im Gehirn, in der Leber und im Auge.« Da ich merke, dass mich Wilbur entsetzt ansieht, weil ich Gehirn sage, schiebe ich noch hinterher: »Mit einer Therapie bekommen wir das aber alles auch wieder da heraus, wenn es wirklich die Krankheit ist, die du hast. Aus diesem Grund würde ich gerne mit dir zum Augenarzt gehen, der sich im Nebengebäude befindet, da er mit einer Spaltlampe – sprich seiner ganz normalen Untersuchungslampe – feststellen kann, ob man bei dir diese Ablagerung im Auge sehen kann. Einverstanden?« Wilbur nickt zustimmend, und wir machen uns auf den Weg zu Dr. Schumann, dem Augenarzt, mit dem ich heute Morgen schon abgesprochen habe, dass ich mit Wilbur im Laufe des Vormittags vorbeikommen würde. »Die Ablagerungen in der Hornhaut des Auges werden nach seinen Entdeckern auch Kayser-Fleischer-Ringe bezeichnet. Sie kommen fast bei allen erkrankten Personen vor.« Während Dr. Schumann durch seine Spaltlampe blickt, platze ich fast vor Aufregung, da die Krankheit relativ selten ist und die Diagnose häufig erst sehr spät gestellt wird. Das heißt für die meisten Patienten, dass die Krankheit schon weit vorangeschritten ist, und selbstverständlich sind die irreversiblen Schäden umso größer, je später die Krankheit entdeckt wird. Und da Wilbur noch relativ jung ist, könnte er es relativ unbeschadet überstehen. Nur eine von 30 000 Personen hat diese Krankheit, und bisher hatte ich noch keine kennengelernt. »Jawohl, Sie haben recht, Ryan, die Kayser-Fleischer-Ringe sind eindeutig zu sehen. Wollen Sie mal sehen?« Und tatsächlich, da sind sie. Von Bildern aus meinem Medizinbuch kannte ich diese Ringe zwar, aber das ist das erste Mal, dass ich sie real vor mir sehe. Auf dem Weg zurück erkläre ich Wilbur, dass die Ringe in der Hornhaut zwar ein starker Hinweis für die Erkrankung sind, aber zum Beweis der Krankheit zum einen die Untersuchung des zuvor abgenommen Blutes auf ein Protein, welches das Kupfer im Blutkreislauf transportiert, und zum anderen eine Urinuntersuchung notwendig seien. »Daher würde ich dich bitten, ab morgen früh nach dem ersten Urin nach dem Aufstehen für 24 Stunden in einen Sammelbehälter zu pinkeln, in Ordnung?« »Außer nach dem Aufstehen, als Sie mit dem Oberarzt bei mir waren, war ich heute noch nicht auf der Toilette – kann ich dann nicht heute schon sammeln?« Da hat er auch recht, denke ich und mache mich auf den Weg, ein 24-Stunden-Urinsammelgefäß zu besorgen. Auf dem Weg zurück nehme ich noch ein leeres Blatt Papier mit, da ich Wilbur noch erklären möchte, was in seinem Körper passiert ist und wie es weitergehen wird. »So, Wilbur dieses hier ist das Gefäß, in dem du dann bitte bis morgen früh den ersten Urin nach dem Aufstehen sammelst.« »Jawohl, Herr Doktor.« Er salutiert und stellt das Gefäß neben das Bett.

»Ich wollte dir ja noch erklären, warum du nun krank geworden bist, deshalb habe ich Papier und Stift mitgebracht, um eine kleine Zeichnung anzufertigen – das ist meist etwas anschaulicher.« Ich zeichne zunächst ein Schema des Magen-Darm-Trakts. »In unserem Essen befinden sich ganz kleine zerriebene Kupferteilchen, die auch zusammen mit einigen anderen kleinen Metallteilchen als Spurenelemente beschrieben werden. Wir bemerken die zwar nicht beim Essen, aber für einige Prozesse im Körper sind die verschiedenen Metallteilchen sehr wichtig. Beim Kupfer ist es nun so, dass aus dem Darm heraus etwa 3 mg am Tag aufgenommen werden und in die Blutbahn gelangen. Das Kupfer wird vom Albumin aufgenommen, welches als Transportprotein in unserem Blut allerlei verschiedene Stoffe – ähnlich einem LKW – durch unseren Körper transportiert. Das Blut mit dem Kupfer beladenen Albumin fließt nun in die Leber, wo das Albumin das Kupfer an die Leberzellen abgibt. Der Grund ist, dass in den Leberzellen ein viel besserer ›LKW‹ für das Kupfer zur Verfügung steht. Dieser bessere ›LKW‹ heißt Coeruloplasmin und ist ein Protein, welches in den Leberzellen in einem speziellen Raum aufbewahrt wird. Die einzige Tür zu diesem Raum ist ein Protein, welches die Kupferteilchen dort hineinpumpen kann. Ist das Kupfer dann also in diesen speziellen Raum hineingepumpt worden, wird das Coeruloplasmin beladen und von den Leberzellen in den Blutkreislauf freigesetzt. Das Kupfer wird dann also von seinem speziellen Protein-LKW zu allen Körperzellen gebracht, die Kupfer benötigen. Das überschüssige Kupfer wird über den Protein-LKW zur Leber zurückgebracht. In den Leberzellen wird der spezielle LKW entladen und wieder in den speziellen Raum für erneute Transporte abgestellt, während das Kupfer über das Protein, welches auch die einzige Tür zum speziellen Raum darstellt, in die Gallenwege hinausgepumpt und dann mit der Galle ausgeschieden wird. Somit kann der Körper normalerweise immer dafür sorgen, dass er genauso viel Kupfer hat, wie er benötigt. Hast du mir bis hierhin folgen können, Wilbur, oder war das zu kompliziert?« »Nein, mit der Zeichnung hat das gut funktioniert, aber was ist denn nun in meinem Körper los, dass das Kupfer nicht mehr rauskommt?« »Bei dir ist es nun leider so, dass die Türen für das Kupfer in der Leber defekt sind. Das heißt zum einen, dass das Kupfer nicht in den speziellen Raum zu seinem LKW kommt, was ja noch nicht so schlimm wäre, da das Kupfer ja auch über den schlechteren LKW Albumin transportiert werden könnte. Aber zum anderen kann die Leber das überschüssige Kupfer nicht mehr über die Tür in die Gallenwege pumpen, und das ist das Schlimme an der Geschichte. Denn dann passiert es, dass sich immer mehr Kupfer in den Leberzellen ansammelt und die Leber versucht, mit chemischen Cocktails das Kupfer zu zerstören. Das funktioniert aber leider nicht und macht alles nur noch schlimmer, da dieser chemische Cocktail Zellen aus dem Immunsystem anlockt, die merken, dass die Leberzellen mit irgendeinem Problem nicht alleine klarkommen und dann einen weiteren, noch härteren chemischen Cocktail oben draufsetzen, der die Leberzellen zerstört. Da sich in den Leberzellen ja nun ziemlich viel Kupfer befindet, wird dieses freigesetzt und mit dem Blut im gesamten Körper verteilt, es lagert sich dann an bestimmten Stellen ab, wie zum Beispiel dem Gehirn oder der Hornhaut im Auge. Die Leberzellen, die zerstört wurden, werden nicht neu nachgebildet, sondern durch Bindegewebe ersetzt, welches die Blutgefäße in der Leber einengt und dafür sorgt, dass sich das Blut aus dem Darm und auch der Speiseröhre zurückstaut. Und damit lassen sich auch alle deine Beschwerden erklären. Da die Leberzellen mit dem Kampf gegen das Kupfer beschäftigt sind, arbeitet die Leber schwer und verbraucht viel Energie, was dich müde macht. Das Kupfer, welches durch deine Blutbahn zirkuliert, verursacht auch, dass sich die roten Blutkörperchen mit ihrem Hämoglobin, welches den Sauerstoff transportiert, auflösen, und bedingt, dass du blass bist und dich schlapp fühlst. Im Gehirn abgelagertes Kupfer verursacht Störungen, die zum Zittern deiner Hände, zu der verwaschenen Sprache und dem gestörten Gang mit dem häufigen Stolpern führen. Und was nun an deinem Geburtstag passiert ist, lässt sich so erklären: Durch den bindegewebigen Umbau deiner Leber staut sich das Blut in die Speiseröhre zurück, so dass die Venen sich auffüllen und sehr nahe an der Oberfläche liegen. Als du nun den Alkohol getrunken hast, konnte der durch die Leber, die ja mit dem Kupfer beschäftigt war, nicht mehr gut abgebaut werden, so dass dein Gehirn die volle Ladung abbekommen hat und du dich übergeben musstest. Der saure Mageninhalt ist nun an den Venen vorbei nach oben geflossen, und dabei hat die Säure langsam aber sicher, da du dich mehrmals übergeben hast, die Wand der Vene weggeätzt, so dass es leicht anfing zu bluten und das Blut mit der letzten Ladung Mageninhalt nach draußen kam.« »Oh Mann, da habe ich ja wirklich Glück gehabt, dass die Magensäure nicht noch mehr Venenwand weggeätzt hat, oder?«, fragt Wilbur. »Ja, da hast du recht. Zum Glück sind die Veränderungen bei dir noch nicht allzu weit fortgeschritten, so dass die meisten Schäden rückgängig zu machen sind.«

»Wie kann ich denn jetzt wieder gesund werden und das ganze überflüssige Kupfer wieder loswerden?« Um zu überprüfen, ob er verstanden hat, was ich ihm erklärt habe, frage ich zurück: »Was kannst du dir denn vorstellen?« Wilbur schweigt für einige Sekunden. Dann sagt er: »Da ja die Türen für das Kupfer kaputt sind, kann man die ja nicht erneuern.« Ich nicke zustimmend, lasse ihn aber weiter sprechen. »Das heißt, was ich schon mal machen könnte, ist, zu verhindern, dass noch mehr Kupfer über den Darm in meinen Körper kommt. Aber gibt es denn Nahrungsmittel, die besonders viel oder besonders wenig Kupfer enthalten?« »Eine so genannte Kupferdiät ist schon ein toller Anfang. Lebensmittel, die viel Kupfer enthalten, sind

Leber, Niere, Schalentiere, Pilze, Nüsse, getrocknete Früchte, Bohnen, Erbsen, unverarbeiteter Weizen, Schokolade und Kakao. Zudem solltest du überprüfen, ob die Rohre bei dir zu Hause aus Kupfer bestehen. Wenn ja, solltest du das Wasser filtrieren, bevor du damit kochst oder Kaffee machst.«»Uihh, das sind ja 'ne ganze Menge Sachen, die ich gerne esse. Gibt es denn keine Möglichkeit, eine andere Tür für das Kupfer aufzumachen?«»Die gibt es schon, aber die Kupferdiät solltest du nach Möglichkeit schon einhalten. Man kann dem Kupfer aber eine neue Tür aufmachen, indem man so genannte Chelatoren nimmt. Das sind Stoffe, die das Kupfer binden und dann über die Niere mit dem Urin ausgeschieden werden. Diese Chelatoren sind momentan auch das Mittel der Wahl, da sie in der Blutbahn durch den Körper sausen und alle die Stellen erreichen, an denen sich das Kupfer abgelagert hat. Dieses wird dann langsam, aber sicher wieder abgeräumt.«»Kann ich dann nicht ganz normal weiteressen und einfach ein bisschen mehr von diesen Chelatoren nehmen?«»Ich würde es dir gerne gönnen, aber konkret sieht das weitere Vorgehen zunächst so aus, dass du in einer ersten Phase erst einmal das überschüssige Kupfer loswerden musst. Das heißt, dass du mit diesem Chelator – der Stoff heißt im Übrigen D-Penicillamin – am Anfang langsam anfängst bis zu einer Dosis von 500 mg pro Tag, um die seltenen Nebenwirkungen wie Fieber, Hautauschlag, erhöhte Blutungsneigung, vermehrte Infektanfälligkeit und auch Nierenprobleme zu vermeiden. Dann wird die Dosis pro Woche um 250 mg gesteigert, bis eine Maximaldosis von bis zu 2 500 mg erreicht wird. Die maximale Dosis ist abhängig davon, wie viel Kupfer dann mit dem Urin ausgeschieden wird. Erst einmal sollen etwa 2 mg Kupfer pro Tag ausgeschieden werden. Nach vier bis sechs Monaten kann der Körper dann unter gleich gebliebener Therapie nur noch 0,5 mg Kupfer pro Tag ausscheiden, da die überschüssigen Kupferablagerungen aufgelöst sind. Dann wird die Dosis auf maximal 1 000 mg D-Penicillamin pro Tag reduziert, so dass eine Ausscheidung von 0,5 mg Kupfer pro Tag für den Rest deines Lebens bestehen bleibt. Denn nur so lässt sich verhindern, dass die ganze Schose wieder von vorne beginnt.«»Verstehe, und das Medikament darf nicht zu hoch dosiert werden, da die Niere als letzte mögliche Tür für das Kupfer sonst auch zugehen kann und dann ist Schluss mit lustig.«»Leider ja und deshalb kann ich dir nur empfehlen, die Kupferdiät so gut es eben geht einzuhalten, um die Medikamentendosis und somit deren Risiko so gering wie möglich zu halten.« »Ja, das habe ich verstanden. Aber das ist ein ganz schöner Schock. Gestern glaubte man noch, alles sei so weit in Ordnung, und heute wird einem gesagt, dass man plötzlich peinlich genau auf seine Ernährung achten und auch lebenslang Medikamente nehmen muss.« »Ich wünschte auch, ich hätte dir etwas Besseres sagen können, aber immerhin hast du Glück im Unglück gehabt, dass durch deine kleine Party früh der Morbus Wilson erkannt wurde, bevor irreversible Schäden eingetreten sind.« »Das stimmt allerdings. Wann fangen wir denn mit der Therapie an, Doc?« »Die Kupferdiät fängt schon heute für dich an. Die Medikamente kann ich dir aber erst morgen geben, wenn das Urinsammeln vorbei ist. Wir brauchen nämlich einen Ausgangswert für deine momentane Kupferausscheidung, um den Therapieerfolg daran nachvollziehen zu können. Den Therapieverlauf kann dann aber auch dein Hausarzt verfolgen, so dass du morgen wieder nach Hause kannst, um den Rest der Sommerferien noch zu genießen. Ich schreibe alles das, was für dich und deinen Hausarzt wichtig ist, auch noch einmal auf und gebe es dir dann mit.« »Vielen Dank, das ist wirklich nett. Darf ich die Zeichnung auf dem Blatt hier auch behalten?« Ich nicke, klopfe ihm auf die Schulter und verlasse den Raum.

Mein Eindruck, dass Wilbur verstanden hat, was ich ihm erzählt habe, bestätigt sich am Nachmittag bei der Chefvisite, als Wilbur den Morbus Wilson und die nun anstehende Therapie mit Hilfe der Zeichnung so gut erklärt, dass mein Chef aus dem Staunen gar nicht mehr herauskommt.

Thomas Fortmann

Quelle

Kaplan MM. Pathogenesis and Clinical Manifestations, Diagnosis, and Treatment of Wilson's Disease. 2008.
URL: http://www.uptodateonline.com [Stand: 2008-05-18].

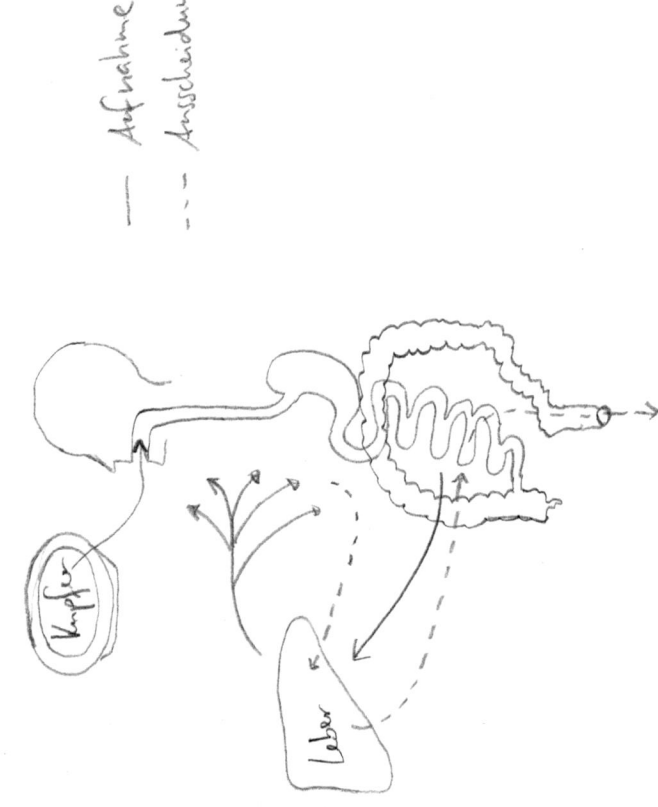

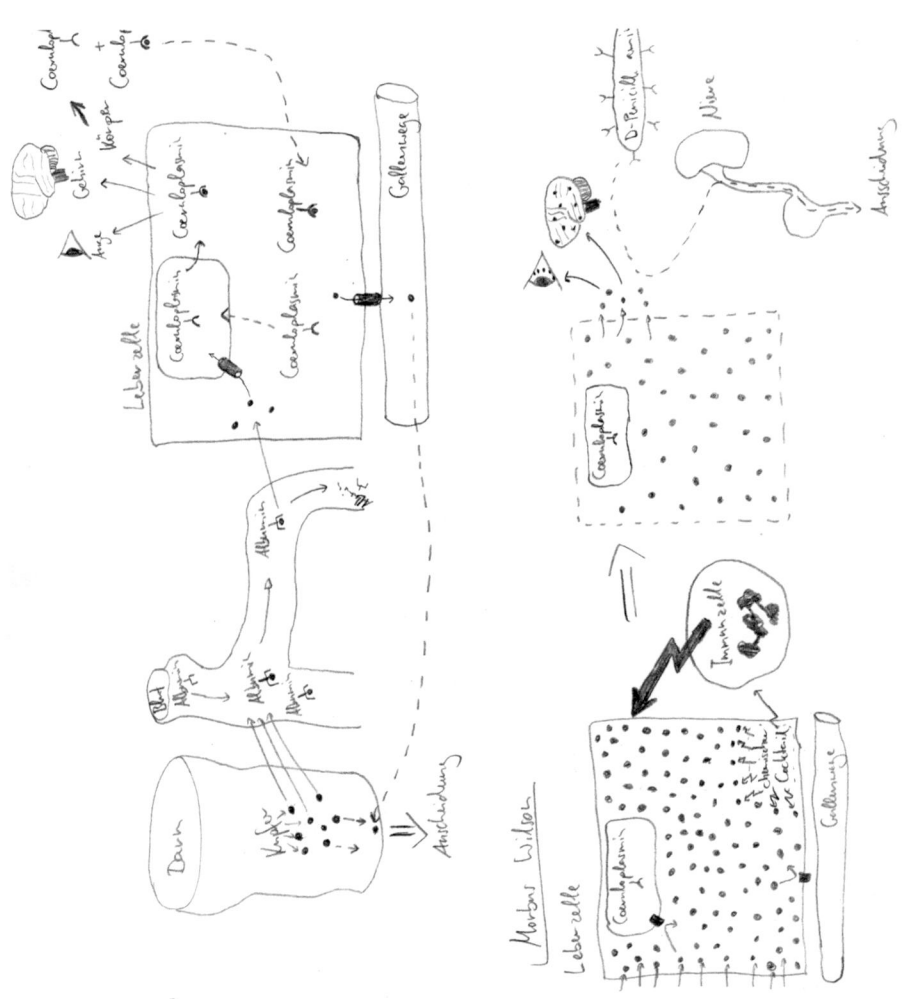

(Nicht) Jedem dünkt sein Kupfer Gold – vom klinisch heterogenen Bild des Morbus Wilson und von seiner erschwerten Diagnosestellung

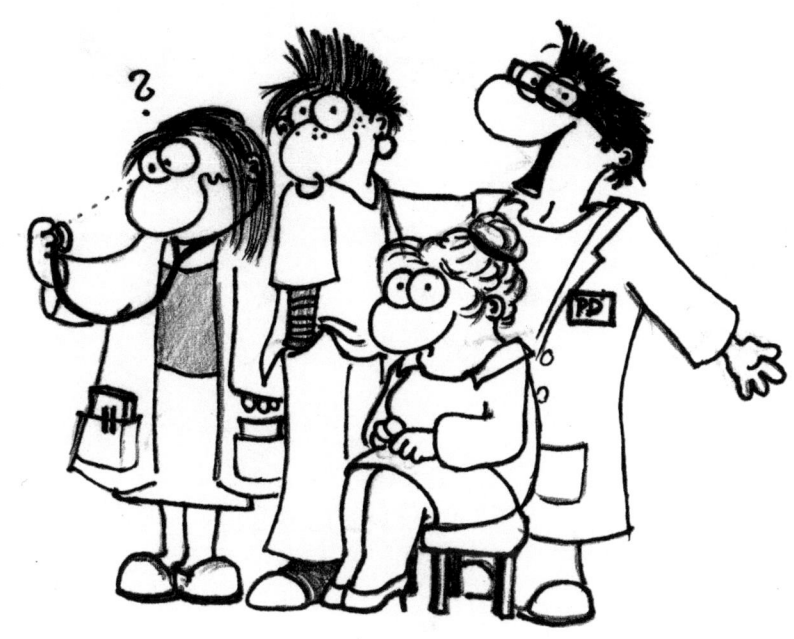

von

A. Alexandra Gildemeister
Charité – Universitätsmedizin Berlin

&

Katharina Vogt
Universitätsklinikum Carl Gustav Carus, Dresden

1 Einleitung – Die Woche beginnt

Montagvormittag – strahlend blauer Himmel, und Sine Tempore ärgert sich insgeheim, dass sie ausgerechnet zum Frühlingsbeginn ihre obligate 30-tägige Praxisfamulatur absolviert. Genau wie in der vergangenen Woche erwartet sie – zu dieser feuchtkalten Jahreszeit nicht gerade verwunderlich –, ein überfülltes Wartezimmer in der Arztpraxis des PD Dr. Cum Laude vorzufinden mit Patienten, die über allgemein bekannte Erkältungssymptome klagen.

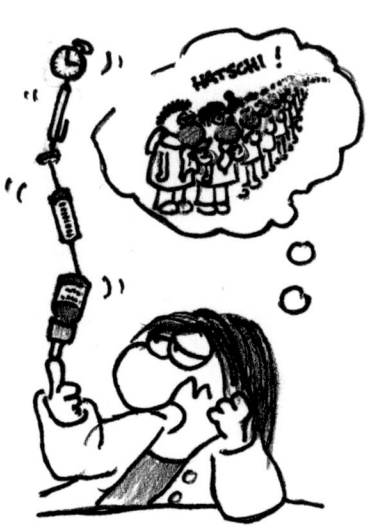

2 Die etwas andere Patientenvorstellung

2.1 Herr Copper stellt sich vor

»Recht gehabt«, denkt sich Sine. Husten, Schnupfen, Heiserkeit oder eine beliebige Kombination dieses Dreigespanns betreten und verlassen das Arztzimmer gleichermaßen. Gelangweilt schaut die Famula

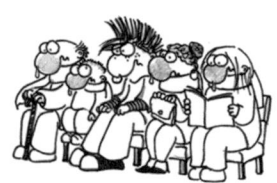

mehrmals auf die Wanduhr, jedoch ohne die erhoffte Mittagspausenzeit abzulesen. Diese in Gedanken planend, registriert sie nur am Rande, dass sich der hüstelnde Herr Müller gerade verabschiedet hat und ein neuer Patient hereingetreten ist. Vergessen sind Uhr und Pause – aus unerklärlichen Gründen hat Herr Copper sofort ihre ungeteilte

Aufmerksamkeit. Dieser 18-jährige Patient berichtet, keine ernsteren Beschwerden zu haben. Er trinke weder Alkohol, rauche nicht, noch nehme er Drogen oder Medikamente – nicht einmal freiverkäufliche Schmerzmedikamente. Er sei vor zwei Jahren das letzte Mal im Urlaub gewesen. Abends hätte er lediglich Kniegelenkschmerzen, die, genau wie seine blauen Flecken am Körper, bei Mechatronikerlehrlingen keine Seltenheit seien. Ihn störe allerdings eine teils übermächtig starke Müdigkeit, die ihm sogar seinen Appetit verderbe. Auf Dr. Laudes Frage hin berichtet er, in der Vergangenheit bis auf einen leichten Schnupfen weder erkrankt gewesen zu sein noch familienanamnestisch ernsthafte Krankheiten zu kennen. Nachdem er aufmerksam zugehört und das Wichtigste notiert hat, beginnt der Arzt mit der körperlichen Untersuchung und fordert seine Studentin auf, diese zu wiederholen. Sine untersucht nun Herrn Copper ebenfalls, wobei sie ab und zu auf ihren Kitteltaschenspickzettel schielen muss. Sie ertastet eine derbe, schmerzlose Konsistenz unter der Haut im rechten Oberbauch sowie eine vergrößerte Milz.

Interessiert blickt sie auf das Resultat des zuvor abgenommenen Blutes und sieht einen Anstieg der Transaminasen sowie einen Abfall

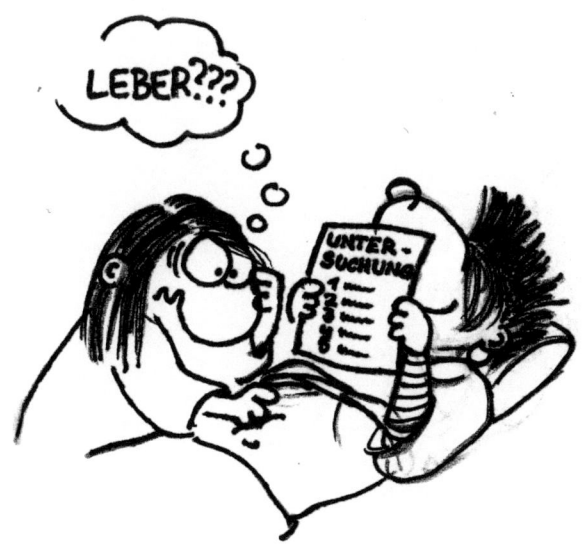

der Erythro- und Thrombozyten. Sie fragt sich, woher diese pathologischen Veränderungen kommen könnten. Bevor Sine weiter ihren Gedanken verfolgen kann, hat Dr. Laude schon sein Sonografiegerät

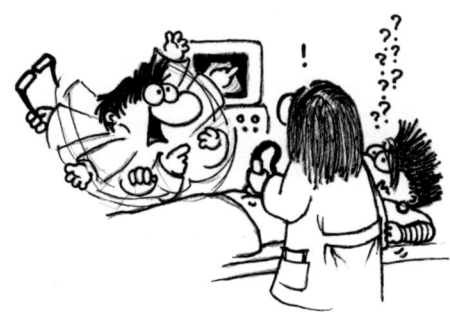

einschaltet. Die eine Hand mit dem Schallkopf auf dem Abdomen des Patienten und die andere vor dem Bildschirm wild gestikulierend, zeigt er ihr die nun ausgemessene vergrößerte Leber sowie Milz und weist auf das deutlich verdichtete Leberparenchym hin. Herr Copper hatte das Gespräch und die Untersuchungen, ohne weitere Fragen zu stellen, über sich ergehen lassen. Doch nun möchte er wissen, was mit ihm los ist sowie das weitere Prozedere erfahren.

»Herr Copper«, antwortet Dr. Laude, »wir haben in Ihrem Blut erhöhte Leberwerte und erniedrigte rote Blutkörperchen sowie Blutplättchen festgestellt. Noch wissen wir nicht genau, was die Ursache dafür ist, ebenso wie wir den Grund Ihrer vergrößerten Leber und Milz sowie Ihrer blauen Flecke noch nicht kennen. Nebenbei erwähnten Sie Gelenkschmerzen, Müdigkeit und Appetitverlust. Das sind sehr unspezifische Symptome, und diese können bei vielen Krankheiten vorkommen. Zunächst werden wir bei Ihnen nach Hepatitiserregern suchen. Dazu zählen unter anderem die Hepatitisviren A–E sowie seltenere Erreger wie Cytomegalie-, Adeno-, Coxsackie-, Herpes-simplex und

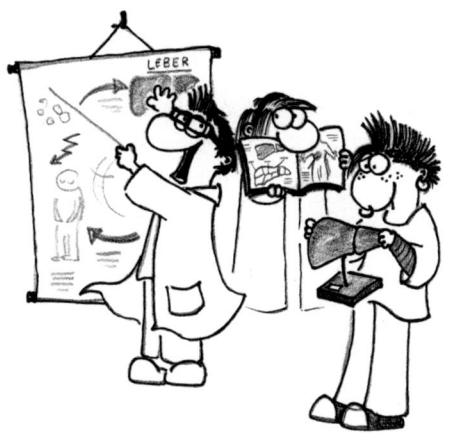

Ebstein-Barr-Viren. Aber auch Toxoplasma gondii, Brucellen und Leptospiren, also Parasiten und Bakterien, müssen wir in Betracht ziehen [1]. Eine medikamentös- und alkoholtoxische Leberschädigung schließe ich bei Ihnen aus, da Sie dergleichen nicht zu sich nehmen. Sollten wir keine dieser Erreger bei Ihnen finden, müssen wir nach Autoantikörpern in Ihrem Blut suchen. Diese helfen uns, bei Ihnen Erkrankungen wie die primäre biliäre Zirrhose, die primär sklerosierende Cholangitis oder die Autoimmunhepatitis I und II nachzuweisen oder auszuschließen [1]. Die beiden Erstgenannten halte ich für sehr unwahrscheinlich, da ich in der Sonografie nichts Auffälliges an den Gallengängen gesehen habe. Sollten wir dann immer noch nichts Krankhaftes gefunden haben, müssen wir Sie noch nach Morbus Wilson, Hämatochromatose sowie Alpha1-Antitrypsinmangel untersuchen [1]. Ich schlage vor, dass Sie mit meiner Famula dafür in das gegenüberliegende Krankenhaus gehen. Haben Sie keine Angst. Ich werde auch weiter Ihr Ansprechpartner bleiben und schaue später bei Ihnen noch einmal vorbei.«

Herr Copper ist einverstanden. Schnell drückt Dr. Laude Sine ein paar Blätter in die Hand, und schon befinden sich beide auf Station, wo ihm Blut abgenommen werden soll. Weiterhin muss er ab dem kommenden Tag für 24 Stunden seinen Urin sammeln.

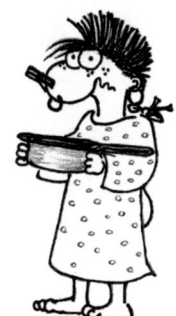

2.2 Vom Symptom über die Fehldiagnose zur Diagnose bei Frau Brayn

Während Herr Copper zu seinen Untersuchungen gegangen ist, setzt sich Sine in den Besucherraum und will gerade Dr. Laudes medizinische Informationsblätter durcharbeiten, als eine ihr gegenüber sitzende, etwa 35-jährige Frau sie anspricht:

»Ich heiße Frau Brayn und Sie sind die Praktikantin unseres hochgeschätzten Dr. Laude. Ich habe Sie gestern in seiner Praxis gesehen. Wäre er nicht gewesen, würde ich noch heute von Pontius zu Pilatus rennen.« Schon zum zweiten Mal an diesem Tag ist Sines medizinisches Interesse geweckt. Sie legt ihre Blätter beiseite und fragt, welche Beschwerden Frau Brayn damals beklagt habe.

»Ich arbeitete als Sekretärin und bekam viele Aufgaben übertragen, bei denen ich mit internationalen Kollegen korrespondieren musste. Überstunden gehörten zum Tagesgeschäft. Demzufolge war es auch kaum verwunderlich, dass ich abends oft sehr ermattet war. Doch es wurde schlimmer. Ich hatte keine Lust mehr auf die Arbeit und meinen Sport. Ich fühlte mich niedergeschlagen, konnte nachts nicht mehr 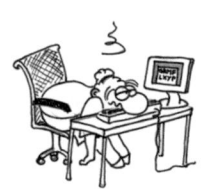 durchschlafen und war nicht einmal mehr fähig, die Farben der Bilder, die meine Tochter malte, zu unterscheiden. Eine Freundin meinte, ich leide an einer Depression und gab mir die Nummer eines Psychologen. Diesen konsultierte ich, fühlte mich allerdings nicht besser. Es kamen zitternde Bewegungen und Probleme beim Stenografieren sowie beim Gehen hinzu. Ich dachte, dass ich verrückt würde, und ging erneut zum Arzt. Jetzt sollte ich an einem Morbus Parkinson leiden. Innerhalb kurzer Zeit zwei so schwerwiegende Diagnosen zu bekommen, erschien mir komisch. Ich wollte eine zweite ärztliche Meinung und fand schließlich Dr. Laude. Er wurde hellhörig, als er erfuhr, dass ich fünf Jahre zuvor quittegelb am Körper war und Medikamente gegen meine Hepatitis bekam. Außerdem dokumentierte er meine Sprach- und Schreibschwierigkeiten, beschrieb meinen Gang als – wie sagte er doch gleich? – ach ja: ataktisch und diagnostizierte mittels seiner Spaltlampe einen so genannten Kayser-Fleischer-Ring in meinen Augen, der diese Farbsehschwierigkeiten verursachte. Daraufhin ordnete er viele Untersuchungen an. So wurde bei mir die angeborene Stoffwechselerkrankung Wilson-Krankheit diagnostiziert, auch wenn in meinem Urin ein normaler Kupferwert ermittelt wurde. Später wurde ich von Dr. Laude aufgeklärt, dass das bei 10 % der Patienten durchaus vorkommen kann [2]. Ich war ihm so dankbar. Endlich wurde diese Erkrankung bei mir festgestellt. Leider jedoch zu spät, was einige der Symptome betrifft, denn diese sind auch nach Therapiebeginn nicht verschwunden. Immerhin muss ich nicht im Rollstuhl sitzen und kann dank der Behindertenförderung sowie der Therapie zumindest noch ein paar Stunden arbeiten.« Sine ist erstaunt – nicht nur über diese Erkrankung, sondern auch über ihr eigenes Unwissen.

Nun fragt Sine, aus welchem Grund Frau Brayn hier sei. »Wissen Sie«, antwortet diese, »bei dieser Erkrankung ist ein frühzeitiges Screening von Verwandten ersten Grades nach möglicher Vererbung absolut notwendig, da ein unbehandelter Morbus Wilson einen chronisch progredienten Verlauf hat und die Überlebenschance Monate bis wenige Jahre beträgt [3]. Eine frühe, richtige Diagnose mit entsprechender Therapie sowie einer eineinhalb- bis jährlichen Kontrolle dagegen sichert eine normale Lebenserwartung und -qualität [4].

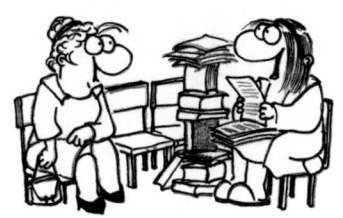

Bei meiner Tochter fand man ebenso eine homozygote Mutation der H1069Q-Region auf Chromosom 13. Das ist mit 40 % die häufigste Abnormität in den nördlichen europäischen Breiten, aber mittlerweile sind über 250 Mutationen bekannt, die allerdings keine Genotyp-Phänotyp-Korrelation aufweisen [4]. Meine Tochter wurde anschließend sofort medikamentös behandelt, um einen Symptomausbruch zu verhindern. Nun bedarf es wegen ihrer geplanten Schwangerschaft einer Umstellung, denn während der Stillzeit und Schwangerschaft sollte die Therapie nicht unterbrochen werden [5].« Sine hätte gerne noch mehr erfragt, aber in diesem Moment ruft ein Mann nach Frau Brayn. Sie verabschiedet sich und ist schon aus dem Zimmer verschwunden.

2.3   Das Skript

Gedankenverloren schaut Sine kurz zu der Tür, aus der Frau Brayn gerade getreten ist, und erinnert sich sogleich, dass Dr. Laude ihr Material mitgeben hatte. Dieses lesend, stellt sie erstaunt fest, dass darin die hepatolentikuläre Degeneration, auch Morbus Wilson genannt, thematisiert wird:

Typischerweise erkranken Menschen zwischen dem 5. und 45. Lebensjahr mit einem Häufigkeitsgipfel zwischen dem 13. und 24. Lebensjahr mit hepatischen, neurologischen oder psychiatrischen Symptomen an dieser autosomal-rezessiv vererbten Stoffwechselerkrankung [4]. Kaum eine Krankengeschichte dieser Patienten gleicht sich, daher haben nachweisbar viele spezialisierte Ärzte Probleme, diese 1 von 30 000 Menschen betreffende Erkrankung zu diagnostizieren, bei der man ein asymptomatisches und symptomatisches Stadium unterscheidet. Letzteres differenziert man zudem in eine nicht-neurologische (asymptomatische und hepatische) sowie neurologische Form [6].

Eine Mutation einer intrazellulären ATPase7B führt dazu, dass alimentär zugeführtes und resorbiertes Kupfer nicht mehr über sein Hauptausscheidungsorgan Galle eliminiert und an Coeruloplasmin gebunden werden kann [5]. Es steigt kompensatorisch die renale Ausscheidung, doch nicht ausreichend genug, um eine toxische Akkumulation zu verhindern. Vor allem bei Kindern zwischen dem 5. und 10. Lebensjahr tritt folglich eine Lebersymptomatik auf, denn das Kupfer sammelt sich zunächst in der Leber an [5]. Das Spektrum einer Schädigung dieses Gewebes ist vielfältig und reicht von milder Transaminasenerhöhung über diskreten Ikterus bis hin zu Leberzirrhose, die teilweise nicht bemerkt werden. Kommt es zu einer raschen Freisetzung von Kupfer infolge Hepatozytenuntergangs, kann diese Erkrankung auch in einem akuten Leberversagen enden. Da dies in 90 % tödlich endet, rettet nur noch eine Lebertransplantation das Leben des Patienten [3].

Im weiteren Verlauf kann sich freies Kupfer auch in anderen Organen ansammeln. Im Auge ist es als grünlich-brauner Ring in der Cornea bei 90 % der Patienten nachweisbar [7]. Diese so genannten Kayser-Fleischer-Ringe sind nahezu pathognomonisch für Morbus Wilson und treten bei Patienten mit neurologischer Symptomatik häufiger auf als bei Erkrankten mit einer Lebersymptomatik [5]. Ihr Fehlen schließt jedoch diese Diagnose nicht aus. Sie sind unter einer suffizienten Therapie reversibel und daher gut als Monitoringmessgröße verwendbar [8]. Spätestens beim cerebralen Befall

v. a. der Stammganglien und des Cerebellums mit entsprechender neurologischer Symptomatik, die bei 34% der Erstmanifestationen mit Störungen der Motorik, Tremor, Koordinationsproblemen oder Schluckbeschwerden einhergehen, begeben sich die Patienten in ärztliche Behandlung [4]. Diese Symptome treten in der Regel postpubertär bzw. im frühen Erwachsenenalter auf. Als episodische Frühmanifestationen entwickeln Patienten sehr oft psychiatrische Veränderungen. Diese beinhalten Verhaltensänderungen, Depression, Konzentrationsstörungen, kognitive Störungen, Schizophrenie, Halluzinationen oder Wahn. Bei Jugendlichen wird dies oft als angeblicher Drogenkonsum fehlinterpretiert und nicht weiter untersucht.

Damit nicht genug. Die Heterogenität und das Schwerebild dieser Krankheit kennen keine Grenzen und die Symptome können auch andere Organe befallen. Exemplarisch seien hier Herz, Magen-Darm-Trakt, Haut, Endokrinium und muskuloskelettales System genannt. Die Veränderungen reichen dabei von EKG-Veränderungen, Aborten über degenerative Wirbelsäulenveränderungen hin zum Fanconi-Syndrom und sind so vielfältig, dass eine genaue Auflistung in diesem Rahmen leider nicht möglich ist [5].

2.4   Ergebnis der Untersuchung bei Herrn Copper

Sine legt die Blätter beiseite. »Na toll«, denkt sie, »wie soll ich mir denn das alles merken?«

In diesem Moment erscheint Dr. Laude, sieht Sines verzweifeltes Gesicht und erklärt:

»Wichtig ist, dass man bei Patienten unter 50 Jahren bei Lebererkrankungen wie virusnegativer Hepatitis, Leberversagen oder viruspositiver Hepatitis mit Zirrhose an diese Erkrankung denkt [7]. Ebenso bei neuen Verhaltensänderungen und extra-pyramidalen Symptomatiken – sei es parkinsonähnlicher Tremor oder unerklärliche Ataxie – sollte auf diese Erkrankung gescreent werden, besonders dann, wenn sensorische Symptome fehlen [4]. So, nun zurück zu Herrn Copper. Ich habe hier die Ergebnisse seiner Untersuchung:«

	Herr Copper	Referenzwert [4]
Coeruloplasmin (Serum)	15 mg/dl	> 20 mg/dl
Kupfer (Serum)	30 µg/dl	50–100 µg/dl

»Wie du sehen kannst, sind Coeruloplasmin und Kupfer des Herrn Copper im Serum vermindert. Es wurden weder Viren noch Antikörper gefunden. Ich habe die Vermutung, dass der Patient an einer hepatischen Form des Morbus Wilson erkrankt ist. Bis auf die Leberbiopsie gibt es hinsichtlich dieser Erkrankung leider keine Untersuchung, die sie ausschließen kann. Daher kombiniert man das klinische Bild mit biochemischen Analysen. Neurologisch und psychiatrisch ist uns und Herrn Copper nichts aufgefallen. Die hepatischen Symptome sind auffällig, genauso wie das erniedrigte Coeruloplasmin und Kupfer. Zwar ist bei ihm kein Kayser-Fleischer-Kornealring diagnostiziert worden, aber das wäre auch nicht unbedingt zu erwarten. Morgen wird ihm bei einer Leberbiopsie eine Leberprobe entnommen und auf den Kupfergehalt hin untersucht. Sollte dieser Wert größer als 250 g/g Trockengewicht und der Sammelurin einen Kupferwert über 80 g/24h aufweisen, können wir mit großer Sicherheit davon ausgehen, dass er einen Morbus Wilson hat und würden sofort behandeln. Selten ist der Befund eindeutig. Ein radioaktiver Kupfertest ist ab einem Alter von 4–6 Jahren ein zusätzlicher diagnostischer Test [5]. Patienten mit einer cornealen Kupferablagerung und typsicher neurologischer Symptomatik benötigen keine weiteren Untersuchungen, um die Diagnose zu stellen [9]. Manchmal wird auch ein T2-gewichtetes Kernspin-Tomogramm angefertigt, das besonders in den späten Stadien eine Volumenabnahme im Striatum und eine Signalhyperintensität der Basalganglien, des Thalamus und des Hirnstamms zeigt. Differentialdiagnostisch ist das wenig sinnvoll, als Möglichkeit des Ausschlusses anderer Ursachen jedoch hilfreich [7].« Dr. Laude bemerkt Sines von dem langen, aber lehrreichen Tag müde erscheinendes Gesicht und schickt sie nach Hause.

3   Ein lehrreicher Tag endet

Ermattet kommt sie dort an, schlägt zur Entspannung die Zeitung auf und stößt auf einen Artikel, der sich mit dem zunehmenden Diebstahl des Kupfers beschäftigt. Die Nachfrage dieses vielseitig verwendbaren Energieleiters sei so groß wie noch nie. Einzeltäter oder organisierte

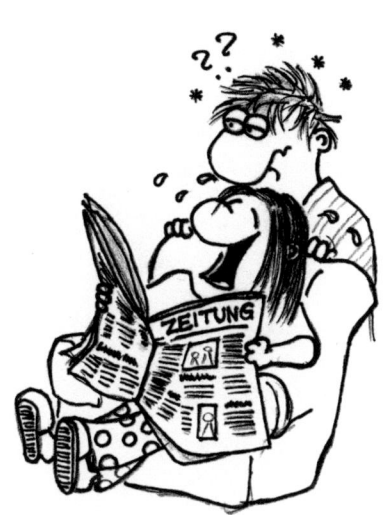

Banden wittern das große Geld und sorgen nun dafür, dass Recyclingfirmen zu Festungen aufgerüstet werden und die Bundespolizei die »Soko Kupfer« gründete, um den Bestand zu sichern [10]. »Seltsame Komik«, denkt Sine, »wenn diese Diebe um Morbus Wilson Bescheid wüssten, dürften Patienten wie Frau Brayn und Herr Copper künftig nur noch securitybegleitet das Haus verlassen – denn nicht jedem dünkt sein Kupfer Gold.«

4   Referenzen

[1]   Hagemann O. Laborlexikon »Fachwissen für alle«. 2008. URL: http://www.laborlexikon.de/Lexikon/Abbildungen/ 12-13-Differentialdiagnose_Hepatitis.htm [Stand 2008-05-31].

[2]   Masuhr KF, Neumann M. Morbus Wilson. In Masuhr KF, Neumann M (Hrg.). Neurologie. 6. überarbeitete Aufl. 2007; 242–243. Georg Thieme Verlag: Stuttgart.

[3]   Stremmel W, Möhler M. Gentherapie verspricht Erfolg bei Morbus Wilson. In Uni Spiegel Ruprecht-Karls-Universität Heidelberg. Ausgabe 2/1998. Abrufbar im Internet: URL: http://www.uniheidelberg.de/uni/presse/RuCa2_98/ stremmel.htm [Stand 2008-05-30].

[4]   Aftab Ala, Michael L. Schilsky. Wilson disease: pathophysiology, diagnosis, treatment, and screening. Clin Liver Dia 2004; 8:787–805.

[5]   Hermann W, Boltshauser E, Kühn H-J, Willeit J. Morbus Wilson. In Diener H-C, Putzki N (Hrg.). Leitlinien für Diagnostik und Therapie in der Neurologie; 3. überarbeitete Aufl. 2005; 654 ff. Georg Thieme Verlag: Stuttgart. Abrufbar im Internet: URL: http://www.uni-duesseldorf.de/awmf/ll/030-091.htm [Stand 2008-05-30].

[6]   Prashkant LK, Taly AB, Sinha S, Arunodaya GR, Swamy HS. Wilson's disease: diagnostic errors and clinical implications. J Neurol Neurosurg Psychiatry 2004; 75:907–909.

[7]   Klaffke S, Trottenberg T. Morbus Wilson. 2008. URL: http://www.charite.de/ch/neuro/klinik/patienten/ ag_bewegungsstoerungen/index/info/Morbus_Wilson/ Morbus_Wilson.htm [Stand 2008-05-30].

[8]   Buscher HP. Morbus Wilson. In MedicoConsult. 2008. URL: http://www.medicoconsult.de/wiki/Morbus_Wilson [Stand 2008-05-30].

[9]   Medici M, Rossaro L, Sturniolo GC. Review Article on Recognition, Diagnosis, and Management of Wilson's Disease. Digestive and Liver Disease 2007 (July); 39 (7): 601–609.

[10] Kuntz K. Harte Währung. Neon 2008 (März); 34.

Selbsthilfevereine

Deutschland

Verein Morbus Wilson e.V.
www.morbus-wilson.de
Tel: +49 (8031) 24 92 30

Österreich

Morbus Wilson Selbsthilfegruppe
www.morbus-wilson.at
Tel: +43 (1) 894 27 19

Schweiz

Selbsthilfegruppe Morbus Wilson Schweiz
www.morbus-wilson.ch
Tel: +41 (56) 203 00 20

Wollen Sie mehr über Morbus Wilson wissen?

Empfehlenswert als hilfreiches Nachschlagewerk ist das kompakte und leicht verständliche Buch von George J. Brewer, M. D.:

Morbus Wilson
Ein Ratgeber für Patienten und deren Angehörige zu Morbus Wilson und Kupferfragen

In seinem Buch erklärt Dr. Brewer, ein weltweit bekannter Experte auf dem Gebiet Morbus Wilson und Kupfer, auf leicht zugängliche Art alles Wissenswerte über die Erkrankung.

Erhältlich im Buchhandel/Internet

ISBN: 3-8334-4540-8

Preis: 12,00 Euro

Verlag: Books on Demand

2006

190 Seiten

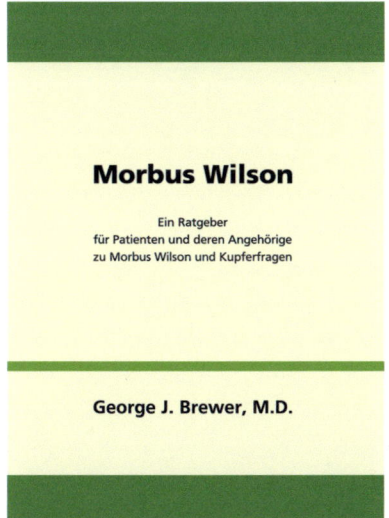